DOIN

PARA CRIANÇAS

GROUND
livros para uma nova consciência

Juracy Cançado

DOIN
PARA CRIANÇAS

massagem pediátrica chinesa

GUIA PRÁTICO PARA PAIS, PROFESSORES, ORIENTADORES E TERAPEUTAS

8ª edição revista e ampliada
São Paulo / 2021

EDITORA GROUND

Programação visual
Antonieta Canelas

Revisão
Andréa Rauch

Capa
Projeto: Ana Ferraz e Maria Helena Mello
Arte final: Niky Venâncio

Fotos
Maria Helena.Arte

Modelos
Dora Bezze Maia Carneiro
Nanda Tramujos Maia Carneiro
Ainê Sunna Carvalho Martinez (bebê)
Martina Carvalho (mãe)

Dados Internacionais de Catalogação na Publicação (CIP)
Lumos Assessoria Editorial
Bibliotecária: Priscila Pena Machado CRB-7/6971

C215 Cançado, Juracy.
Do-in para crianças : massagem pediátrica chinesa : guia prático para pais, professores, orientadores e terapeutas / Juracy Cançado. — 8. ed. rev. e ampl. — São Paulo : Ground, 2021.
320 p. : il. ; 23 cm.

Inclui bibliografia.
ISBN 978-65-5657-010-5

1. Acupressura para crianças. 2. Crianças - Cuidado e tratamento. 3. Massagem terapêutica. I. Título.

CDD 615.822

Publicado em coedição com a Editora OKA

Distribuição exclusiva
EDITORA OKA
Estrada do Capuava, 1325/Box P
06713-630 Cotia / SP
vendas@editoraoka.com.br

Para minha mãe

Agradecimentos

A elaborada gestação deste livro contou com a providencial participação de diversas pessoas, às quais dedico o meu devido reconhecimento e profunda gratidão.

Em especial, agradeço a minha estimada editora Dina Venâncio, pelo constante estímulo e apoio incondicional ao longo de todas as etapas do processo. Sua refinada sensibilidade aliada à forte determinação e resiliência que sempre pautaram o seu trabalho editorial foram fatores essenciais e decisivos na condução e na realização plena deste desafiador projeto.

Sou igualmente grato a Antonieta Canelas por sua total dedicação na elaboração da programação visual e do cuidadoso planejamento gráfico.

Foi uma renovada satisfação poder contar, uma vez mais, com o tecnicamente preciso e esteticamente criativo trabalho fotográfico de Maria Helena Mello, amiga e parceira de outras tantas jornadas.

Quero ainda agradecer a minha mulher, Rachel Barros, pelo constante incentivo e apoio em todas as horas.

E à oportuna participação de Andréa Rauch na minuciosa e inspirada revisão dos textos introdutórios.

Por fim, uma menção de apreço singular ao meu prezado editor em Portugal, Mário Moura, incentivador atento da parceria que culminou neste gratificante trabalho.

Sumário

PRÁTICA 79

Prefácio

A presente edição, atualizada e amplamente suplementada, do livro **Do-In para Crianças** – com lançamento simultâneo pela Editora Ground, no Brasil, e pela editora portuguesa 4 Estações – cria a oportunidade para necessários esclarecimentos desse ancestral sistema chinês de autocura e da sua bem sucedida popularização entre nós.

A introdução do Do-In em nossa cultura no início dos anos 1970 coincide com o momento em que disciplinas e práticas, à época denominadas "alternativas", inauguravam o seu explosivo processo de difusão no mundo ocidental, antes mesmo da, hoje universal, acupuntura, que só começa a ganhar notoriedade em nosso meio a partir da visita do então presidente norte americano Richard Nixon à China, em 1972. Foram as práticas do Do-In, acessíveis e efetivas, que sensibilizaram um número crescente de pessoas no Ocidente para as possibilidades de prevenção e cura presentes na tradição médica chinesa.

Em primeiro lugar é oportuno esclarecer que, apesar do nome japonês, o Do-In tem suas raízes na China antiga. Suas origens remotas são atribuídas à tradição dos povos mais cultos das planícies centrais, onde tornou-se conhecido com o nome de Dao Yin (Tao Yin), aparentemente o primeiro termo criado na China para designar um sistema organizado de cuidados com a saúde.

Aperfeiçoado ao longo dos tempos pela intuição e criatividade de antigos mestres taoístas, o Dao Yin assimila influências de práticas de aperfeiçoamento e defesa pessoais trazidas da Índia por monges budistas, e se consolida como um consistente método de autocura.

Paralelamente, a ênfase no movimento, na respiração e na concentração mental dirigida permite sua ramificação em múltiplas vertentes, tais como o Tai Qi Quan (Tai Chi Xuan), o Qi Gong (Chi Kun) e as artes marciais do Gong Fu (Kung Fu). Mais além, a compreensão aprofundada da fisiologia dos fluxos vitais e dos seus trajetos precisos ao longo do terreno corporal propicia o desenvolvimento de métodos de maior alcance clínico, notadamente das massagem terapêuticas Am Mo e Tui Na, da moxaterapia, e da engenhosa acupuntura, que logo se converte no carro chefe da medicina chinesa tradicional.

A passagem pelo Japão

Após toda uma era dedicada à edificação de uma civilização, em todos os sentidos, singular e exuberante, no século V do nosso tempo a tradição chinesa aporta no Japão. O diálogo entre culturas que esse encontro promove resulta numa proveitosa simbiose.

Com o nome de escola Do – equivalente da palavra Dao (Tao) – institui-se no Japão uma abrangente doutrina filosófica que incorpora o legado chinês e confere a muitas das suas correntes de pensamento e disciplinas uma amplitude e uma aplicabilidade ainda maior do que alcançaram em sua própria pátria. Práticas de grande complexidade e de variadas modalidades de estilo, como o Am Mo e o Tui Na, revestem-se da objetividade técnica do Shiatsu. O Dao Yin, que, com o tempo, dilui-se no amplo leque de estilos e manobras do Qi Gong (Chi Kun) – calcula-se que existam hoje na China cerca de 18.000 estilos de Qi Gong –, resgata sua simplicidade original e rapidamente se populariza no Japão com o nome de Do-In.

É compreensível, portanto, que o processo de difusão da medicina chinesa entre nós em tempos recentes tenha sido, em grande medida, capitaneado por métodos de estilo e denominação japoneses, como o Shiatsu e o Do-In. Este, em especial, ganha no Brasil significativa notoriedade – até então, isoladamente, nenhum método corporal energético havia recebido tamanho espaço em nossa mídia –, e ainda ajuda a superar o estranhamento e as barreiras de preconceito que envolvem as fases iniciais da implantação da "exótica" acupuntura em nossa cultura.

A massagem pediátrica chinesa

A acessibilidade das técnicas do Do-In e seu uso tradicional na esfera familiar me incentivaram a elaborar, em meados da década de 1980, um manual dedicado exclusivamente aos cuidados infantis. Uma iniciativa que julguei oportuna, visto que, além de se mostrar mais sensível e receptivo ao toque, o organismo infantil dispõe de pontos e áreas de intervenção inexistentes nos adultos, de caráter exclusivamente pediátricos. Esta é a razão pela qual a massagem terapêutica sempre teve, na China, um papel destacado no tratamento de problemas infantis – uma alternativa não invasiva às incisivas agulhas da acupuntura. Além do mais, a resposta terapêutica à estimulação digital dos pontos chineses é sempre mais imediata, e, em certos casos, mais efetiva no atendimento de crianças.

A elaboração do livro, entretanto, contou com limitados recursos. Textos chineses específicos sobre o tema eram, à época, escassos no Ocidente. O restrito material disponível resumia-se a esporádicas indicações pediátricas diluídas em manuais de Shiatsu, e dos diversos métodos sintomáticos de pressão digital dos pontos chineses que se popularizavam entre nós com o nome de digitopressura.

O motivo dessa lacuna é explicável. À semelhança do que ocorreu com as práticas de aprimoramento pessoal e autocuidado, o elenco de massagens terapêuticas dirigidas a outra pessoa – o clássico Tui Na – teve seu uso e sua preservação como tradição familiar severamente desestimulados, ou mesmo proibidos, após a reformulação cientificista imposta à medicina clássica chinesa na época de Mao Tse-Tung. Revestidas de um extremado tecnicismo, as práticas do Tui Na e suas modalidades pediátricas tornaram-se especialidades médicas, restritas ao contexto clínico oficial. Isto explica o fato de que as publicações sobre tais modalidades voltadas para crianças, que pouco a pouco chegaram até nós, sejam, em geral, destinadas a terapeutas que já possuem base sólida da teoria e da prática da medicina chinesa. Ou seja, são obras de satisfatória excelência técnica, mas praticamente inacessíveis ao leigo.

Em acréscimo, grande parte dessas recém-chegadas fontes pediátricas trazem algumas dificuldades a mais, especialmente para os não iniciados na área. A profusão de pontos e áreas exclusivamente infantis comumente indicados são designados por nomes chineses cujas traduções muitas vezes divergem de uma obra para outra.

Outra questão similar diz respeito ao extenso número de técnicas sugeridas. Os termos chineses para designar tais manobras podem soar imprecisos ou ambíguos nas traduções ocidentais. E, dependendo das fontes consultadas, um mesmo movimento pode ser descrito com nomes totalmente diferentes, o que, naturalmente, acrescenta obstáculos para o domínio da técnica.

Em síntese, apesar dos esforços de alguns competentes e bem intencionados autores ocidentais, o acesso a essas ricas fontes chinesas de cuidados infantis segue fora do alcance da grande maioria dos pais e cuidadores, desprovidos de um conhecimento prévio do tema.

Do-In para Crianças

Ao decidir reescrever este livro – uma obra do seu tempo, já carente de uma atualização à altura dos conhecimentos hoje disponíveis –, busquei ampliar as possibilidades técnicas sem comprometer a acessibilidade original dos tratamentos sugeridos. Nesse sentido, com o cuidado de não diluir as variadas fórmulas sugeridas nessas fontes pediátricas, optei aqui por uma seleção criteriosa e mais concisa de técnicas e pontos de tratamento, de forma a facilitar sua aplicação dentro do objetivo proposto. A expectativa é de que este manual seja uma ferramenta útil e de fácil acesso na prevenção e no tratamento suplementar de enfermidades infantis, bem como nas crises e emergências, quando sua ação se revela particularmente efetiva e imediata.

É essa finalidade o que justifica a aparente contradição de se dedicar à criança pequena e mesmo a bebês um método que enfatiza a ideia da autossuficiência. A proposta de priorizar os próprios meios disponíveis, conduzida pelo Do-In, tem como objetivo não somente a autonomia pessoal, mas sugere igualmente a utilização de recursos familiares e comunitários na preservação da saúde e na facilitação do crescimento global do indivíduo.

Tratar a criança por meio dos centros reguladores do seu organismo é conscientizá-la de que a cura é um processo em larga medida autogerado. Indicar o seu corpo é ensiná-la a privilegiar os seus próprios recursos pessoais na lida com as adversidades. Aos adultos – pais, educadores, terapeutas – cabe favorecer o alcance a esse vasto potencial de autonomia, demonstrando na prática que a solução dos nossos problemas muitas vezes encontra-se literalmente nas nossas mãos.

Curar e educar

Este é um livro destinado a crianças, mas endereçado aos pais. Assim, com o devido cuidado de não desviar o foco – seu propósito é essencialmente prático – cabe reiterar que há nas práticas terapêuticas aqui sugeridas um componente igualmente educativo.

O toque é certamente a forma mais direta e decisiva da relação. Para as crianças, é a maneira natural, primordial, de conhecer. Quando deixamos de tocá-las (porque entre gente grande – e notadamente em tempos virtuais – o toque é principalmente com os olhos), também desautorizamos seus jogos de exploração sensorial, interrompendo o seu saudável diálogo tátil com o próprio corpo. O corpo então se recolhe, torna-se estranho, um distante receptáculo de programações repressivas do passado.

Se não reduzidas a um ritual meramente técnico, as práticas corporais representam, para todos nós, a oportunidade de experienciarmos uma série de descobertas que se iniciam com o simples e singelo ato de se tocar – ou de ser tocado. Para a criança é um consentimento implícito à expressão da sua espontaneidade. Mas uma espontaneidade que requer agora ser estimulada, exercitada por meio de recursos terapêuticos que favorecem uma maior proximidade consigo mesmo e com o mundo ao redor.

Esse duplo propósito encontra nos métodos corporais chineses um caminho natural. No geral, todo o acervo das artes curativas chinesas se conduz – e somente pode ser entendido – a partir de uma perspectiva fortemente marcada pela ideia da correspondência entre os funcionamentos do mundo e o do homem em seu corpo. Sob a ótica da fisiologia chinesa, o terreno corporal humano serve de palco para um complexo integrado de atividades psicofísicas conduzido em íntima paridade com as variáveis do entorno.

Quando essa sintonia é perturbada – por distúrbios internos e/ou fortes alterações ambientais – o organismo perde a sua capacidade natural de autoajuste e fica à deriva. A serventia dos métodos chineses é prover a correção das funções alteradas e das suas sequelas, desfazendo assim o padrão do adoecimento na sua gênese e restaurando a ressonância entre o interno e o externo.

No mundo atual, tal abordagem, essencialmente integrativa e relacional, revela-se particularmente oportuna à medida em que se amplia o distanciamento entre o homem e a natureza, entre as pessoas e entre o indivíduo e ele mesmo, e em que se propagam as condições críticas que ameaçam a existência em nosso maltratado planeta.

Crise da civilização

Se considerarmos o fato, mais e mais perceptível, de que nos encontramos imersos numa persistente e progressiva crise civilizatória – uma efervescente turbulência de natureza universal e multifacetada – somos levados a refletir acerca das origens comuns dessa "confluência de todas as crises", para buscar entender, por exemplo, o que nos leva a utilizar com tão pouca habilidade os nossos, inegavelmente, vastos e exuberantes recursos culturais. Afinal, se as causas dos nossos problemas maiores jazem sempre em profundidade, qualquer medida corretiva que não disponha desse alcance será meramente paliativa, quando não inócua. E, se teremos então de reavaliar os nossos valores e possivelmente mudar os nossos estilos de vida, toda abordagem reparadora deverá se mostrar essencialmente educativa. Mas educar não é ensinar. Ensinar é tão somente transmitir dados e crenças, sob o risco – sempre presente – de se trocar o novo pelo conhecido. E, no extremo, de se valer dessa necessária ferramenta civilizatória para a doutrinação do pensamento e a massificação da cultura.

Educar é construir diálogos e provocar a reflexão. É o que nos faz melhores seres humanos, mais aptos e propensos a reconciliar nossas necessidades pessoais com as urgências de um mundo em crescente processo de transformação. Neste sentido carecemos, crianças e adultos, de um largo reaprendizado. Extravagantemente conectados ao mundo externo, distanciamo-nos do mundo interior ao ponto de dispormos, hoje, de uma admirável tecnologia cuja utilização apenas esporadicamente coincide com as premências mais legítimas do indivíduo.

Vemo-nos, assim, na condição absurda de conviver com as riquezas culturais com a sensação frequente de miséria e impotência ante as mínimas dificuldades que nos afligem intimamente. Essa contradição nos faz extremamente dependentes do externo e, ao mesmo tempo, nos transmite um persistente sentimento de alienação em relação ao mundo ao qual pertencemos.

O que não deixa de ser sintomático numa civilização fortemente marcada por concepções bizarras que retalham a vida e refletem a realidade como um espelho quebrado. Mutilados pelo abusivo bisturi de Descartes, o corpo separado da mente, percebemos o mundo de fora entrecortado pelas projeções da nossa condição interior dividida. Por essa ótica cindida, o mundo aparenta ser uma coleção de coisas separadas, divorciadas entre si no tempo e no espaço. Tal alucinação compartilhada, como adverte o filósofo Allan Wats, culmina com o próprio sujeito percebendo-se um ego isolado em um saco de pele. E justifica o mau uso da tecnologia para a subjugação do meio ambiente e, consequentemente, a sua eventual destruição.

Mas, ainda que a grave questão ambiental represente hoje o problema mais relevante e emergente – uma vez que envolve a sobrevivência da espécie no planeta –, todos os crescentes impasses e conflitos atuais podem ser vistos como facetas de uma única crise. “Uma crise de percepção”, como sintetiza o físico Fritjof Capra, “derivada de visões do mundo obsoletas e equivocadas”. Fruto do olhar obtuso que toma as distinções entre os fenômenos por fronteiras impermeáveis, essa “ilusão de separatividade” representa, até certo grau, um sentimento natural e universal. E, mesmo que todas as grandes tradições de sabedoria a considerem a causa primordial da insatisfação e do sofrimento do homem, a limitação perceptiva é inerente à incompletude humana. Mas, torna-se particularmente desastrosa à medida em que se converte em licença para a expropriação do meio ambiente natural a serviço de interesses mercantilistas pautados no progresso predador e no consumo voraz. Precursor e fonte inspiradora do reducionismo exorbitante de Descartes, o filósofo Francis Bacon já preconizava, no século XVI: "É preciso dominar a natureza e extrair dela os seus segredos, mesmo que sob tortura".

A rachadura típica

Em essência, a incapacidade de percebermos a realidade sistêmica do mundo é a mesma que nos impede de sentir a integridade do nosso próprio organismo. Somos, por um lado, a expressão grotesca de nossas crenças e valores culturais e, ao mesmo tempo, os próprios autores dessa descabida concepção de realidade.

O psicólogo transpessoal Ken Wilber sustenta que tal rachadura perceptiva tem origem na identificação do indivíduo com uma parte exclusiva de si mesmo e as consequentes repressão e projeção da contraparte negada. O que representa uma maneira mais honesta e responsável de assumir que a visão de um mundo desastrosamente fraturada, que molda nossos conflitantes relacionamentos pessoais, sociais e ambientais, resulta de um colossal autoengano. Brota e ramifica-se conduzida pela falsa premissa que dissocia a mente do corpo, o homem da natureza e o espírito de tudo o mais. De toda forma, é certo que essa visão fragmentada se dissemina amplamente a partir da concepção cartesiana do corpo como uma máquina, e ganha validade com o modelo newtoniano do universo, como um sistema mecânico. Tais ideias penetraram na mente humana ao ponto de se converterem na condição subjacente aos paradigmas que nortearam todas as dimensões da cultura.

Novas perspectivas

Ironicamente, o contraponto definitivo a essa arraigada concepção mecanicista de mundo nos chega por meio do próprio carro chefe da ciência. Ao prospectar as, até então, insondáveis dimensões subatômicas, os físicos do início do século passado se viram compelidos a uma radical reformulação dos seus mais confiáveis mapas da realidade. Em total contraste com o modelo cosmológico ainda vigente, a física quântica demonstra que, nas dimensões mais profundas, o mundo e suas coisas despem-se das suas vestimentas habituais e se dissolvem no fluxo ininterrupto da vida. Nas profundezas, o que se descortina é uma abarcante rede dinâmica, uma intrincada trama de inter relações que compõem um todo unificado.

O contato com essa estranha e inesperada realidade assinala um ponto de viragem nas diversas dimensões da Ciência, com múltiplas implicações para as mudanças sociais e culturais vindouras. No âmbito das coisas vivas, a moderna biologia celular põe à prova o mito do determinismo genético e a crença na competição desesperada pela sobrevivência. Recentes verificações dos incessantes intercâmbios com o externo conduzidos pelas proteínas mensageiras da membrana celular têm levado os biólogos a admitir que as respostas das células às demandas ambientais são o fator dominante e decisivo na condição funcional e na evolução dos organismos. Nas palavras do biólogo e pesquisador Bruce Lipton, "os genes não se manifestam por si só; quando uma determinada característica de um gene se faz necessária, o ambiente gera um sinal que a ativa".

De alguma forma, as mais significativas áreas da Ciência compartilham hoje a mesma visão sistêmica do mundo. Na esfera da saúde, em especial, uma concepção ecológica do organismo – de que este vive em contínua interação com o seu ambiente – tem nos mostrado o pressuposto essencial para os processos de cura, no sentido abarcante do termo.

A essa percepção profunda da realidade, contudo, contrapõe-se um persistente retardamento cultural – a defasagem entre novos conhecimentos e necessidades e a realidade social existente. E a incongruência entre o que pensamos e o que fazemos em relação aos nossos hábitos e costumes só intensifica os sentimentos de desorientação e de perda do sentido da vida, que comumente acompanham tempos de grandes crises.

Nesse cenário, um benefício maior pode ser creditado à popularização, no Ocidente, em décadas recentes, dos métodos terapêuticos concebidos na China antiga. Mais além da comprovada eficácia das suas técnicas de estilos incomuns – como a intervenção em "pontos de meridianos" condutores do fluxo vital, e em "linhas" e áreas pediátricas –, a ideia verdadeiramente ecológica que norteia essas práticas e fundamenta o seu mecanismo de ação constitui mais um fascinante presente à humanidade. E nos chega em boa hora.

Evidentemente, não se cogita aqui prescrever práticas curativas de natureza holística para a solução dos nossos graves impasses civilizatórios. Mas, particularmente no que se refere a métodos que encorajam o autocuidado com consideração às urgências do entorno, sua adoção, nos tempos estranhos em que vivemos, pode representar um pequeno, mas, significativo, passo nesse sentido. Tornar uma ferramenta de aprimoramento pessoal, como o Do-In/ Tao Yin, parte integrante da nossa rotina de vida – como na antiga China e no Japão – envolve incorporar tanto suas técnicas simples, mas, poderosas, quanto a responsabilidade pessoal e social que essas práticas implicam.

Uma perspectiva incomum

Desde Marco Polo, a China surpreende e fascina o Ocidente. A marcante singularidade que reveste as expressões dessa cultura – sua escrita, seus costumes, suas artes terapêuticas, seu pensamento e a sabedoria incomum que a permeia – reforça a crença de que a civilização chinesa se construiu à parte, não apenas do Ocidente, mas do mundo. Suas origens, de tão remotas, se cobrem com a névoa dos tempos e deixam a estranha impressão de que essa civilização nunca teve um começo. E, ainda que a cultura gerada na China tenha se espalhado ao longo do tempo por todo o Extremo Oriente, tal longevidade não a impediu de perpetuar, intacta, uma tradição essencialmente rica em bens culturais duráveis.

Notadamente, aquilo que assinala a distinção dessa cultura em tantos aspectos singular é a sua original visão de mundo. O que sensibiliza a mente chinesa não é a esfera concreta das coisas físicas, e tampouco a dimensão informe – o vazio potencial dos hindus –, mas a interface mediadora e intercambiante que se opera entre esses dois vastos lotes de realidade. Sob essa ótica não usual revela-se o encadeamento ordenado das mudanças e transformações que compõem a dinâmica do mundo. É a partir dessa perspectiva privilegiada – um ponto de vista focado nas transições e inter-relações – que os sábios da China antiga puderam conceber a lógica e a coerência inerentes aos processos da vida. O movimento não representa uma mera contingência, ele é, de fato, a única realidade: a vida é mudança e transformação.

É essa ênfase na marcha das coisas que confere ao pensamento chinês um viés dominantemente funcional. Na compreensão chinesa o que subjaz ao mundo sensível – o reino dos "dez mil seres e coisas" – é uma realidade oculta mas essencialmente atuante, uma abarcante rede dinâmica que transporta as correntes da vida e mantém todas as coisas em íntima e indissolúvel conexão. Àquilo que flui ao longo dessa rede globalizante, os antigos mestres chineses deram o nome de Qi (Chi).

O agente do movimento

O termo Qi pertence à categoria das "grandes palavras", palavras chave criadas pelos sábios para dar nome às suas mais profundas intuições. O conceito de Qi alude à natureza insondável de um poder dinâmico que confere direcionalidade e sentido aos processos do mundo. Designa uma expressão dirigida e estruturada de movimento, responsável pela estruturação das formas e pela organização e condução das suas contínuas inter-relações. É aquilo que forma, conforma, transforma, deforma e informa as coisas do mundo.

Mas a noção de Qi não implica o fluxo de alguma coisa em particular, ou mesmo de algum tipo de energia ou força. E, contudo, nada existe no mundo – seres, coisas, energias e forças – que não lhe devam a origem, a existência e a função. Qi é o dinamismo por excelência, o fluxo da vida como tal.

No entanto, não obstante sua condição impalpável, abstrata e inefável, o Qi não representa um mero conceito mental – o Qi é real! Sua natureza é fortemente dominada pela noção de eficácia.

Alternando fases de expansão e contração, avanço e recuo, ascenção e declínio, ação e repouso, o Qi assinala a dinâmica ativa do Tai Ji (Tai Chi), a grande teia da vida. No entendimento chinês, toda essa coreografia ininterrupta decorre das interações espontâneas do Yin e do Yang – os dois polos antagônicos e complementares que regulam a cadência do Qi e "fazem o mundo andar". Em perpétua oscilação de predominância, Yin e Yang asseguram o modo contínuo do fluxo da vida e estabelecem os limites de todos os ciclos e mudanças.

Assim, a própria existência tem a sua gênese na alternância e na interdependência do Yin e do Yang. A polaridade desses dois emblemas ativos dos espaços e dos tempos coincide com a plenitude da realidade e nada existe fora dela. No I Ching, um adágio sintetiza a fórmula: “um Yin, um Yang, eis o Tao (o Caminho)”.

O modelo embrionário

"O Tao (Dao) nunca cessa de mudar e sempre permanece o mesmo."

Lao Zi

Na compreensão chinesa, todos os existentes têm sua origem no Tao. Tao é o "nome de cortesia" que os sábios da China antiga criaram para designar "aquilo ante o qual todas as palavras recuam": "o Tao que tem um nome não é o verdadeiro Tao".

Somente concebível "por necessidade", a noção do Tao expressa uma inferência à fonte insituável e intemporal que dá luz ao mundo e à incessante marcha das coisas. Segundo o Can Tong Qi, o primeiro clássico conhecido sobre a alquimia taoista, coube aos mestres da antiguidade "supor uma aproximação" e "decidir sobre uma regra no sentido de fundação". Assim, para tratar desse "começo sem começo", o chinês não inventa uma narrativa de gênese. Como entende não ser possível extrair mais nada dessa origem, opta por unicamente descrever o grande processo do mundo. O que comporta referências são "concepções contínuas", os desdobramentos sucessivos do Tao no âmbito da história e do tempo.

Logo, no lugar de mitos de origem – aos quais recorre como alegorias meramente decorativas – a mente chinesa relata a descrição de uma cosmogonia. Toda história começa no céu – somos filhos das estrelas. Aquilo que se dá no surgimento dos cosmos – sua emergência a partir do informe e seus desdobramentos sucessivos no domínio das formas – é o modelo para a configuração e a orientação dos "dez mil seres e coisas" que daí se replicam.

Mas o modelo cosmológico é um modelo aberto às conformações singulares e inovações sem fim das coisas. E a fórmula de todo esse abarcante corpo de mutações é a mais simples: "um Yin – um Yang, eis o Tao (o Caminho). Na cosmogonia do Tao, a partida, o "estopim" que aciona o movimento das coisas do mundo é o desenlace dos dois polos Yin/Yang e seus acasalamentos sucessivos. Libertos da fusão original no "vazio" indefinido, Yin e Yang ocupam suas posições: o Yang, leve e límpido, ascende às alturas; o Yin, pesado e opaco, condensa-se nas baixuras. A acumulação do Yang no alto tem o nome de Qian, o Céu, e a acumulação do Yin abaixo é chamada de Kun, a Terra. Como os dois batentes de uma porta, Céu e Terra "abrem a existência": "o Céu chama e a Terra responde".

Esse emparelhamento colocado ao início inaugura as interações espontâneas do Yin e do Yang e garante a sua continuidade pela mediação do Tai Chong, o Grande Meio – o vórtice central onde as polaridades se reconciliam e se renovam. Segundo a tradição chinesa, essa disposição ternária – a Grande Tríade – representa o padrão que modela a gênese de todas as coisas singulares e qualifica suas atividades. No âmbito humano, esses 3 "campos de influência" compõem a matriz primordial que embasa os desdobramentos e evoluções do processo embrionário, da concepção ao nascimento

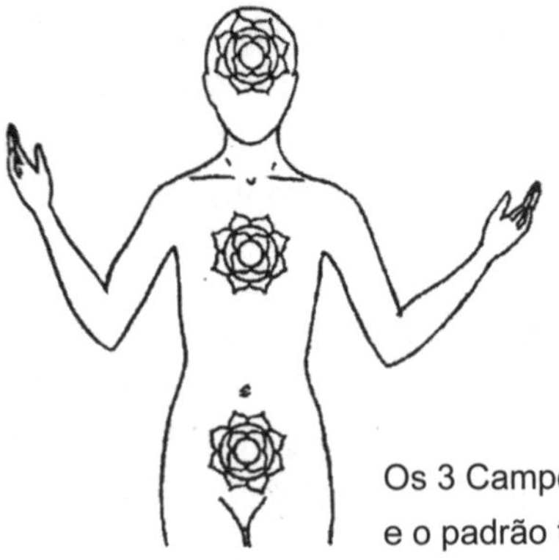

Os 3 Campos de Influência
e o padrão ternário do corpo humano

Os Vasos Embrionários

No instante da concepção, o acasalamento dos gametas feminino e masculino coloca em movimento inicial uma reencenação – sempre original e irreptível – do grande processo da vida. É como se a gestante incorporasse em seu ventre o Tai Chong, o umbigo do mundo. Os japoneses taoístas referem-se a esse núcleo polarizado como Tchu-Kon, cujo significado "aqui-agora" alude a "essa dimensão do espaço-tempo de onde brotam as partículas de energia".

Em ressonância com os campos de influência do Céu e da Terra, duas linhas tênues contornam o óvulo e demarcam o terreno embrionário. Denominados Vaso da Concepção (Ren Mai) e Vaso Governador (Du Mai), essas duas inscrições esboçam as fases ventral e dorsal do novo ser em construção.

As energias Yang e Yin delineam o layout embrionário

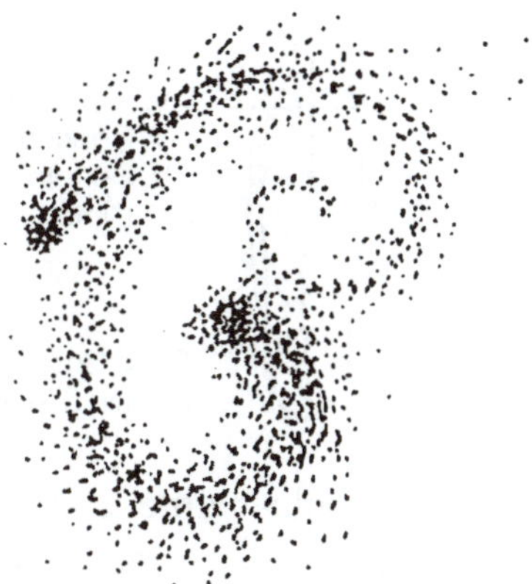

Na concepção chinesa, os dois trajetos primordiais fazem parte de um amplo circuito fechado denominado sistema dos 8 Vasos Extraordinários, cujo papel maior é orientar, ordenar e supervisionar todo o processo de estruturação e desenvolvimento embrionário humano. Mas o modelo evolui em paralelo com a obra. Entre os 2 trajetos primordiais, assinala-se o Vaso Penetrante (Chong Mai), replicando, assim, a composição ternária original da cosmogênese chinesa.

O conhecimento atualmente disponível acerca da replicação especializada das células germinativas, que se dá a partir da segunda semana da gestação, confirma a intuição chinesa de que esses 3 primeiros vasos constituem o padrão necessário para a organização e a orientação espacial das 3 camadas embrionárias – endoderma, mesoderma e ectoderma –, responsáveis pela divisão clássica da forma humana em barriga, peito e cabeça. E pela qualificação das suas funções diferenciadas.

O 4º vaso a emergir é atípico em todos os sentidos. Com o nome de Vaso do Cinto (Dai Mai), se conforma como uma linha transversal em torno da cintura com o encargo de harmonizar e atualizar os eixos estruturais da polarização de Yin/Yang no corpo: superior/inferior, posterior/superior e esquerdo/direito.

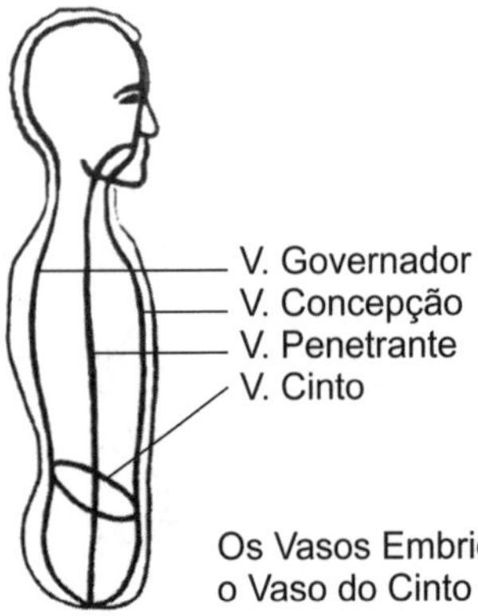

Os Vasos Embrionários e o Vaso do Cinto

Por fim, embriologicamente subsequentes, os 4 vasos restantes assumem um papel coadjuvante mas essencial no desenvolvimento dos braços e das pernas e, por extensão, na sistematização dos 12 Meridianos Principais. O entendimento chinês é de que esses vasos secundários "empurram" os botões embrionários dos membros para fora, alongando-os na forma dos braços e das pernas e, simultaneamente, orientando os 12 meridianos a se estenderem ao longo dos membros até à ponta dos dedos. É nas extremidades dos dedos das mãos e dos pés que os meridianos interconectam-se no encadeamento definitivo da chamada Grande Circulação dos 12 Meridianos Principais.

Em conjunto, os 8 Vasos Extraordinários têm como encargo a facilitação do desenvolvimento embrionário e o supervisionamento da estruturação interna do organismo em formação. Após o nascimento, esse sistema segue atuando como um reservatório básico da vitalidade e como elemento de suporte para a regência funcional do organismo e seus intercâmbios com o externo conduzidos pelos 12 Meridianos Principais.

Gênese dos Meridianos

Na concepção da medicina clássica chinesa, toda a instalação gradativa dos "vasos embrionários", em paridade com a organização celular dos tecidos e órgãos internos, representa uma passagem, uma fase de transição entre a dimensão informe do "Céu Anterior", que compreende "tudo aquilo que precede e forma", e o familiar domínio das formas denominado "Céu Posterior". Mas o que melhor ilustra a dinâmica dessa fase estruturadora é o processo de redefinição e reordenação topográfica da rede dos meridianos principais.

Segundo a tradição, esses condutos já se encontravam presentes e atuantes desde o início no espaço embrionário. Mas, ainda que sejam identificados pelos nomes dos órgãos que irão servir de base material, sua topografia e funções originais são distintas. O que permite discernir essa correspondência é a qualidade dinâmica – o grau de oscilação Yin/Yang que os trechos específicos de ambos os sistemas dispõem em comum.

Em ressonância com os Três Dan Tian – os 3 campos de influência que alicerçam a edificação do cosmos e dos seres –, os 12 trajetos dinâmicos encontram-se originalmente dispostos em 3 circuitos fechados, mas interdependentes. Cada circuito agrupa 4 meridianos e se situa em um nível de profundidade Yin/Yang que o qualifica: quanto maior a predominância do Yin, maior a profundidade; quanto mais intenso o Yang, mais elevada a altura. O nível mais profundo compreende os 2 meridianos com dominância máxima do Yin – Pulmão e Baço-Pâncreas – e seus respectivos acoplados com dominância mínima do Yang (Intestino Grosso e Estômago). O nível superior agrupa os 2 meridianos com predominância mínima do Yin (Coração e Rins), e seus acoplados com máximo grau do

Yang (Intestino Delgado e Bexiga). O nível intermediário congrega os 2 meridianos Yin (Circulação-Sexo e Fígado) com graus de polaridade relativamente equiparados à dos seus acoplados Yang (Triplo Aquecedor e Vesícula Biliar).

Com a formação dos membros, esses 3 anéis rompem-se e encadeiam-se na ordem clássica dos 12 meridianos regulares: Pulmão e Intestino Grosso, Estômago e Baço-Pâncreas, Coração e Intestino Delgado, Bexiga e Rins, Circulação-Sexo e Triplo Aquecedor, Vesícula Biliar e Fígado.

Em paralelo com o desdobramento dos membros, esses 3 anéis se rompem e vão gradativamente verticalizando-se e interligando-se nas extremidades, na ordenação definitiva da Grande Circulação dos Meridianos Principais. É nas extremidades dos futuros braços e pernas que os meridianos terão seus terminais de interconexão e alternância da polaridade Yin/Yang.

Segundo o entendimento da Escola Japonesa Do, antes mesmo da verticalização linear do sistema dos 12 meridianos regulares, ocorre a abertura antecipada de 12 pequenos vórtices que se alinham dos dois lados do Vaso Governador. Essas pequenas cavidades são pontos Xue (ver: "Os Pontos de Regulação", p. 41-42) que demarcam um importante trecho precursor do Meridiano da Bexiga – "Oficial" Zang Fu encarregado de gerenciar o movimento da massa líquida do corpo. Como a água é o veículo da vida, esses interstícios, denominados Pontos de Transporte Dorsal, seriam as vias de entrada e de enraizamento das forças elaboradas dos órgãos materiais associados aos respectivos meridianos.

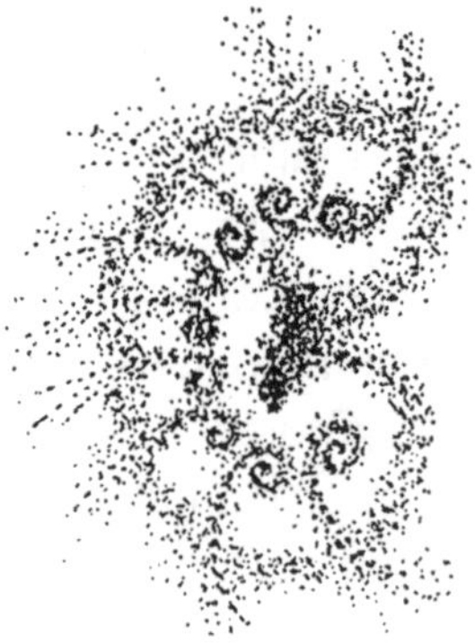

Os Pontos de Transporte Dorsal recebem cargas ambientais que elaboram a forma dos 12 Órgãos Primários.

Como o período que vai da fertilização até a implantação no útero repete a evolução primária da terra, a bolsa aminiótica, onde flutua o embrião, representa o oceano primitivo que envolveu o planeta durante a formação do solo. Nesse meio aquático, sob a orientação ordenadora dos Vasos Extraordinários, órgãos, glândulas e todas as partes auxiliares do corpo desenvolvem-se até a completa constituição do jovem organismo.

A finalização do arcabouço energético acontece pela projeção dos 12 meridianos subcutâneos da gestante, previamente refletidos nas paredes uterinas.

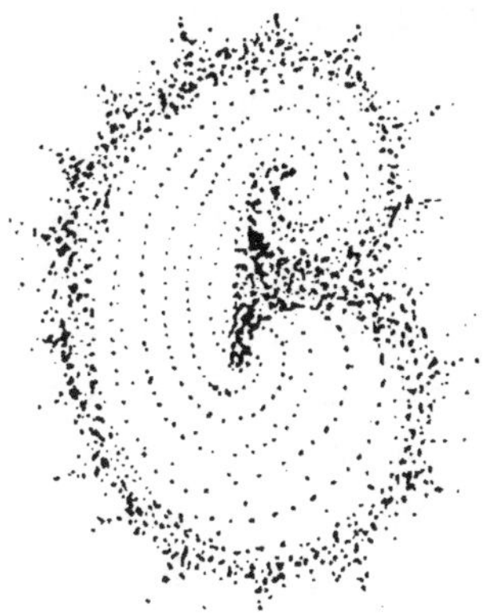

Uma vez finalizada a sua constituição, o embrião deverá mudar de ambiente: deixar o mundo aquático e nascer no mundo espacial, bastante amplo para suas novas possibilidades de crescimento. O fenômeno repete o primitivo processo de transição dos anfíbios em animais terrestres.

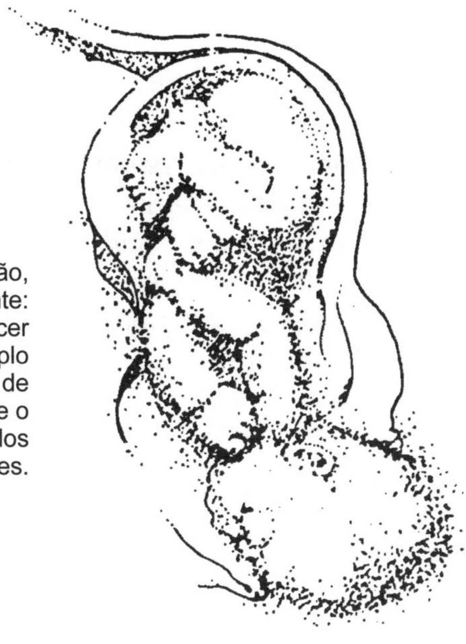

Para o bebê, é chegado o momento da mais extraordinária das aventuras. Após toda uma existência aclimatada no ambiente tépido e obscuro do oceano placentário, o nascimento ocorre em meio de repetidas contrações uterinas e a um colossal fluxo diluviano. Esse processo é análogo à espetacular sequência de terremotos e enchentes que, muitos milhões de anos atrás, libertou o solo planetário do seu envólucro aquático e o remeteu às amplas dimensões do meio atmosférico, condizentes com as suas novas urgências de crescimento.

Para o bebê, essa dramática mudança de ambiente será igualmente marcante. As circunstâncias em que se dá o nascimento – onde, quando e como – artefinalizam a constituição do recém-nascido. Assim como a criatura unicelular primordial teve que evoluir da simples relação osmótica o com o mar ancestral para maneiras mais elaboradas de relação com o mundo, o novo meio irá transformar o neonato em um sistema digestivo mais complexo. Na grande cozinha do universo, o bebê passa a dispor gradativamente de um variado cardápio que inclui alimentos gasosos, líquidos, sólidos, e toda uma gama de sinais ambientais que deverão ser igualmente digeridos e assimilados sem a direta mediação materna.

Mas, conforme ensina a tradição, suas interações mais imediatas irão se dar por meio dos pontos Xue dos meridianos. São esses interstícios sutis – minúsculos lagos de Qi – que, a partir do nascimento, entram em ressonância direta com as variáveis do novo cenário ambiental e atualizam a dinâmica integrada do organismo. O que significa que são também sítios particularmente susceptíveis às influências desequilibrantes externas (sazonais, emocionais, psíquicas). Por outro lado, esses pontos estratégicos são as vias comuns para as intervenções curativas das artes terapêuticas chinesas.

Os Rios de Qi

O consagrado sinólogo, Marcel Granet, define a visão de mundo chinesa como o fruto de um pensamento dominado pelas ideias de ordem, totalidade e ritmo. Sob esta ótica, a mesma ordenação que conduz o funcionamento do universo como um todo mostra-se presente, em diferentes graus de complexidade, na organização das atividades de todas as coisas vivas. Na esfera humana, esse poder ordenador é representado pelo Jing Mai, a abarcante "rede de animação" referida no Ocidente como sistema de meridianos. Com uma topografia precisa, essa abarcante teia dinâmica assinala no território somático os caminhos preferenciais que conduzem o fluxo da vida e qualificam as funções integradas do todo orgânico.

A palavra Mai é um termo chinês para designar genericamente a rede de animação que faz do corpo físico um organismo vivo. O nome Jing, que especificamente se traduz por "meridiano", enfatiza aqui que esse fluxo ordenador expressa uma norma de atividade, assinala no terreno corpóreo uma organização espacial congruente com as funções que representa. Assim, ainda que em sua totalidade o Jing Mai compreenda uma variada gama de sistemas interdependentes que se ramificam por todas as extensões do corpo, apenas dois desses circuitos ostentam o nome Jing: os sistemas dos 12 Meridianos Principais e dos 8 Vasos Extraordinários. São esses caudalosos " rios de Qi" que estabelecem as diretrizes gerais, tanto para a estruturação e o funcionamento interno do organismo, quanto para os seus inter-relacionamentos com o externo (ver: "O modelo embrionário", p. 29-36).

Os 8 Vasos Extraordinários

À diferença do sistema dos 12 Meridianos Principais, que a partir do nascimento passam a desempenhar um papel dominante na orquestração do funcionamento do organismo com ênfase em seus constantes intercâmbios com o externo, os 8 Vasos Maravilhosos são responsáveis pela estruturação do corpo material e pela qualificação das suas funções internas. São esses trajetos sutis que, desde o momento da concepção, assinalam gradativamente suas rotas em torno do óvulo fecundado, delineando o espaço corporal e seus desdobramentos e orientando sua organização funcional básica.

Representam, assim, uma espécie de protótipo, um modelo ativo da ordenação biológica que se configura ao longo do processo embrionário. Após o nascimento, esse sistema organizador primordial atua como um reservatório da vitalidade original (Yuan Qi), disponibilizando recursos e administrando a sua distribuição aos 12 meridianos executivos.

Nesse circuito primitivo, dois canais ocupam uma posição de comando. Intitulados, respectivamente, "Mar do Yin" e "Mar do Yang" na tradição chinesa, o Vaso da Concepção e o Vaso Governador demarcam respectivamente as bordas anterior e posterior do design embrionário, que irão se estender para formar as faces ventral e dorsal do incipiente embrião. Com essa disposição anatômica centralizada, esses dois vasos principais orientam a configuração dos 6 vasos restantes, finalizando o circuito interno e preparando o terreno para a estruturação dos 12 meridianos ordinários.

Os 12 Meridianos Principais

O sistema dos meridianos regulares só entra em cena após o nascimento. Mas o encadeamento dos 12 segmentos que o constitui é um processo gradual que tem início com o aparecimento dos botões dos membros superiores e inferiores. Em outras palavras, a formação da "rede de animação" dos Meridianos Principais se desenvolve em paralelo com o surgimento dos membros no período embrionário, com os quais ostenta uma íntima correspondência funcional: agir no mundo externo.

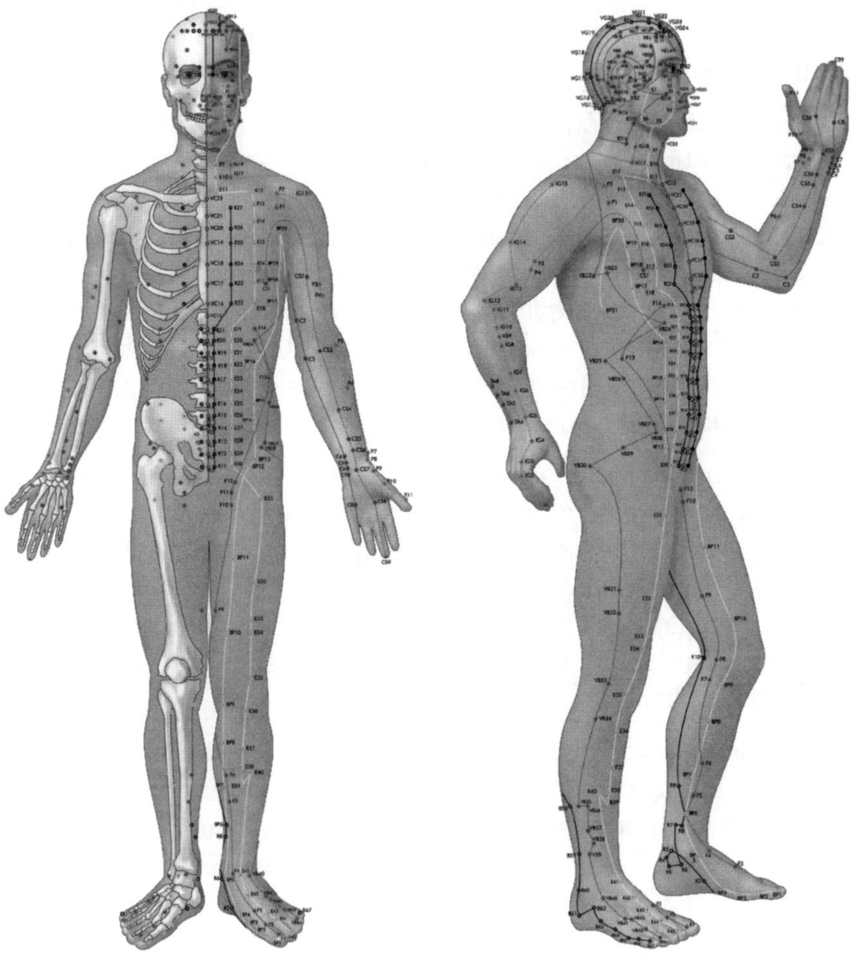

A partir do nascimento, esses 12 trajetos dinâmicos se mostrarão alinhados verticalmente no terreno corporal, interligados numa ordenação invariável marcada por uma topografia precisa. De fato, esse grande circuito fechado resulta da junção de 6 pares de meridianos já originalmente acasalados, chamados "acoplados" em razão das funções complementares Yin/Yang que representam.

Isoladamente, cada parelha administra uma temática comum que associa órgãos, funções fisiológicas, disposições emocionais, qualidades psico-espirituais e fenômenos naturais específicos, em cadeias de correspondências. Tais complexos meridianos-órgãos--funções associados são denominados Zang (os de polaridade Yin) e Fu (de polaridade Yang).

Na concepção analógica chinesa, os Zang Fu são denominados "oficiais", equivalentes aos ministros que compõem a cúpula do Estado. Os meridianos acoplados de cada dupla se estendem pelas faces opostas de uma mesma região do corpo, com sentidos de fluxo inversos e com seus terminais nas extremidades das mãos e dos pés, onde interligam-se e invertem sua polaridade. Ou seja, em sua totalidade a chamada Grande Circulação dos 12 Meridianos Principais conforma um circuito fechado, espelhado nos dois lados do corpo, dotado de uma geografia precisa e sentido de fluxo constante.

Ostentando o nome dos órgãos físicos que lhes servem de base, essas 12 linhas dinâmicas encadeiam-se nessa ordem invariável: Pulmão (Yin), Intestino Grosso (Yang), Estômago (Yang), Baço-Pâncreas (Yin), Coração (Yin), Intestino Delgado (Yang), Bexiga (Yang), Rins (Yin), Circulação-Sexo (Yin), Triplo Aquecedor (Yang), Vesícula Biliar (Yang), Fígado (Yin), daí retornando ao Pulmão (Yin), em modo contínuo.

- Circulação-Sexo, ou Pericárdio, e Triplo Aquecedor são duas funções totalizadoras, destituídas de órgãos físicos, coordenadoras das demais e particularmente associadas aos Zang Fu do Coração e do Intestino Delgado – equipe considerada regente da rede.

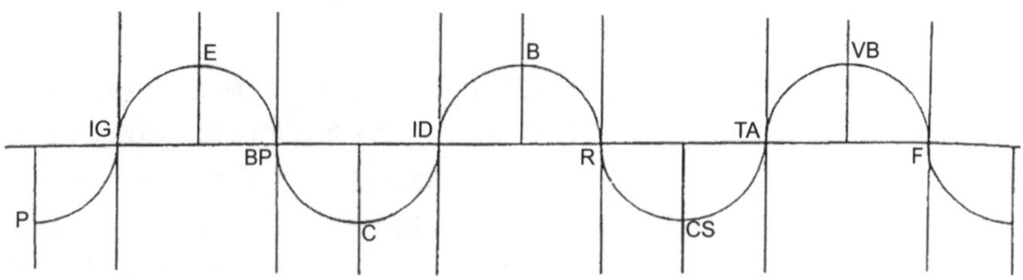

Com esse sequenciamento definitivo, marcado pela alternância das fases crescente e decrescente do Yin e do Yang, a grande circulação descreve no corpo o padrão clássico da curva senoidal da propagação das energias no espaço. E é nessa disposição conjunta que os 12 meridianos regulares, com seus pontos de regulação, acrescidos dos 2 vasos centrais (que dispõem igualmente dos seus próprios pontos) são comumente retratados nos mapas chineses, como pano de fundo para as suas práticas.

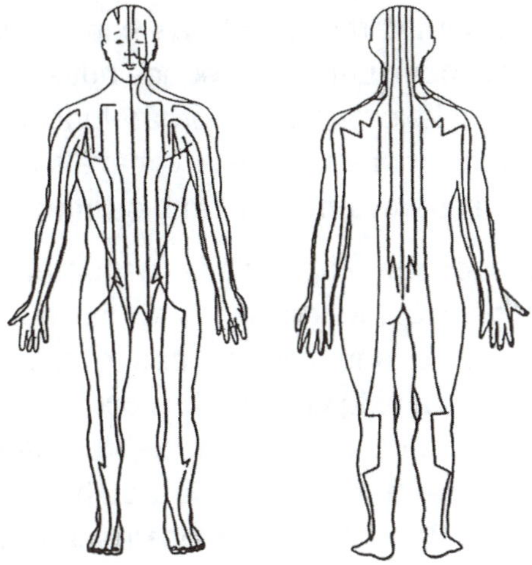

Visão conjunta dos 12 Meridianos Principais e dos 2 Vasos Extraordinários.

Os Pontos de Regulação

Dentre os tantos conceitos incomuns que embasam as práticas da medicina chinesa, a noção que mais carece de uma definição convincente para a mente do ocidental envolve o significado dos pontos reguladores da rede de animação. Enquanto os trajetos sutis dos meridianos já puderam ser identificados como "linhas de baixa resistência elétrica da pele", o real significado desses pontos estratégicos segue sendo um dos aspectos mais comumente negligenciados nos textos chineses modernos. Esgotadas as tentativas de entendê-los à luz do cientificamente comprovado – como terminais nervosos – e outras hipóteses igualmente não demonstradas, resta ao estudioso ocidental considerá-los a partir da sua concepção original.

Em primeiro lugar é necessário esclarecer que, pela ótica tradicional chinesa, esses intrigantes fenômenos, frequentemente chamados de pontos de acupuntura, não são propriamente "pontos" e tampouco do domínio exclusivo das técnicas da acupuntura. Xue, a palavra chinesa que os designa, traduz-se por cavidades, perfurações, fendas. O entendimento chinês é de que os Xue são interstícios sutis ao longo do trajeto dos meridianos. Representam mini espaços "vazios" que pontuam o fluxo direcionado e qualificado de um meridiano, conectando-o tanto ao seu potencial funcional interno quanto às condições do entorno. Aparentemente representam uma propriedade auto reguladora que mobiliza recursos do complexo meridiano-órgão-função a que pertencem e atualiza o seu funcionamento pelas variáveis ambientais. Análogos aos poros da pele, permitem intercâmbios imediatos entre o interno e o externo.

Quando sua capacidade espontânea é alterada – por fatores patogênicos, estresse, crises ou por fortes influencias ambientais –, os Xue são usados nas práticas chinesas para restaurar a normalidade do Qi afetado e corrigir as alterações funcionais decorrentes. Tradicionalmente, os Xue são solicitados por vários meios que incluem inserções de agulhas, calor, massagens e pressões digitais, cromoterapia, óleos essenciais ou exercícios respiratórios dirigidos.

Nessa altura é importante lembrar que, na medida em que a configuração dos meridianos é elaborada durante o período embrionário, seu acabamento final é um processo que se estende até o final da primeira infância, fase marcada por intensos processos de desenvolvimento. Até por volta dos 5 anos de idade, os meridianos acoplados e suas funções ainda se encontram indiferenciados, e alguns dos seus pontos se mostram unificados, formando linhas ou áreas comuns. É isto que justifica o fato de que os tratamentos pediátricos chineses utilizem, além da maioria dos pontos reguladores comuns, certas linhas e áreas exclusivamente infantis.

TÉCNICA

Abordagem funcional

A diferença básica entre a medicina chinesa tradicional e a biomedicina ocidental está menos presente em seus métodos do que nos seus propósitos terapêuticos. Diversamente da abordagem alopática, que parte da identificação de lesões ou da presença de agentes invasivos, a intervenção curativa chinesa norteia-se, antes e acima de tudo, pelas alterações funcionais que, comumente, sinalizam a gênese do adoecimento. É nesse estágio pré-clínico, quando o distúrbio encontra-se (ainda) imperceptível em exames de laboratório e pelos detectores de imagem de lesão, que as práticas corretivas chinesas exibem sua maior eficácia.

Nesse sentido, o aporte chinês pode ser considerado dominantemente preventivo. Mas não é a doença em si – esta já se encontra sinalizada na esfera ordenadora das funções –, é a fase visível do processo patológico que será prevenida pela ação corretiva das técnicas chinesas. Pesadelo do médico ocidental, essa etapa preliminar da enfermidade envolve, frequentemente, sintomas subjetivos um tanto indefinidos, erráticos ou oscilantes – e sem causa aparente –, vagamente classificados como “distúrbios funcionais sem lesões observáveis”. Uma definição que pouco ajuda a tratá-los, uma vez que, sob a ótica mecanicista ainda prevalecente, não faz muito sentido a “máquina” funcionar mal enquanto suas “engrenagens” se mantêm intactas.

A doença do Qi

Na perspectiva chinesa, contudo, o cenário é perfeitamente perceptível e familiar. Não havendo a lesão, o distúrbio é da ordem da função. E esta já se acha alterada e identificável pelas perturbações no fluxo do Qi, assinaladas no terreno corporal ao longo da rede de meridianos. No jargão chinês, essa condição preambular é chamada de "doença do Qi". É quando o fluxo natural e espontâneo do Qi que, em decorrência de desordens internas ou de intensas alterações ambientais, vê-se impossibilitado de orquestrar o funcionamento integrado do todo orgânico.

Comumente, esse padrão alterado tende a afundar-se no corpo físico, afligindo órgãos e outras estruturas de alguma forma associados ao problema e, assim, evoluindo para a condição lesional. Mas também pode tornar-se crônica e permanecer como pano de fundo para desordens que afetam o funcionamento do corpo físico, constelando-se com o nome de distúrbio psicossomático. A doença do Qi pode ainda desaparecer subitamente para ressurgir em ocasiões críticas ou de grande estresse.

Mas o alcance dos métodos chineses vai muito além das condições pré-clínicas do adoecimento. Este livro apresenta um vasto receituário com pontos/linhas combinados, tradicionalmente prescritos para o tratamento de problemas comuns à idade infantil, mesmo nos estágios mais avançados das enfermidades. Evidentemente, casos mais graves irão requerer a avaliação prévia do profissional da saúde abalizado, e as manipulações sugeridas terão um caráter complementar – para potencializar resultados e intensificar o restabelecimento. Já nas emergências, como primeiros socorros para a reanimação ou para aplacar descontroles, excitações e surtos, é quando os resultados costumam ser mais imediatos e efetivos. Muitas vezes, a manipulação de um único ponto específico pode ser suficiente para debelar crises ou outras situações emergenciais.

De toda forma, mesmo quando usadas para o alívio de dores e outras perturbações pontuais, as intervenções corretivas dos métodos chineses não devem ser consideradas "sintomáticas", no sentido pejorativo de combater sintomas encobrindo suas causas.

O trabalho terapêutico por meio dos centros reguladores tem como objetivo primordial o descongestionamento e a regularização do fluxo da rede de animação e a decorrente normalização das alterações funcionais que acarretam o mal estar. Se a providência não se mostrar suficiente – porque o processo patológico já se encontra por demais evoluído – os sintomas retornam ou o tratamento simplesmente não funciona de maneira significativa. Mas, mesmo quando o problema requer os cuidados de um terapeuta qualificado, a participação bem orientada dos pais será sempre uma ajuda complementar, além de propiciar uma proximidade maior com a criança em seus momentos de dificuldade.

Preliminares

Antes de descrever as técnicas utilizadas neste livro, algumas considerações se fazem necessárias. Em primeiro lugar, é importante não perder de vista que, embora se trate de um trabalho corporal, a massagem terapêutica chinesa tem como destino uma dimensão diferenciada do corpo físico. Seu propósito maior é o acesso a essa espécie de "interface físico-etérea", a sutilíssima "rede de animação" que, segundo a ótica chinesa, orquestra o funcionamento integrado do organismo e media suas contínuas inter-relações com o externo. E lidar com tais aspectos sutis da realidade faz desses métodos uma atividade mais artística do que mecânica. É a razão de serem muitas vezes referidas como "artes terapêuticas chinesas".

O que implica dizer que, sem pretender subestimar a serventia da técnica – contatar, canalizar e direcionar o fluxo regenerador ao organismo em desequilíbrio –, a tarefa é mais uma questão de percepção e sensibilidade do que de conhecimentos teóricos e de habilidade técnica. E isto é, em grande medida, facilitado pela postura tanto física quanto mental do mediador.

Estas considerações ganham mais relevância quando o objetivo da intervenção terapêutica é o delicado organismo de uma criança. Do nascimento até a pré-adolescência, o organismo infantil retrata uma obra em construção. Sua condição imatura – tanto anatômica quanto energética – o torna particularmente sensível às influências externas e, quando alterada, suas reações são comumente intensas. Por outro lado, a extraordinária vitalidade de que desfruta e seus poderosos recursos inatos lhes asseguram uma forte e imediata resposta terapêutica.

Isto significa que as manobras usadas na massagem pediátrica deverão ser conduzidas de forma especialmente cuidadosa e por meio de um gestual fluente, rítmico e suave que em muito se assemelha aos movimentos harmônicos e elegantes do Qi Gong (Chi Kun) ou do Tai Ji Quan (Tai Chi Xuau). E, evidentemente, a intensidade dos toques e manobras deverá ser compatível com a idade e a condição física da criança.

Pré-requesitos

As demais recomendações para melhores resultados são, nos devidos graus, as mesmas requeridas na massagem terapêutica em adultos.

- Sempre que possível, evite tratar alguém, e especialmente uma criança, quando você estiver cansado, adoentado, ou emocionalmente perturbado. Os resultados podem acabar sendo indesejáveis para ambos.
- A sintonia entre quem faz e quem recebe as massagens terapêuticas é fundamental. O ideal é buscar "tornar-se um" com o paciente. E isto significa abrir mão da postura onipotente do curador, reconhecendo-se simplesmente como um canal, uma ponte, um facilitador para o processo da cura. Se você não conseguir abster-se da quase sempre pretenciosa expectativa de curar (que fortalece o ego e, naturalmente, o separa ainda mais do outro), tente criar uma imagem que lhe pareça apropriada a essa inter-relação. Como, por exemplo, imaginar que, a cada inspiração, correntes de força curativa fluam através do seu corpo, escoando ao longo dos seus braços e mãos até o corpo do paciente. Ao expirar, o fluxo se reverte (dele para você), para ser descarregado no solo por meio dos seus pés. Ou então crie uma imagem que lhe pareça mais ilustrativa.
- Com o mesmo empenho em facilitar a canalização é recomendável evitar o envolvimento emocional com quem está sendo tratado. Ainda que paradoxal, sentimentos de forte conotação emocional, como pena, medo ou ansiedade e expectativas acerca do resultado, mais separam do que unem. Substitua-os pela serena

empatia com a condição do outro e pela prestimosa determinação de superá-la juntos. Após os devidos procedimentos técnicos preparatórios, ensinam os mestres chineses, "seja um bambu oco" e simplesmente deixe acontecer.

- Porém, na massagem pediátrica, essa sintonia fina entre aquele que aplica a massagem e a criança é uma condição que deverá ser construída. Para se mostrar receptiva, a criança precisa confiar. E a melhor maneira de conquistar essa confiança é concedendo-lhe atenção e escuta. E, se a idade permitir, conversar com ela de forma respeitável, tratando-a como pessoa.
- Outros requisitos são de ordem mais prática: o local onde o trabalho ocorre deve ser ventilado, mas agradavelmente aquecido; as mãos do praticante devem estar limpas, aquecidas (friccioná-las antes e durante o tratamento é uma boa medida) e as unhas, bem aparadas; o jovem paciente deverá ficar numa postura confortável, em trajes sumários ou folgados (evitar roupas apertadas ou sintéticas).
- Ao final do tratamento, é recomendável ao praticante esfregar vigorosamente as mãos e os pulsos e sacudi-las soltamente. Para essa limpeza final é igualmente útil deixar escoar água corrente dos cotovelos às pontas dos dedos, por alguns instantes.

Contra indicações

Finalmente, as circunstâncias em que a massagem terapêutica, em geral, e a massagem pediátrica, em particular, são contra indicadas.

- Imediatamente antes ou após uma refeição consistente.
- Nas emergências, apenas enquanto se aguarda auxílio clínico.
- Pacientes com enfermidades infecciosas agudas ou com doenças contagiosas.
- Nas doenças degenerativas, exceto pontos para aliviar a dor. Mas mesmo assim, se o procedimento provocar qualquer reação indesejável, descontinue o tratamento.

- Diretamente sobre tumores, feridas, doenças de pele, feridas abertas ou lesões.
- Situações com diagnóstico desconhecido.

Técnicas de tratamento

Para o leigo, o que muitas vezes desestimula o aprendizado e o exercício dos métodos corporais energéticos chineses é a profusão de estilos e técnicas de que essas práticas dispõem. Mesmo métodos de aprimoramento pessoal como o Qi Gong (Chi Kun) – estima-se que existem hoje cerca de 18.000 estilos de Qi Gong! – passam a impressão de que constituem um acervo acessível somente a dedicados iniciados de longa data.

Mas é uma impressão enganosa. O que reveste essas práticas de uma aura de complexidade impenetrável é a diversidade de opções técnicas para uma mesma finalidade. Mas, tirando métodos de natureza clínica como o Qi Gong terapêutico (projeção do próprio Qi defensivo do terapeuta) e a incisiva acupuntura – práticas que exigem o conhecimento consistente de fisiologia energética e a devida habilitação de um profissional qualificado –, todo o universo das artes curativas chinesas é essencialmente marcado pela simplicidade e pela espontaneidade criativa.

A massagem pediátrica chinesa não é uma exceção. Originalmente uma tradição familiar transmitida ao longo das gerações, a massagem em crianças, por força de restrições e reformulações que vigoraram especialmente à época da Revolução Cultural, acabou tornando-se uma atividade estritamente regulamentada, reservada exclusivamente ao profissional especializado. Se isto, por um lado, culminou com o reconhecimento da massagem pediátrica como um importante ramo da medicina chinesa, por outro lado colocou suas possibilidades mais acessíveis e seguras fora do alcance dos pais e familiares.

O objetivo deste livro – cabe repetir – é contribuir para o resgate do muito que há de útil, seguro e de fácil manuseio nessa ferramenta terapêutica tradicional. Isto envolveu uma cuidadosa e – espero – criteriosa simplificação das prescrições contidas em diversas fontes hoje disponíveis, tanto no que se refere à quantidade de pontos e áreas pediátricas para o tratamento de um dado distúrbio quanto às diversas maneiras de tratá-lo. O estudo comparativo dessas fontes deixa claro que, em razão da polivalência desses centros reguladores, métodos diferentes podem levar a um mesmo resultado. Nesse sentido, além da preocupação em não apresentar um leque demasiadamente amplo de prescrições por tratamento, optou-se aqui pelas manipulações de mais simples execução. Mas, ainda que todas as indicações descrevam o procedimento técnico e o tempo de duração requeridos, algumas considerações adicionais se fazem pertinentes.

Intensidade do toque

O grau de intensidade das manipulações deve ser, acima de tudo, compatível com a idade e a compleição física da criança. Nos primeiros meses de idade os toques consistem praticamente em pousar delicadamente a mão sobre os pontos ou áreas indicadas e exercer as manobras com o mesmo cuidado que exige o cuidar de um bebê.

Diferentes regiões do corpo também requerem diferentes cuidados: em áreas delicadas, frágeis, como o abdômen, o peito, a face e o alto da cabeça, a intensidade do toque será comparativamente mais branda; regiões musculosas e ósseas tais como ombros, dorso, nádegas e pernas permitirão manipulações mais vigorosas.

Excessos e deficiências

Um outro fator que também determina a intensidade, bem como a duração e a dinâmica das manipulações é a natureza do distúrbio e dos seus sintomas. Embora na medicina chinesa a diagnose envolva uma avaliação mais complexa e abrangente, métodos de menor profundidade clínica como o shiatsu e as variadas modalidades de digitopressura (tratamento sintomático com a pressão digital) apóiam-se basicamente na identificação dos sinais de excesso ou de deficiência que caracterizam a natureza do distúrbio. Esta é uma distinção importante, particularmente em crianças, que são comumente mais susceptíveis às oscilações da sua instável economia energética. Distinguir entre tais categorias de sintomas é tarefa relativamente fácil.

Condições de excesso sugerem estagnação do fluxo do Qi e/ou presença de agentes patológicos externos, com sinais de hiperatividades, agitações ou descontroles físicos e mentais-emocionais.

A deficiência indica uma debilidade crônica ou qualquer condição que envolva prostação, depressão, torpor ou desmaios.

Sedação

Empregada para resolver uma condição de estagnação do Qi ou, sintomaticamente, para aplacar hiper-reações às influências externas, dores, excitações e crises agudas. As técnicas sedativas vão da simples pressão contínua, às manipulações relaxantes como o amassamento lento e profundo, e a duração é sempre mais alongada.

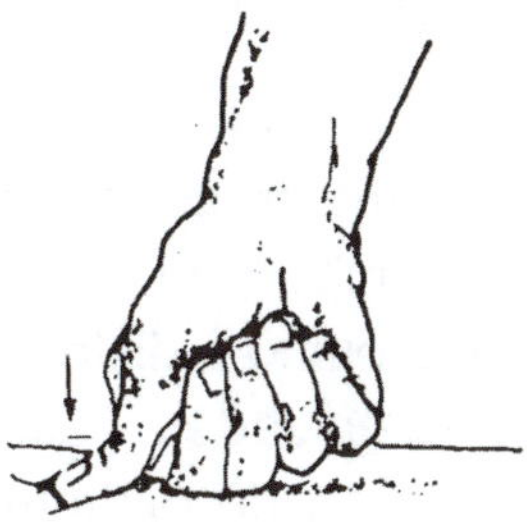

Tonificação

Utilizada para energizar, fortalecer, estimular funções debilitadas ou tratar enfermidades crônicas, bem como para a reanimação em situações que envolvam prostração, estados depressivos ou colapsos e desmaios. A tonificação comporta variáveis que incluem pressões intermitentes, fricções, percussões ou pinçamentos, e seu caráter é sempre mais dinâmico, superficial e ligeiro.

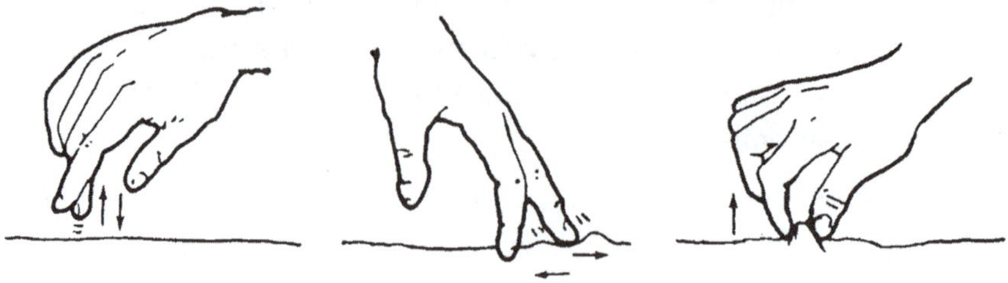

Espontaneidade

Independente da modalidade técnica utilizada é importante ter em mente a maneira como o corpo responde naturalmente ao toque. O gesto de pressionar firmemente uma região contundida do corpo é sabidamente uma maneira intuitiva, espontânea de aplacar a dor e drenar o congestionamento local. Abraçar ou segurar com firmeza uma pessoa serve para acalmá-la, contê-la, serenar suas forças. Compreensível, uma vez que a pressão profunda e continuada produz o defluxo da circulação sanguínea com diminuição da sensibilidade local e sedação dos fluxos vitais.

Já o toque intermitente, repetido e mais superficial provoca a excitação e tonificação das forças vitais. Tapinhas nas costas são gestos universais para estimular e incitar o ânimo, e sacudidelas para despertar e reanimar. Mesmo à distância, abaixamos as mãos lentamente para sinalizar serenidade e calma; e acenamos com as mãos para despertar a atenção de alguém (a atenção mobiliza e confere direcionalidade ao Qi).

Manipulações

Todas as prescrições contidas neste manual incluem a ilustração e a descrição da localização anatômica dos pontos e linhas indicadas para o tratamento de um dado distúrbio, a técnica sugerida e o tempo de duração de cada manipulação. As manipulações indicadas são aquelas que, na avaliação do autor, permitem conciliar concisão e acessibilidade, sem prejuízo da eficácia.

A forma mais simples de manipular os pontos de tratamento comuns a crianças e adultos é a pressão digital. A pressão contínua com a ponta ou unha do polegar, por vezes associada a movimentos lentos e profundos, tem ação predominantemente sedativa. A pressão intermitente ou a pressão com os movimentos circulares ligeiros e superficiais no sentido centrípeto (da periferia para o centro) com o dedo médio tem efeito tonificante.

Já as linhas, áreas e pontos pediátricos comportam uma variedade maior de manipulações, mas muitos desses centros reguladores têm propriedades inerentemente mais sedativas ou tonificantes. As técnicas aqui utilizadas incluem a pressão com deslizamentos com o polegar, pressão com os dedos indicador e médio, pressão com deslizamentos circulares, fricções com a palma das mãos e percussões com as pontas ou nos dos dedos.

Duração e frequência do tratamento

Quando utilizada preventivamente ou como terapia complementar dos distúrbios crônicos, a frequência sugerida é dia sim, dia não. Nas doenças graves sugere-se tratar duas vezes por dia; nas crises agudas tratar diariamente.

Já o tratamento sintomático para dores ou alterações funcionais fica naturalmente reservado às manifestações críticas do problema. Aos primeiros sinais, localize o(s) ponto(s) e/ou linha(s) sugerido(s) e aplique o método e tempo indicados para cada manipulação.

Particularmente nas emergências, como procedimento de primeiros socorros, os resultados podem ser imediatos, e o número de procedimentos exigido costuma ser mínimo. Se a primeira indicação for suficiente para resolver o problema, desconsidere as restantes. Se o problema retornar você pode repetir o tratamento, mas é importante levar em conta que, se o sintoma ressurge com frequência o problema tem raízes profundas e requer intervenção mais apropriada.

Com exceção dos pontos/linhas situados no centro do corpo, todos os demais são bilaterais, duplicados simetricamente em ambos os lados, o que significa que deverão ser tratados simultaneamente. Quando isto não for possível, trate um lado e repita o procedimento no outro lado, exceto quando houver indicação contrária no texto (o ponto C1, por exemplo, é empregado para obstrução nasal, mas no lado oposto à narina obstruída). Já no caso de problemas locais, como contusões ou câimbras, o tratamento é feito somente no lado afetado.

Localização dos pontos e linhas

Todas as prescrições constantes neste manual incluem os números dos pontos ou nomes das linhas indicados, acompanhados das respectivas ilustrações e das sugestões de como tratá-los. As descrições referentes à localização precisa dos pontos e linhas aqui utilizados estão presentes na tabela abaixo. Os pontos estão dispostos na ordem sequencial dos respectivos meridianos (do Meridiano do Pulmão ao Meridiano do Fígado), acrescidos dos 2 vasos centrais (Vaso da Concepção e Vaso Governador). Os pontos extras, bem como as linhas pediátricas aparecem em ordem alfabética.

MERIDIANO DO PULMÃO

Ponto	Localização	Utilização	Ilustração
P1	entre as 1ª e 2ª costelas, a 8 dedos da linha central do peito	Dificuldade respiratória.	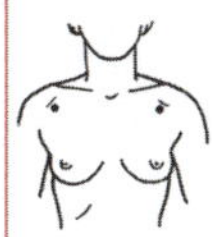
P5	na linha de flexão do cotovelo, por fora do tendão do bíceps	Espirros.	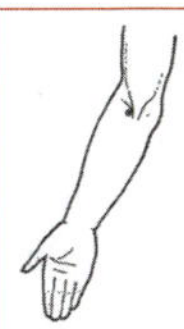
P9	na depressão sobre a dobra do punho, sobre a artéria radial	Soluços.	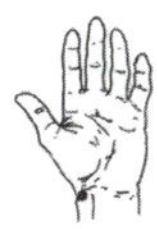
P10	no meio do osso metacarpiano do polegar, na linha branca e vermelha da pele	Diarreia infantil; Distúrbios digestivos; Falta de apetite; Furúnculos; Pneumonia infantil.	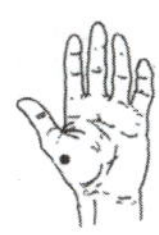
P11	cerca de 2 mm do ângulo ungueal lateral (lado externo) da unha do polegar	Amidalite e outras afecções da garganta; Dor de garganta.	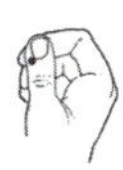

MERIDIANO DO INTESTINO GROSSO

Ponto	Localização	Utilização	Ilustração
IG1	cerca de 2 mm atrás do ângulo ungueal lateral (lado do polegar) do dedo indicador	Dor de dentes; Gengivas inflamadas.	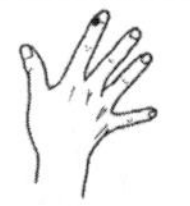
IG2	numa depressão depois da articulação metacarpofalangeal no lado externo do indicador	Prisão de ventre.	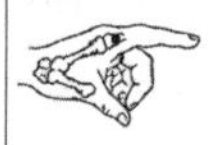
IG3	na face lateral-costal do indicador, ao lado do polegar, antes da articulação metacarpofalangial	Hemorragia nasal.	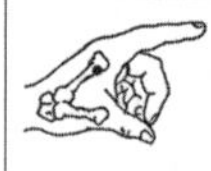
IG4	no dorso da mão, no ângulo formado pelos 1º e 2º metacarpianos	Agitação; Alergias em geral; Amigdalite e outras afecções da garganta; Caxumba; Congestão nasal; Conjuntivite; Dentição; Dor(es) em geral ou inespecíficas; Dor de cabeça; Dor de dentes; Dor de garganta; Envenenamento; Furúnculos; Gengivas inflamadas; Hemorragia nasal; Hepatite infecciosa; Insônia e outros distúrbios do sono; Intoxicação alimentar; Intoxicação por monóxido de carbono; Irritabilidade; Resfriados; Sarampo; Sinusite; Viroses.	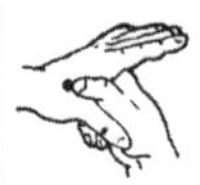
IG4 + F3	no dorso da mão, no ângulo formado pelos 1º e 2º metacarpianos no dorso do pé, no ângulo formado pelo 1º e 2º metatarsos	Agitação; Dor(es) em geral ou inespecíficas; Hepatite infecciosa; Insônia e outros distúrbios do sono; Irritabilidade; Sarampo.	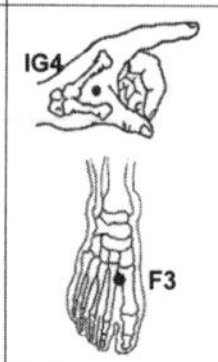
IG5	na prega dorsal do punho, na cavidade entre os 2 tendões do polegar	Diabetes.	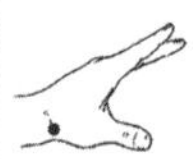
IG10	3 dedos imediatamente abaixo da ponta da dobra lateral do cotovelo	Câimbras.	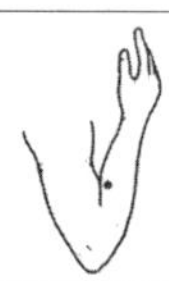
IG11	na ponta externa da linha de flexão do cotovelo	Erupções da pele; Febre; Resfriados.	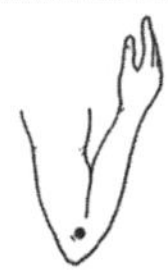

(...) MERIDIANO DO INTESTINO GROSSO

Ponto	Localização	Utilização	Ilustração
IG15	na depressão que se forma entre a cabeça do úmero e a extremidade externa no ombro quando se eleva o braço	Choque elétrico; Concussão na cabeça; Ferimentos e cortes.	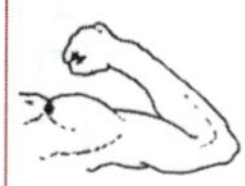
IG20	na dobra nasolabial ao lado da asa do nariz	Congestão nasal; Sinusite.	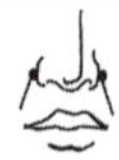

MERIDIANO DO ESTÔMAGO

Ponto	Localização	Utilização	Ilustração
E2	numa depressão que surge quando se fecha a boca, abaixo da borda inferior do arco zigomático	Conjuntivite; Estrabismo; Olhos avermelhados, irritados e/ou doloridos; Sinusite.	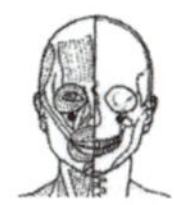
E3	na proeminência que se forma sobre o músculo masseter, no ângulo da mandíbula, quando a boca é fortemente cerrada	Sinusite.	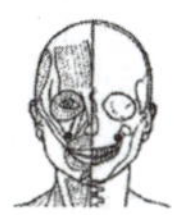
E4	ao lado do canto da boca, na dobra nasolabial	Herpes labial.	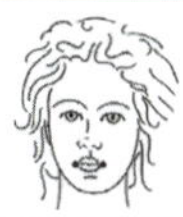
E6	um dedo acima do ângulo da mandíbula, no ponto mais elevado do músculo masseter	Bruxismo, ATM e Trismo; Dentição; Dor de dentes.	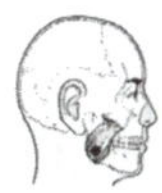
E7	na depressão abaixo e à frente do ângulo formado pela extremidade superior da mandíbula e o osso zigomático	Bruxismo, ATM e Trismo; Dentição; Dor de dentes.	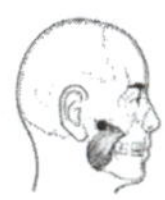
E25 + VC8	situado a 2 polegares ao lado do umbigo situado sobre o umbigo	Diarreia infantil; Distúrbios digestivos; Pneumonia infantil.	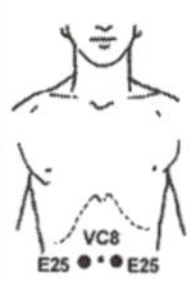

(...) MERIDIANO DO ESTÔMAGO

Ponto	Localização	Utilização	Ilustração
E36	4 dedos abaixo da ponta da rótula e 1 dedo para trás da canela	Cólica abdominal; Coqueluche; Desnutrição infantil; Diarreia infantil; Intoxicação alimentar; Meteorismo infantil; Pneuminia infantil; Prisão de ventre; Vômitos e náuseas; Vômitos em lactentes.	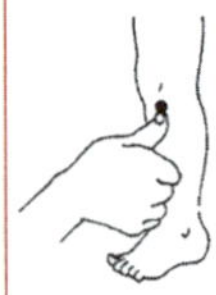
E41	no meio da linha de flexão do pé, na metade da distância entre os dois maléolos, entre os tendões	Entorses e luxações no tornozelo; Falta de apetite.	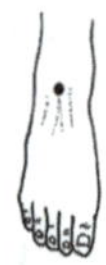
E42	no ponto mais elevado do dorso do pé, 4 dedos acima do espaço interdigital dos 2º e 3º dedos	Falta de apetite.	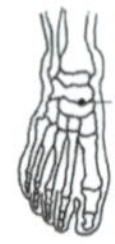
E44	imediatamente atrás da separação dos 2º e 3º dedos do pé, na face lateral do 2º dedo	Pesadelos.	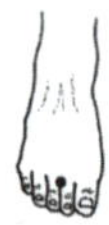
E45	cerca de 2 mm atrás do ângulo ungueal externo do 2º dedo do pé	Choro noturno; Insônia e outros distúrbios do sono; Pesadelos.	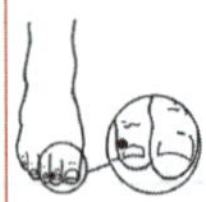

MERIDIANO DO BAÇO-PÂNCREAS

Ponto	Localização	Utilização	Ilustração
BP2	na face interna do pé, diante da articulação metatarsofalângica, do dedo grande do pé, na junção da pele branca-vermelha	Desenvolvimento mental.	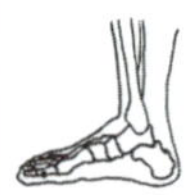
BP3	na mesma localização, acima e atrás da articulação metatarso--falângica do dedo grande do pé	Desenvolvimento mental; Desnutrição infantil.	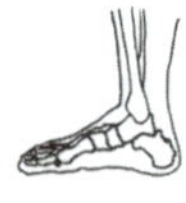

(...) MERIDIANO DO BAÇO-PÂNCREAS

Ponto	Localização	Utilização	Ilustração
BP4	no do arco do pé, numa depressão abaixo e diante da articulação do 1º metatarso com o 1º cuneiforme, na linha branco-vermelha da pele	Diabetes.	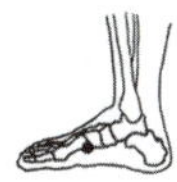
BP6	na borda posterior da tíbia, 4 dedos acima do ponto mais saliente do maléolo interno	Edema; Enurese; Meteorismo Infantil; Retenção urinária.	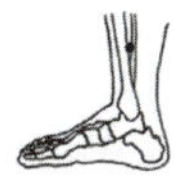
BP9	numa depressão da borda inferior da cabeça da tíbia	Cólica abdominal.	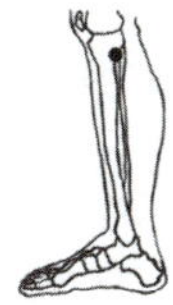
BP10	4 dedos acima da borda superior da rótula, na face interna da coxa	Alergias em geral; Erupções da pele; Impetigo e eczema; Urticária.	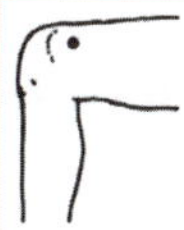

MERIDIANO DO CORAÇÃO

Ponto	Localização	Utilização	Ilustração
C1	no centro da cavidade da axila	Congestão nasal.	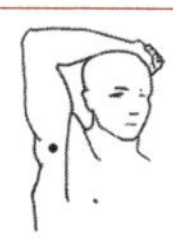
C5	2 dedos acima da linha de flexão do pulso, sobre a artéria cubital	Bocejo.	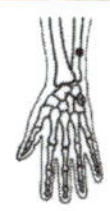
C7	na linha de flexão do pulso, lateral ao tendão do dedo mínimo	Desenvolvimento mental; Epilepsia; Nervosismo antes de um exame.	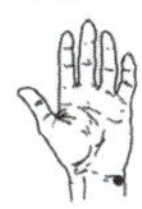

MERIDIANO DO INTESTINO DELGADO

Ponto	Localização	Utilização	Ilustração
ID3	na borda cubital da mão, na extremidade da prega transversa da palma	Hemorragia nasal; Torcicolo.	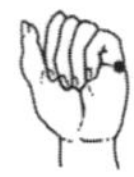
ID3 + IG3	na borda cubital da mão, na extremidade da prega transversa da palma na face lateral-costal do indicador, ao lado do polegar, antes da articulação metacarpofalangial	Hemorragia nasal.	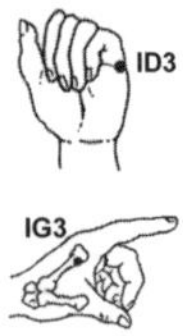
ID19	na depressão que se forma à frente do trago da orelha, com a boca aberta	Dor de ouvido; Estrabismo.	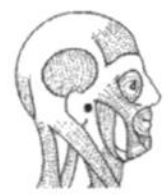

MERIDIANO DA BEXIGA

Ponto	Localização	Utilização	Ilustração
B1	cerca de 2mm ao lado e acima do canto interno dos olhos	Conjuntivite; Estrabismo; Olhos avermelhados, irritados e/ou doloridos.	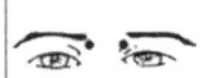
B2	abaixo da extremidade interna da sobrancelha, no canto interno do osso orbital superior	Conjuntivite; Estrabismo; Olhos avermelhados, irritados e/ou doloridos.	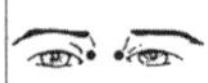
B10	abaixo da base do crânio a 1 polegar ao lado da linha mediana do pescoço	Congestão nasal; Hemorragia nasal.	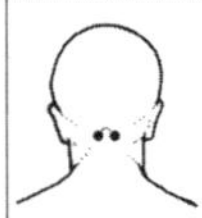
B12	a 2 polegares da linha mediana dorsal, entre a 2ª e a 3ª vértebras torácicas	Espirros; Friagem; Resfriados; Tosse.	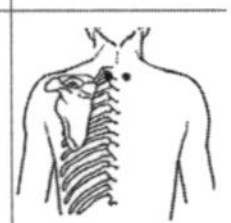
B12 a B17	alinhados verticalmente a 2 polegares da linha mediana dorsal, da 2ª (ponto B12) à 8ª (ponto B17) vértebras dorsais	Asma.	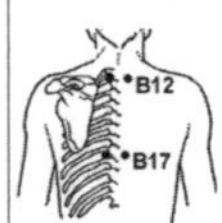
B17	2 polegares da linha mediana dorsal, entre as 7ª e 8ª vértebras torácicas	Soluços.	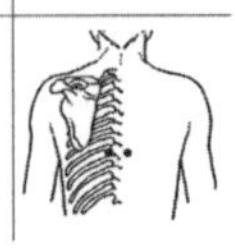

(...) MERIDIANO DA BEXIGA

Ponto	Localização	Utilização	Ilustração
B20	no dorso, 3 dedos laterais à linha média dorsal, entre as 11ª e 12ª vértebras torácicas	Astenia; Desnutrição infantil; Diabetes; Diarreia infantil; Distúrbios digestivos; Edema; Sarampo.	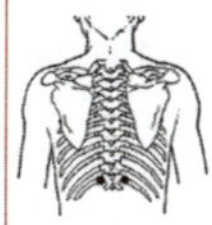
B23	2 polegares ao lado da coluna dorsal, entre a 2ª e a 3ª vértebras lombares	Medo.	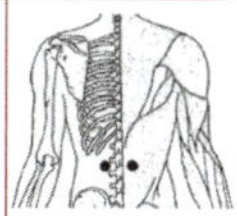
B23 + B52	2 polegares ao lado da coluna dorsal, entre a 2ª e a 3ª vértebras lombares 6 dedos laterais à linha média dorsal, entre a 2ª e a 3ª vértebras lombares	Medo.	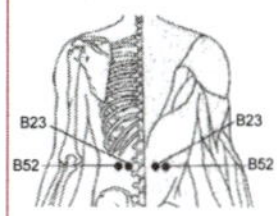
B31	sobre o 1° forâmen sacro, cerca de 1 polegar ao lado da linha mediana, na altura de uma linha imaginária, unindo o meio dos antebraços	Entorses e luxações na região lombar.	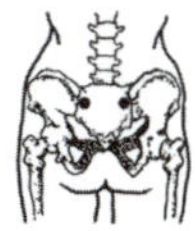
B40	no meio da dobra da flexão do joelho	Câimbras; Erupções da pele; Furúnculos; Impetigo e eczema; Urticária.	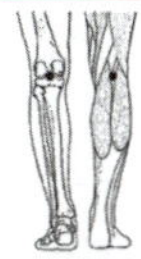
B52	6 dedos laterais à linha média dorsal, entre a 2ª e a 3ª vértebras lombares	Medo.	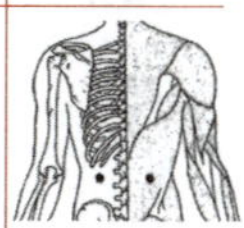
B57	no centro da face dorsal da panturrilha, em um oco cerca de 11 dedos da linha de flexão do joelho	Câimbras.	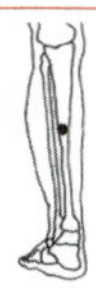
B60	acima da borda superior do osso do calcanhar, entre o maléolo externo e o tendão de Aquiles	Dores em geral ou inespecíficas.	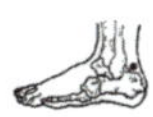
B65	na borda externa do pé, antes da articulação metatarsofalângica, na linha vermelha – branca da pele	Picadas de insetos; Queimaduras e escaldaduras.	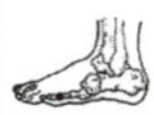

MERIDIANO DOS RINS

Ponto	Localização	Utilização	Ilustração
R1	situado em um oco que se forma na parte anterior da planta do pé com os dedos flexionados, entre os 2º e 3º dedos	Agitação; Diarreia infantil; Medo.	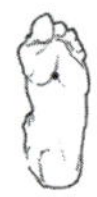
R4	na linha horizontal do bordo inferior do maléolo interno, imediatamente antes do tendão de Aquiles	Nervosismo antes de um exame.	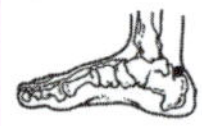
R6	1 dedo abaixo do bordo inferior do maléolo interno, numa depressão entre 2 tendões	Picadas de insetos.	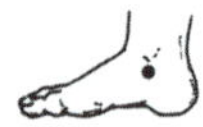
R22 a R27	alinhados verticalmente sobre o tórax, formando uma linha reta situada na metade da distância entre a linha mamilonar e a linha média anterior, da base da caixa torácica até a borda interior da clavícula	Bronquite.	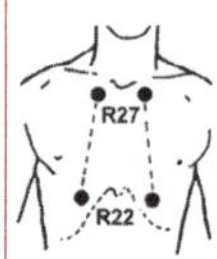

MERIDIANO DA CIRCULAÇÃO-SEXO

Ponto	Localização	Utilização	Ilustração
CS3	na linha de flexão do cotovelo, junto à borda medial (interna) do tendão do bíceps	Hemorragia nasal.	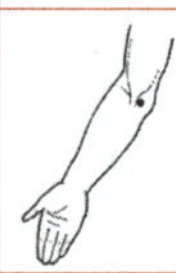
CS5	4 dedos acima da linha de flexão do pulso, entre os 2 tendões centrais do antebraço	Pesadelos.	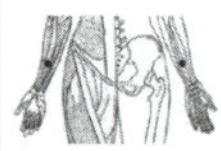
CS6	2 polegares acima da linha de flexão do pulso, entre os 2 tendões centrais do antebraço	Enjoo de viagem; Vômitos e náuseas.	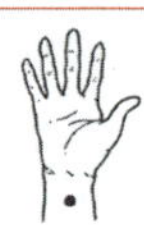
CS7	na depressão no meio da prega do pulso, entre dois tendões	Aftas e outras ulcerações da boca.	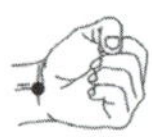

MERIDIANO DA CIRCULAÇÃO-SEXO

Ponto	Localização	Utilização	Ilustração
CS8	na palma da mão, antes das juntas metacarpo-falangeais dos dedos indicador e médio.	Febre.	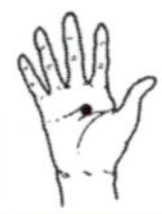
CS9	cerca de 2 mm atrás do ângulo ungueal lateral do dedo médio (do lado do indicador)	Aftas e outras ulcerações da boca; Agitação; Choro noturno.	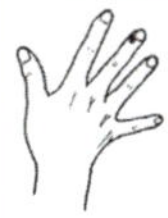

MERIDIANO DO TRIPLO AQUECEDOR

Ponto	Localização	Utilização	Ilustração
TA1 + IG1	a 2 mm do ângulo ungueal do dedo anular, ao lado do dedo mínimo cerca de 2 mm atrás do ângulo ungueal lateral (lado do polegar) do dedo indicador	Dor de ouvido.	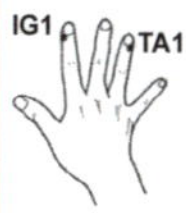
TA5	face dorsal do antebraço, 2 polegares acima da linha de flexão do pulso, entre os ossos rádio e cúbito	Câimbras; Resfriados.	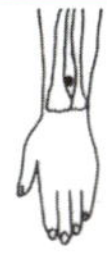
TA17	atrás do lóbulo da orelha, num oco em frente ao ponto do músculo mastóide.	Bocejo; Bruxismo, ATM e Trismo; Caxumba; Dor de ouvido.	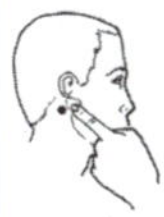

MERIDIANO DA VESÍCULA BILIAR

Ponto	Localização	Utilização	Ilustração
VB20	numa depressão abaixo da base do occipital, a 3 dedos do lado da linha mediana do pescoço	Alergias em geral; Caxumba, Congestão nasal; Dor de cabeça; Dor de ouvido; Estrabismo; Febre; Hemorragis nasal; Irritabilidade; Olhos avermelhados, irritados e/ou doloridos; Resfriados; Sinusite; Urticária; Viroses.	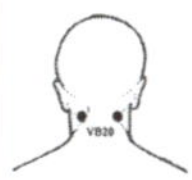

(...) MERIDIANO DA VESÍCULA BILIAR

Ponto	Localização	Utilização	Ilustração
VB21	na metade da distância entre a ponta do ombro e a 1ª vértebra torácica. No ponto mais elevado do ombro	Friagem.	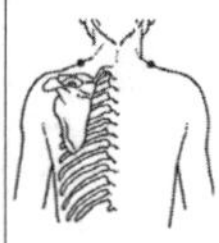
VB34	numa depressão abaixo e à frente da cabeça do perônio	Câimbras.	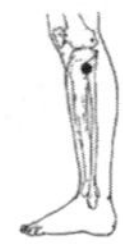

MERIDIANO DO FÍGADO

Ponto	Localização	Utilização	Ilustração
F3	na face dorsal do pé, no ângulo formado entre os 1º e 2º metatarsos	Agitação; Alergias em geral; Câimbras; Cólica abdominal; Dor(es) em geral ou inespecíficas; Hepatite infecciosa; Herpes labial; Impetigo e eczema; Insônia e outros distúrbios do sono; Irritabilidade; Sarampo; Intoxicação por monóxido de carbono.	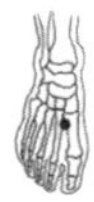

VASO DA CONCEPÇÃO

Ponto	Localização	Utilização	Ilustração
VC1	no centro do períneo, entre o ânus e os órgãos genitais	Afogamento	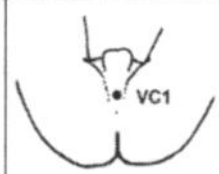
VC4	na linha média ventral, 4 dedos abaixo do umbigo	Enurese; Prolapso do reto; Retenção urinária.	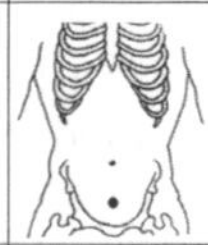
VC8	sobre o umbigo	Vômitos em lactentes.	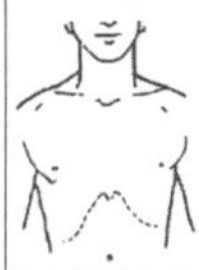
VC8 + E25	sobre o umbigo situado a 2 polegares ao lado do umbigo	Diarreia infantil; Distúrbios digestivos; Prisão de ventre.	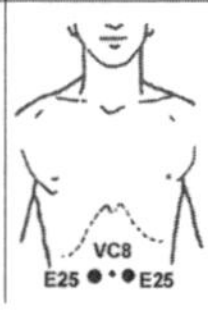

(...) VASO DA CONCEPÇÃO

Ponto	Localização	Utilização	Ilustração
VC12	na linha média ventral, a meia distância entre o umbigo e a ponta inferior do osso esterno	Enjoo de viagem; Vômitos e náuseas.	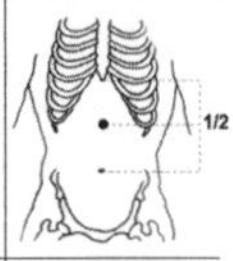
VC15	imediatamente abaixo da ponta do osso esterno (apêndice xifoide)	Insolação.	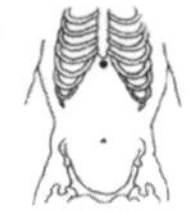
VC17	no centro do osso esterno, no meio da linha horizontal dos mamilos	Asma; Bronquite; Coqueluche; Dificuldade respiratória; Pneumonia infantil; Tosse.	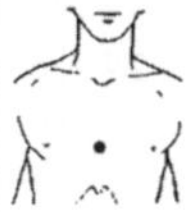
VC22	no centro da fossa da borda superior do esterno	Asma; Dificuldade respiratória; Tosse.	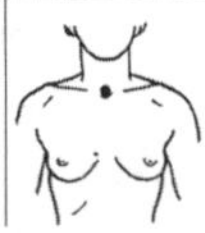

VASO GOVERNADOR

Ponto	Localização	Utilização	Ilustração
VG1	a meia distância entre a ponta do cóccix e o ânus	Enurese; Prisão de ventre; Prolapso do reto.	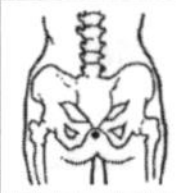
VG3	sobre a coluna, entre a 4ª e 5ª vértebras lombares	Concussão na coluna; Ferimentos e cortes; Fraturas.	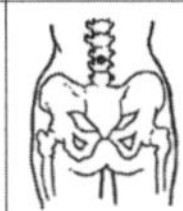
VG4	sobre a coluna entre a 2ª e a 3ª vértebras lombares (4 dedos acima do osso sacro)	Astenia.	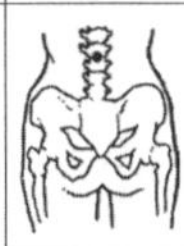
VG10	na linha média dorsal, entre a 6ª e 7ª vértebras torácicas	Hemorragia nasal.	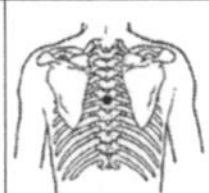
VG11	sobre a coluna vertebral, abaixo da 5ª vértebra torácica, aproximadamente na altura da metade das omoplatas	Choro noturno; Irritabilidade.	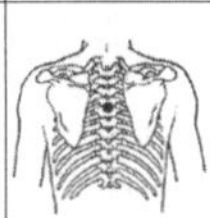

(...) VASO GOVERNADOR

Ponto	Localização	Utilização	Ilustração
VG14	sobre a coluna entre a 7ª vértebra cervical (proeminente) e a 1ª vértebra torácica	Febre; Pneumonia infantil; Torcicolo; Viroses.	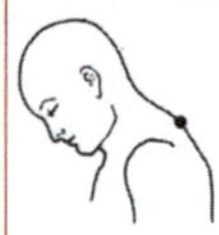
VG16	numa depressão na linha mediana do pescoço, imediatamente abaixo da proeminência occipital	Congestão nasal; Hemorragia nasal.	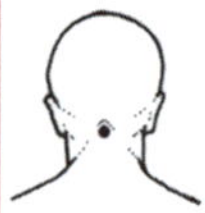
VG20	na interseção da linha mediana da cabeça com uma linha que interliga a ponta das orelhas - Ponto extra - no centro do lóbulo da orelha	Convulsões epilépticas; Convulsões infantis; Desenvolvimento mental; Enurese; Epilepsia; Nervosismo antes de um exame; Prolapso do reto; Surto emocional.	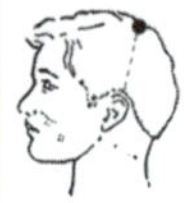
VG26	no sulco nasolabial, a um terço da distância do nariz ao lábio superior	Epilepsia.	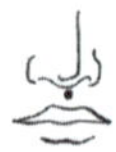

PONTOS EXTRAS

Ponto	Localização	Utilização	Ilustração
AH SHI	pressionar continuamente ou com movimentos circulares lentos e profundos quaisquer pontos sensíveis ou espontaneamente doloridos na área afetada	Dor(es) em geral ou inespecíficas.	
EHR CHIEN	no meio exato da curva superior da orelha (helix), quando dobrada contra o rosto	Amigdalite e outras afecções da garganta; Conjuntivite.	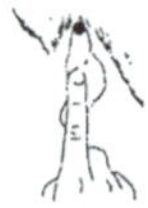
INTER--DIGITAL PALMAR	na palma da mão, na membrana que separa os dedos indicador e médio	Tosse.	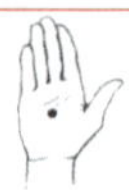
LAN WEI	na face externa da perna, 2 dedos abaixo do ponto E36	Apendicite aguda.	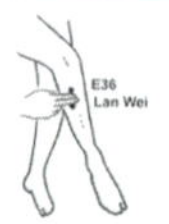

PONTOS EXTRAS

Ponto	Localização	Utilização	Ilustração
LAO LONG	na base da unha do dedo médio	Agitação; Convulsões infantis; Medo.	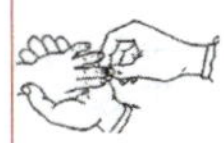
NIC-TÚRIA	2 pontos localizados respectivamente no centro da segunda dobra interfalangeal (ponto 1) e a primeira dobra interfalangeal (ponto 2) do dedo mínimo	Enurese.	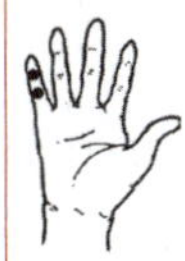
PLEXO SOLAR	a meia distância entre o umbigo e a parte interna do esterno	Enjoo de viagem.	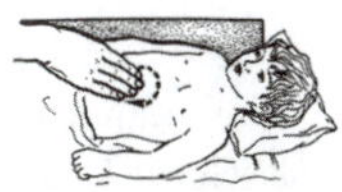
SHIN HSU-AN	10 pontos situados na ponta dos dedos da mão, face palmar, abaixo e logo à frente das unhas	Choque; Convulsões infantis; Desmaios; Irritabilidade; Medo.	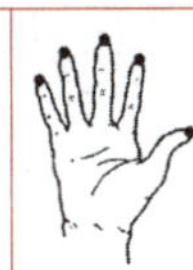
SZU FENG	4 pontos em cada mão situados no centro da 1ª dobra interfalângica dos 2º, 3º, 4º e 5º dedos, na face palmar	Cólica abdominal; Coqueluche; Distúrbios digestivos; Falta de apetite; Intoxicação alimentar; Meteorismo infantil; Vômitos em lactentes.	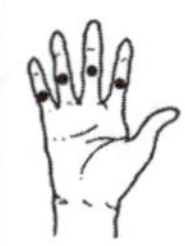
TAI YANG	na depressão lateral à ponta externa das sobrancelhas	Amigdalite e outras afecções da garganta.	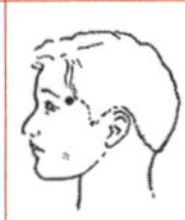
VER-TEX	na 1ª articulação interfalangial do dedo médio, na face lateral do lado do indicador	Soluços.	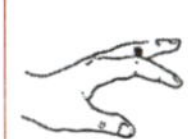
YIN TANG	entre as sobrancelhas, na linha mediana da face	Desenvolvimento mental; Medo; Nervosismo antes de um exame.	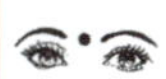

LINHAS

Linha	Localização	Utilização	Ilustração
FEI JING	na face palmar do dedo anular, da ponta até a base	Asma; Coqueluche; Desnutrição infantil; Diabetes; Dor de garganta; Hepatite Infecciosa; Resfriados; Sarampo; Tosse; Viroses.	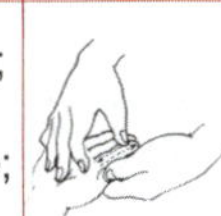

LINHAS

Linha	Localização	Utilização	Ilustração
GAN JING	face palmar do indicador, da base à ponta	Aftas e outras ulcerações da boca; Edema; Epilepsia; Erupções da pele; Espirros; Hepatite infecciosa; Icterícia; Impetigo e eczema; Olhos avermelhados, irritados e/ou doloridos.	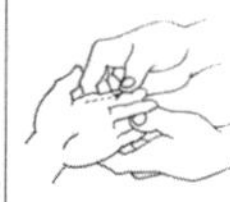
LIU FU	da prega do cotovelo à prega do pulso, lado ulnar anterior do antebraço	Asma; Caxumba; Convulsões epilépticas; Desnutrição infantil; Diabetes; Dor de ouvido; Febre; Furúnculos; Gengivas inflamadas; Icterícia; Pneumonia infantil	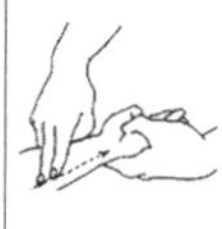
PI JING	sobre o lado externo do polegar, na linha de diferenciação da cor da pele, da ponta à base	Asma; Astenia; Bronquite; Cólica abdominal; Coqueluche; Desnutrição infantil; Diabetes; Diarreia infantil; Distúrbios digestivos; Enurese; Falta de apetite; Gengivas inflamadas; Icterícia; Meteorismo infantil; Prisão de ventre; Prolapso do reto; Retenção urinária; Vômitos e náuseas.	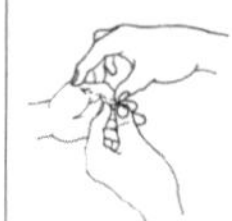
SAN GUAN	da linha do pulso à prega do cotovelo, na face radial anterior do antebraço	Asma; Bronquite; Cólica abdominal; Desnutrição infantil; Diarreia infantil; Distúrbios digestivos; Edema; Friagem; Furúnculos; Icterícia; Olhos avermelhados, irritados e/ou doloridos; Prolapso do reto; Retenção urinária; Sarampo	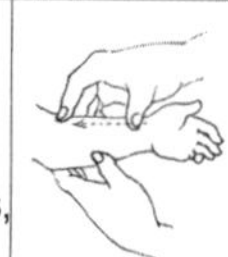
SHEN JING	na linha palmar, no dedo mínimo, da ponta à base	Astenia; Coqueluche; Enurese; Erupções da pele; Furúnculos; Icterícia; Impetigo e eczema; Sarampo	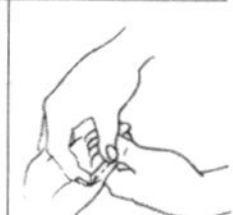
TIAN HE SHUI	na face palmar do antebraço no centro da linha do pulso ao centro da linha do cotovelo	Aftas e outras ulcerações da boca; Alergias em geral; Amigdalite e outras afecções da garganta; Caxumba; Dentição; Dor de garganta; Erupções da pele; Febre; Furúnculos; Gengivas inflamadas; Hemorragia nasal; Hepatite infecciosa; Herpes labial; Icterícia; Impetigo e eczema; Insolação; Irritabilidade; Olhos avermelhados, irritados e/ou doloridos; Pneumonia infantil; Prolapso do reto; Sarampo; Urticária; Viroses.	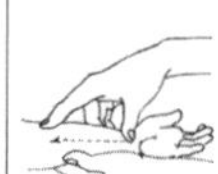
TIAN MEN	da linha que vai do ponto mediano entre as sobrancelhas até à linha do couro cabeludo	Agitação; Alergias em geral; Amigdalite e outras afecções da garganta; Asma; Bruxismo, ATM e Trismo; Caxumba; Choro noturno.	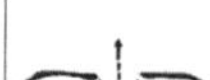

Áreas reflexas dos pés

Toda a vasta mitologia que envolve os significados anatômicos e simbólicos dos pés já se encontra implicada na forma de germe que estas estruturas ostentam. Os pés são a semente, o fundamento e também o alicerce, a base e o ponto de partida para a verticalização dos seres vivos, tanto do reino vegetal quanto do animal. São ainda a planta baixa, o layout plano onde se encontra prefigurada a organização espacial das partes do todo que deles se desdobram. A própria palavra "pé" traz uma designação de origem e potencial de vida: pé de mato, pé de verdura, pé de fruta.

Nas diversas tradições de sabedoria, a forma de germe é interpretada como uma visualização da totalidade implicada do corpo humano: o embrião (um "pé de gente"), os rins (os "pés do tronco", fonte e suporte da vitalidade) e os ouvidos e orelhas (os "pés da cabeça", eixo do equilíbrio e do sentido espacial do corpo). Mas é na extensão horizontal da planta dos pés que todos os órgãos e partes essenciais do corpo se mostram esquematicamente refletidos na forma de áreas de correspondências, na mesma disposição que essas estruturas ocupam no corpo verticalizado. Primeiro broto corpo embrionário, o pé humano compreende a integralidade do terreno corporal em versão miniaturizada.

Embora o mapeamento e o uso medicativo das zonas reflexas dos pés se encontrem presentes no acervo de cura de diversas culturas tradicionais, sua prática ganhou uma dimensão maior na

PÉ DIREITO

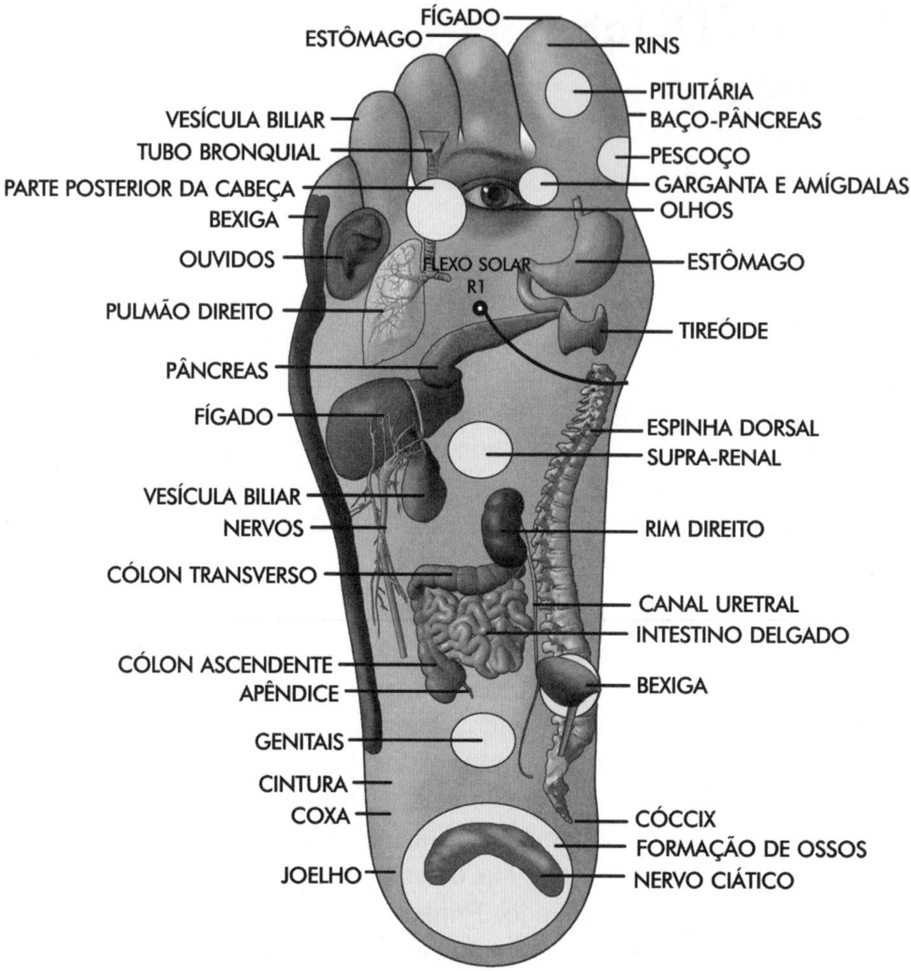
FÍGADO
ESTÔMAGO
RINS
PITUITÁRIA
VESÍCULA BILIAR
BAÇO-PÂNCREAS
TUBO BRONQUIAL
PESCOÇO
PARTE POSTERIOR DA CABEÇA
GARGANTA E AMÍGDALAS
OLHOS
BEXIGA
OUVIDOS
FLEXO SOLAR
R1
ESTÔMAGO
PULMÃO DIREITO
TIREÓIDE
PÂNCREAS
FÍGADO
ESPINHA DORSAL
SUPRA-RENAL
VESÍCULA BILIAR
NERVOS
RIM DIREITO
CÓLON TRANSVERSO
CANAL URETRAL
INTESTINO DELGADO
CÓLON ASCENDENTE
APÊNDICE
BEXIGA
GENITAIS
CINTURA
COXA
CÓCCIX
FORMAÇÃO DE OSSOS
JOELHO
NERVO CIÁTICO

PÉ ESQUERDO

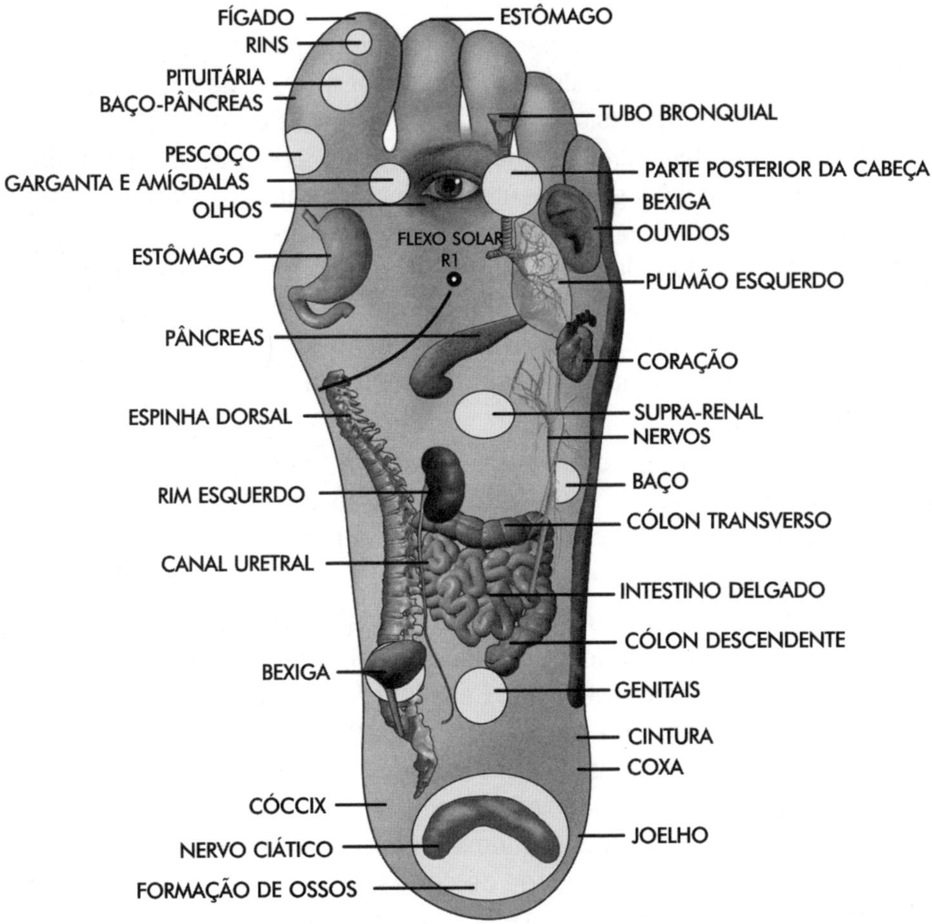
FÍGADO
RINS
PITUITÁRIA
BAÇO-PÂNCREAS
PESCOÇO
GARGANTA E AMÍGDALAS
OLHOS
ESTÔMAGO
PÂNCREAS
ESPINHA DORSAL
RIM ESQUERDO
CANAL URETRAL
BEXIGA
CÓCCIX
NERVO CIÁTICO
FORMAÇÃO DE OSSOS
ESTÔMAGO
TUBO BRONQUIAL
PARTE POSTERIOR DA CABEÇA
BEXIGA
OUVIDOS
FLEXO SOLAR
R1
PULMÃO ESQUERDO
CORAÇÃO
SUPRA-RENAL
NERVOS
BAÇO
CÓLON TRANSVERSO
INTESTINO DELGADO
CÓLON DESCENDENTE
GENITAIS
CINTURA
COXA
JOELHO

China em razão dos seus paralelos com a terapia dos Meridianos. Mas é importante pontuar as diferenças entre esses dois sistemas. Meridianos, com seus "pontos de regulação", são condutos, linhas de fluxos de energias associadas ao funcionamento ativo dos órgãos internos do corpo. São os processadores do potencial inato do organismo, cuja condição é continuamente atualizada pelas fontes externas de sustento e pelas variáveis do entorno.

As zonas reflexas dos pés pertencem à categoria dos micro sistemas. São, como os micro sistemas das orelhas (que, descritivamente, simula um feto em posição invertida), das mãos e do nariz, regiões de correspondências funcionais em locais pontuais do território corpóreo. Não são exatamente caminhos preferenciais do Qi ao longo do corpo – como os Meridianos – mas áreas de ressonância com órgãos e funções específicos. São sinalizadores externos da condição funcional do organismo – tornam-se tensas e/ou doloridas quando há desequilíbrio do órgão/função correspondente –, e, acima de tudo, são lugares estratégicos para o tratamento desses distúrbios.

Mas, como não estão diretamente ligadas à "rede de animação" dos Meridianos, as zonas reflexas mostram-se refratárias às agulhas da acupuntura. Estas operam exclusivamente quando inseridas "in loco" nos pontos Xue dos Meridianos.

Por outro lado, as manipulações e pressões da massagem terapêutica chinesa se aplicam satisfatoriamente tanto aos pontos Xue quanto às áreas reflexológicas. Essa junção terapêutica é particularmente conveniente na massagem pediátrica chinesa, visto que o mapeamento das zonas dos pés retratam uma organização original que se dá por "ressonância mútua" (noção chinesa de gan ying) nos primórdios do processo embrionário. Vigente no período do Céu Anterior, essa modalidade de correspondências "sincronisticas" entre as partes ainda se revelam presente nas linhas e áreas do sistema energético infantil até o final da primeira infância.

O tratamento reflexológico dos pés

As técnicas empregadas na reflexologia podal são comumente fáceis e acessíveis e a manipulação básica, usada isoladamente ou em combinação com algumas variantes, é de grande simplicidade. Geralmente trabalha-se com ambas as mãos, uma que dá suporte ("a mão que segura"), e outra que realiza as manobras ("a mão que trabalha").

A melhor maneira de segurar o pé é envolvê-lo com a mão de apoio, com o polegar sobre a sola e os 4 dedos sobre o dorso do pé. O pé tratado deverá se manter relaxado e ligeiramente curvado na direção do aplicador. Cada pé representa uma metade do corpo e, como vários órgãos são pares e simétricos, suas áreas reflexas se espelham nos dois pés. E, mesmo quando um órgão ímpar é representado, a metade em cada pé, deve-se trabalhá-lo em sua totalidade, e só então passar para um próximo tratamento.

Técnica básica

Na medida em que o tratamento reflexológico é usado neste livro como um procedimento complementar, a técnica aqui sugerida restringe-se à manipulação padrão, o modo genérico para todas as prescrições: pressão contínua com movimento rotatório do polegar. A pressão firme com a polpa do polegar vai gradativamente ganhando intensidade até o limite do tolerável – uma sensação entre a dor e a pressão confortável. Manter a pressão continuada por cerca de 20 segundos e então fazer movimentos rotatórios com o polegar, sem deslizar sobre a pele, por mais 30 ou sessenta segundos. Para dores ou outros sintomas agudos é suficiente manter a pressão contínua enquanto necessária; muitas vezes a dor é suprimida ou reduzida significativamente em minutos.

Você pode ainda criar uma rotina diária ou frequente, massageando todas as áreas reflexas dos pés do seu filho. A regra é simples: detenha-se nas áreas particularmente sensíveis e realize a técnica básica – pressão contínua com movimento rotatório do polegar – até que as áreas tornem-se relaxadas e indolores.

PRÁTICA

Gestação e Parto

O comportamento da gestante — sua alimentação e respiração, seus pensamentos e emoções, todas as suas atividades, enfim, representam um fator de evidente contribuição para o delicado processo embrionário. Nesse período, a prática de exercícios, em especial daqueles que atuam nos centros reguladores do organismo deverá ser desenvolvida de maneira atenta e cuidadosa.

Na prática do Do-In certos procedimentos poderão ser contra-indicados durante a gravidez:

1 — É absolutamente proibida a massagem ou pressão em toda a região do ventre.

2 — Os pontos **BP6**, **IG4** e **F3** serão utilizados com cautela (ou simplesmente não utilizados), especialmente no início e no final da gravidez ou quando existir o perigo de aborto. Considerados de ação abortiva, esses pontos serão úteis durante o parto, mas somente após iniciado o trabalho, nunca antes.

3 — Em geral, a prática de exercícios preventivos de Do-In, bem como os tratamentos de seus pontos de primeiros socorros, deverão ser efetuados de forma moderada e atenta. Qualquer resposta desagradável do organismo será sugestão para o abandono da prática.

Por outro lado, existem pontos que se aplicam precisamente ao período da gestação e ao trabalho de parto.

PARA APRIMORAR A CONSTITUIÇÃO EMBRIONÁRIA

Segundo a tradição médica chinesa, há um único ponto — o **R9** —, cuja estimulação interfere diretamente na energia ancestral (Yuan, Qi), indicado durante a gravidez "para interromper toda a transmissão hereditária ou ancestral negativa". Conforme as verificações de Soulié de Morant, se o ponto é estimulado nos terceiro e sexto meses, a criança disporá, ao nascer, de mais saúde, maior vitalidade e resistência à doença.

O tratamento consiste em pressionar o ponto **R9** e exercer rotações rápidas e alternadas (2 rotações por segundo para cada lado) diariamente por 5 minutos, durante os terceiro e sexto meses.

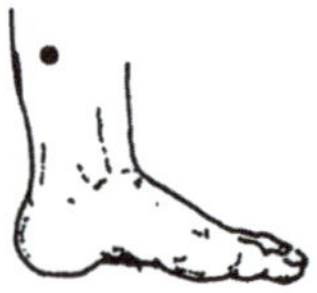

Ponto R9 — localizado 7 dedos (da própria gestante) acima do maléolo interno e cerca de 1 dedo atrás da borda posterior da tíbia.

PARA DESCONFORTOS NA GRAVIDEZ

Primeiramente, convém lembrar que os desconfortos na gravidez são, geralmente, causados por variações hormonais e toxinas excretadas pelo feto, as quais seriam normalmente eliminadas pela gestante saudável.

Segundo Naboru Muramoto, a causa mais frequente dos chamados enjoos matinais está na carência de cálcio no organismo da gestante, insuficiente para suprir as demandas do bebê em formação. Geralmente, nesses casos, a gestante sente "desejos" por alimentos ácidos — frutas cítricas, vinagre —, os quais, consumidos no início da gravidez, facilitam a assimilação do cálcio pelo bebê e eliminam essas indisposições. Especialmente eficaz é a ameixa salgada (umeboshi), encontrada em lojas de produtos naturais.

Mas como a gestante no caso dispõe de parcas reservas minerais, esses alimentos ácidos acabarão por transferir o cálcio de seus dentes e ossos para sua corrente sanguínea, tornando-o utilizável para o bebê. Em outras palavras, enquanto a criança recebe sua cota de cálcio, a mãe corre o risco de perder os seus dentes.

A solução, evidentemente, está em uma dieta rica o bastante em cálcio para suprir as reservas da gestante e as necessidades essenciais do bebê. Excelentes fontes de cálcio são as algas marinhas (disponíveis "in natura" ou em pó, no mercado naturista); as sementes de gergelim e de girassol; os vegetais de folhas verdes; as leguminosas secas; as castanhas e as frutas secas; e os ovos, o leite e o queijo.

No Do-In há um ponto que pode ser considerado, por excelência, o ponto da gestante. Específico para vômitos e enjoos, o ponto **R21** serve também para outros problemas na gravidez como falta de apetite, dores nos lados do corpo etc....

Tratá-lo através de pressão contínua com a ponta do dedo médio durante 3 a 5 minutos (para falta de apetite, massagear o ponto repetidamente).

Ponto R21 — localizado imediatamente abaixo da borda inferior da caixa torácica, a 1 polegar ao lado da linha mediana do peito.

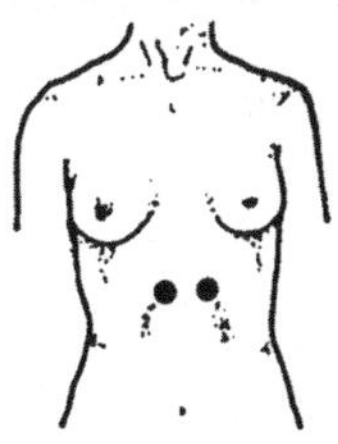

Outro ponto importante, o **CS6**, presta-se exclusivamente aos casos de vômitos e enjoos. Tratar como o anterior.

Ponto CS6 — 2 polegares acima da linha do pulso, entre o rádio e o cúbito.

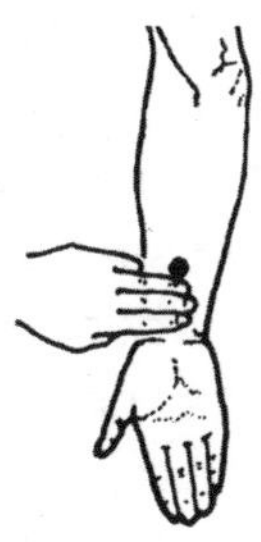

Para câimbras musculares basta pressionar continuamente os pontos **F3** e/ou **VB34** com a ponta do polegar durante 1 a 3 minutos.

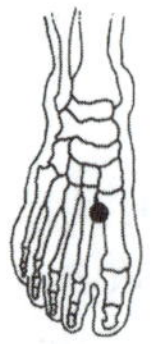

Ponto F3 — localizado no ângulo formado pelos 1º e 2º metatarsos, no dorso do pé.

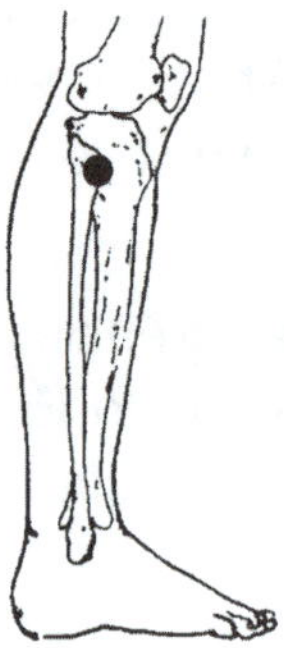

Ponto VB34 — localizado na lateral externa da perna, numa depressão abaixo e à frente da cabeça do perônio.

DIFICULDADES NO PARTO:

A utilização do Do-In no trabalho de parto sugere necessariamente um parto do tipo "natural", assistido por um obstetra consciente de que, em circunstâncias normais, o uso de anestesias e medicamentos pode tornar-se absolutamente desnecessário. Há hoje, um bom número de médicos adeptos desses métodos naturais, que incluem variantes como o parto de cócoras, o parto em casa ou simplesmente o parto sem medicamento, em hospital.

Esses métodos são habitualmente precedidos de cuidadosa preparação através de técnicas de relaxamento e respiração e da orientação técnica e psicológica, que conferem à gestante a compreensão de que o parto não é necessariamente uma experiência dolorosa. Cursos de preparação para o parto natural são atualmente ministrados em diversos núcleos de yoga e outras entidades de caráter naturista, e já existem, mesmo em nosso idioma, instrutivas publicações versando sobre o tema (ver: *PARTO ATIVO: Guia prático para o Parto Natural* / Janet Balaskas, Editora Ground).

A técnica do Do-In aqui sugerida poderá ser aplicada pelo obstetra ou parteira, ou, ainda melhor, pelo próprio companheiro da gestante.

Além de dar evidente apoio psicológico à mulher, o futuro pai tem assim a oportunidade de sair da angustiante, importante condição de espectador passivo para uma participação ativa e direta no nascimento do seu filho.

Os pontos abaixo são indicados para auxiliar o trabalho de parto (mas somente após o seu início, nunca antes), especialmente para o parto prolongado e difícil, com atonia uterina e/ou dores intensas. Nesses circunstâncias, ou simplesmente quando se intensificarem as dores das contrações, tratar com pressão contínua do polegar durante 1 a 3 minutos cada ponto utilizado. Se necessário, trabalhar toda a série, ou ater-se aos pontos que produzirem melhor resposta.

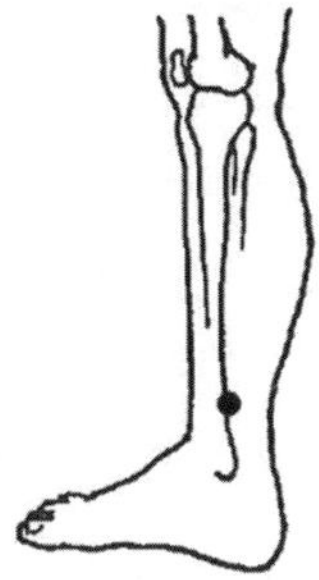

Ponto BP6 — localizado sobre a borda superior da tíbia, 4 dedos acima do ponto mais saliente do maléolo interno.

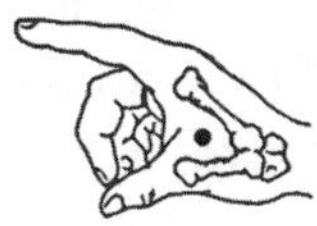

Ponto IG4 — no dorso da mão, no ângulo formado pelos 1º a 2º metacarpianos.

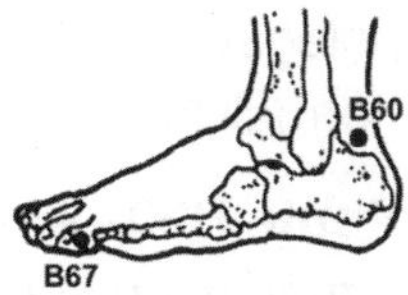

Ponto B67 — cerca de 2mm atrás do ângulo ungueal externo do 5º dedo do pé.

Ponto B60 — acima da borda superior do calcâneo, entre o maléolo externo e o tendão de Aquiles.

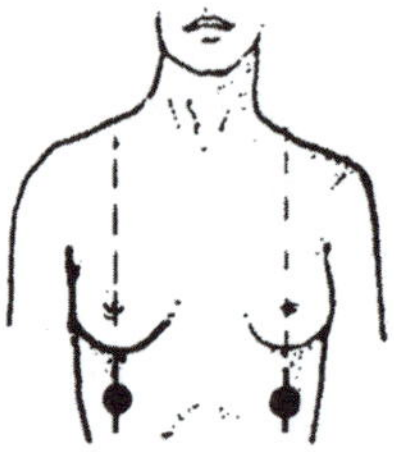

Ponto F14 — na linha vertical do mamilo, entre as 6ª e 7ª costelas.

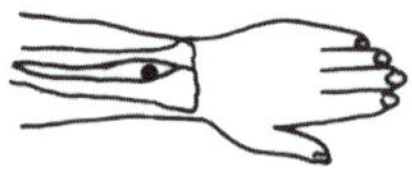

Ponto TA5 — na face dorsal do braço, 3 dedos acima da linha de flexão do pulso, entre o rádio e o cúbito.

NOTAS:

1 — A combinação dos pontos **BP6** e **IG4** é especialmente efetiva para estimular as contrações.

2 — Os pontos **B60** e **TA5** são específicos para as dores das contrações.

AFECÇÕES PÓS-PARTO

Já indicado para dificuldades durante o trabalho de parto, o ponto **F14** é igualmente útil em todas as complicações pós-parto. Além deste, alguns pontos têm aplicação específica.

Quando houver retenção da placenta massagear os pontos **B60** e **VC3** com pressão intermitente com a ponta do dedo médio ou polegar, durante 3 a 5 minutos cada ponto, alternadamente, até à normalização.

Ponto B60 — localizado acima do bordo superior do calcâneo, entre o maléolo externo e o tendão de Aquiles.

Ponto VC3 — na linha mediana anterior, 5 dedos abaixo do umbigo.

Se persistir a hemorragia após a eliminação da placenta, pressionar continuamente o ponto **VC2** com a polpa do polegar até estancar o sangramento.

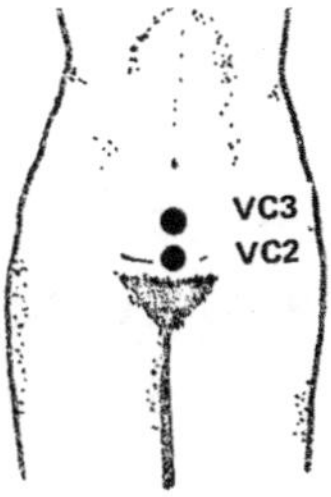

Ponto VC2 — localizado no bordo superior do osso púbico, na linha mediana anterior.

Em caso de síncope massagear energicamente o ponto **C7** com a polpa do polegar, em movimentos pronunciados no sentido da mão.

Ponto C7 — localizado na linha de flexão do pulso, sobre a artéria cubital.

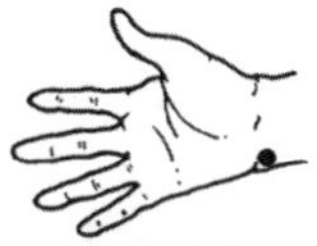

É importante considerar que essas complicações, pós-parto podem ser, em certos casos, da maior gravidade, exigindo intervenção cirúrgica ou outros cuidados médicos de emergência. Quando pronta e corretamente utilizados, os tratamentos aqui descritos poderão evitar providências extremas, mas, evidentemente, deverá sempre prevalecer o bom senso.

Para insuficiência de leite na amamentação massagear intensamente o ponto **VC17** com a ponta do polegar, em movimentos pronunciados para cima, durante 5 minutos, diariamente.

Ponto VC17 — localizado no centro do osso esterno, no meio da linha horizontal dos mamilos.

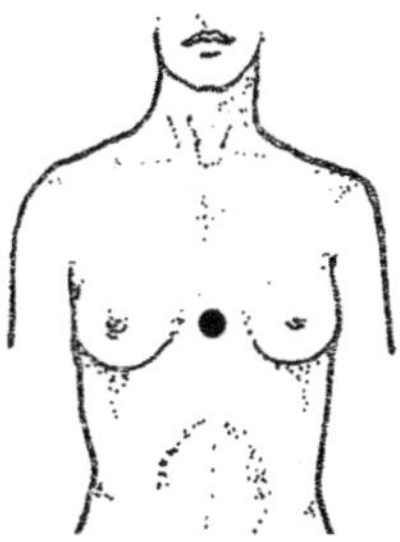

Tratar igualmente os pontos **P1**, **CS1** e **E16**.

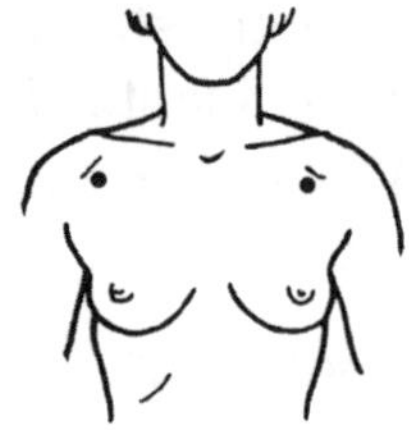

Ponto P1 — entre as 1ª e 2ª costelas, a 8 dedos da linha central do peito.

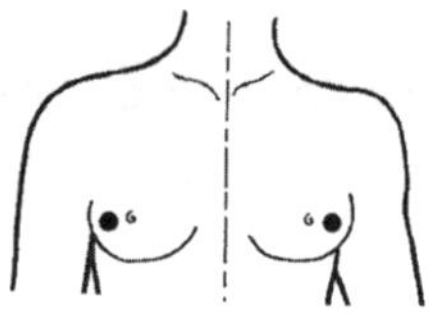

Ponto CS1 — um polegar lateral ao mamilo.

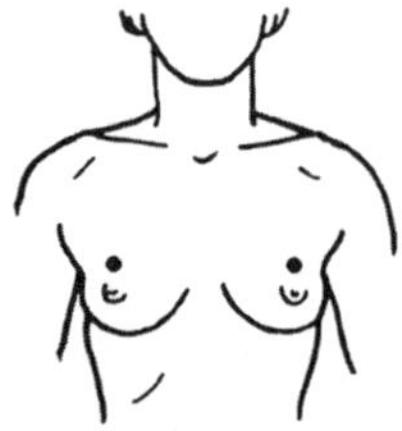

Ponto E16 — no 3º espaço intercostal na linha perpendicular do mamilo.

Primeiro Toque (Shantala)

Ao ensinar-nos que a experiência do nascimento não deve ser necessariamente dolorosa mas, pelo contrário, pode ser a mais extraordinária das aventuras tanto para a criança quanto para a parturiente, Frédérick Leboyer subverteu as noções basilares que sustentam os métodos convencionais da obstetrícia moderna. No mais belo dos seus livros, *Shantala*, o médico francês prossegue comemorando a vida. Fala, com precisão e poesia, de uma forma de atenuar a ruptura dramática na relação intrauterina através de uma antiga arte de massagens em bebês desenvolvida e preservada na tradição da cultura indiana.

Segundo Leboyer, essa decisiva relação amorosa entre a mãe e o seu bebê deverá ser exercitada diária e metodicamente entre o segundo e o quinto mês de vida. Durante o primeiro mês, apenas o contato natural imediato, íntimo e prolongado, tão necessário à saúde física e psíquica do recém-nascido. Aí, trata-se do toque carinhoso espontâneo, uma suave preparação para a massagem a ser desenvolvida após os primeiros trinta dias.

O método aqui sugerido é o mesmo redescoberto por Leboyer numa pequena aldeia do Sul da Índia. Simples, exige para a sua prática um mínimo de técnica e a determinação de estabelecer amorosamente um intenso diálogo tátil com esse pequeno ser que se constrói.

Essa relação deverá ser prazeirosa, e o prazer só existe se for mútuo.

Uma sequência apressada de manobras e fricções de rotina transmitirá tanto amor quanto o estéril "seio mau". Ritmo, intensidade e tempo de duração da massagem são fatores a serem determinados ao longo da experiência. Numa atividade que se propõe essencialmente criativa e natural, não há lugar para regras fixas e tecnicismos extremados.

Cabem, contudo, algumas considerações preliminares:

Nos primeiros dias, o toque — simples carícias — será naturalmente suave e sua duração, curta: não mais do que alguns minutos. Este contato evolui gradualmente até o final do primeiro mês, quando começa a massagem propriamente dita, cuja duração deverá ficar entre vinte e trinta minutos diários.

O local terá que ser acolhedor, sossegado e, como a criancinha estará sem roupa, a temperatura ambiente deverá ser agradável. O melhor momento é de manhã, podendo a massagem ser repetida à tardinha, mas é importante que o bebê não esteja de estômago cheio — de preferência em jejum.

O objetivo maior da massagem é transmitir ao bebê serenidade, segurança e afeto. As manobras deverão ser, a um tempo, firmes e suaves. Leboyer sugere que a mãe esteja sentada no chão, as pernas distendidas, a coluna reta sem tensão, relaxada. O bebê ficará disposto sobre suas pernas, a cabecinha acomodada sobre seus joelhos.

Ao iniciar a massagem, umedeça as mãos com óleo vegetal puro, ou seja, somente o tipo de óleo que você usaria internamente, pois ele será certamente absorvido pela pele. Isto exclui todos os óleos minerais. Coloque algumas gotas na palma das mãos e esfregue-as, uma contra a outra, antes de massagear.

Embora aqui descritas por partes, as manobras — lentas e superficiais — devem ser desenvolvidas de maneira fluente, sem interrupção até o final da massagem completa.

Peito

1 Coloque as mãos abertas sobre o peito do bebê — uma de cada lado do osso esterno — e deslize-as para os lados acompanhando as costelas, alisando a pele no sentido dos braços, repetidamente, várias vezes.

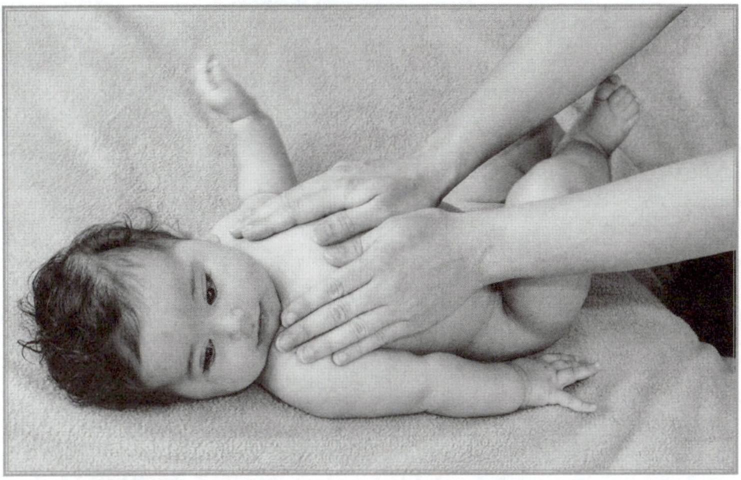

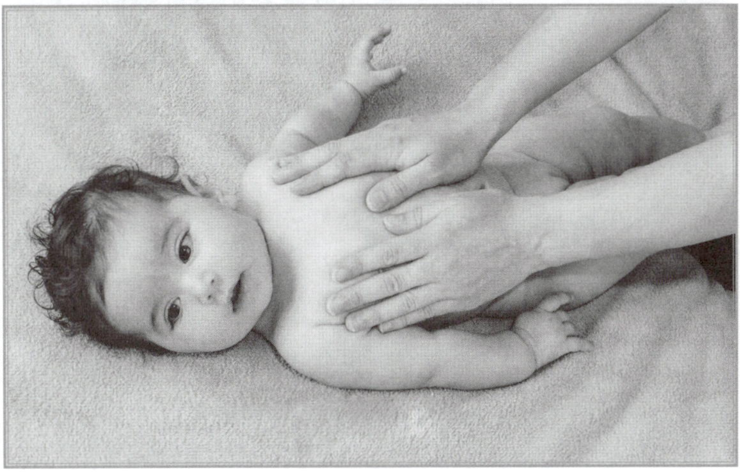

2 Deslize a sua mão direita, a partir do lado esquerdo do abdômen até o ombro direito do bebê, cruzando toda a extensão do tronco; com a mão esquerda, faça um movimento no sentido oposto (do abdômen direito ao ombro esquerdo), alternando continuamente as mãos várias vezes.

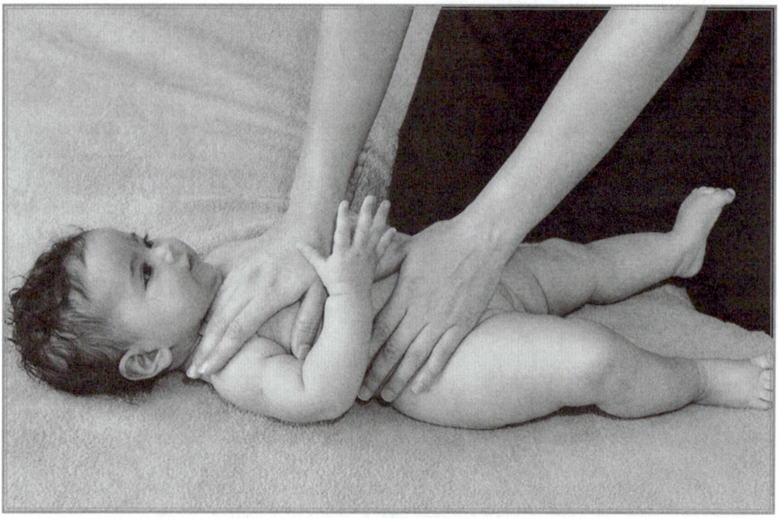

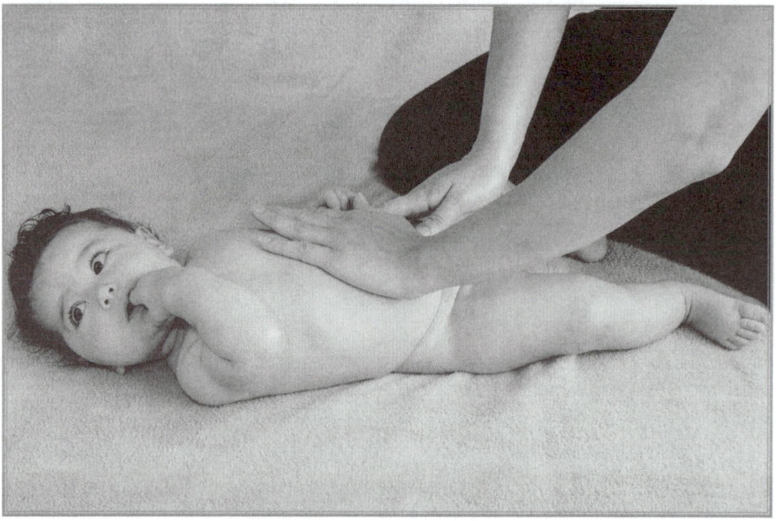

BRAÇOS

3 Deite o bebê de lado. Com a mão esquerda, segure sua mãozinha delicadamente e distenda seu braço, mantendo-o levemente esticado para cima. Envolva o ombro da criança com a mão direita e faça um movimento de amassamento até o pulso; aí, a mão direita segura a mão do bebê enquanto a esquerda repete a manobra. Repita várias vezes, alternando seguidamente as mãos.

4 Coloque uma mão em torno do ombro do bebê, e a outra logo abaixo, envolvendo seu bracinho e mantendo-o distendido para cima. Faça suaves movimentos de torção com as mãos em sentidos opostos, subindo do ombro até a mão. Trabalhe mais demoradamente na região do pulso.

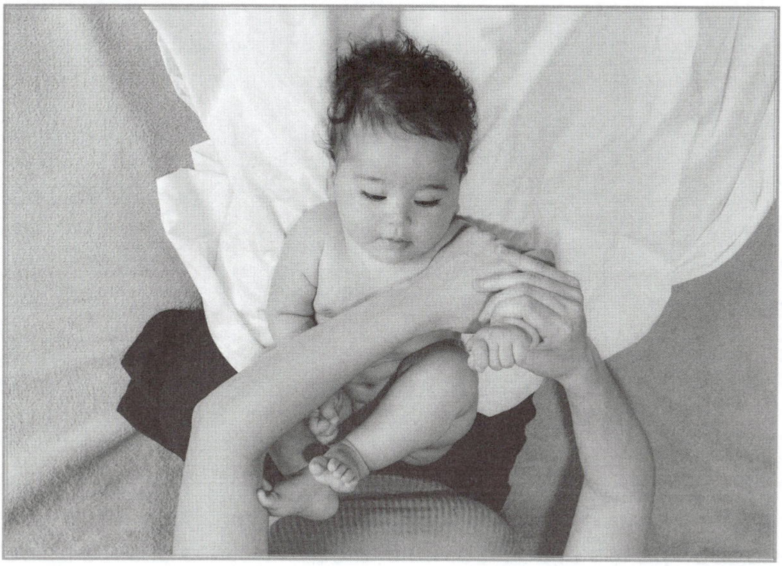

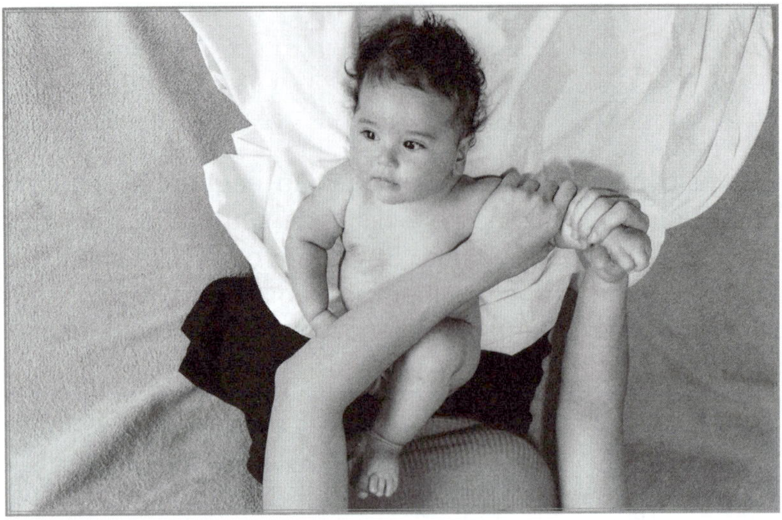

5 Massageie profusamente a palma da mão, da base até os dedos, com os polegares; depois deslize suavemente seus dedos sobre a mão do bebê, da palma até a ponta dos dedos.

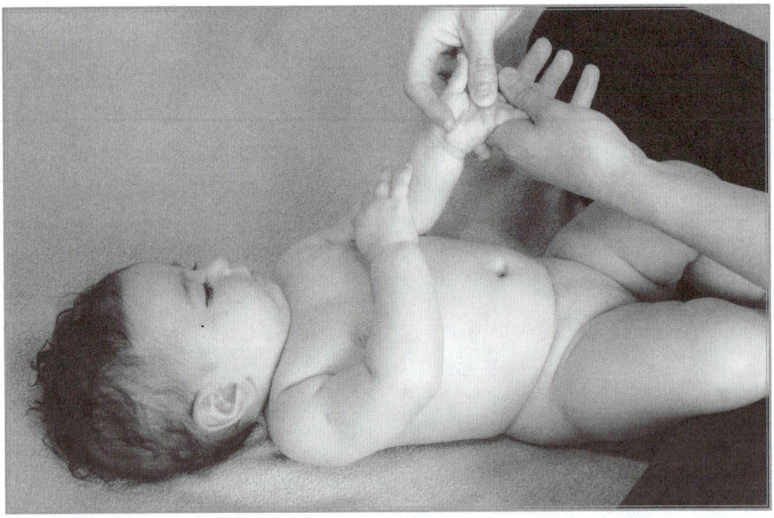

Vire o bebê para o outro lado e repita os exercícios 3, 4 e 5 no outro braço.

ABDÔMEN

6 Com o bebê deitado de costas, faça um trabalho alternado com as mãos, deslizando uma após a outra, da base das costelas até o baixo ventre. As mãos distendidas deslizam e pressionam suavemente o corpo do bebê, como se buscassem esvaziar seu ventre.

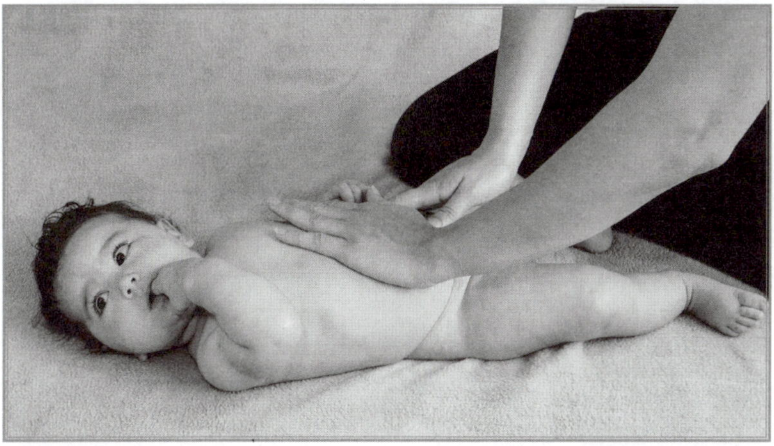

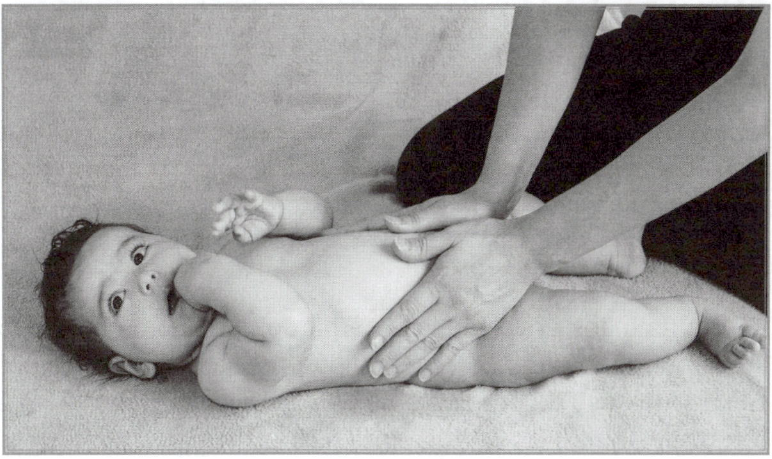

7 Com a mão esquerda segurando os pés do bebê e mantendo suas pernas verticalmente acima do corpo, continue trabalhando o ventre, sempre de cima para baixo, usando a mão e também o antebraço direitos.

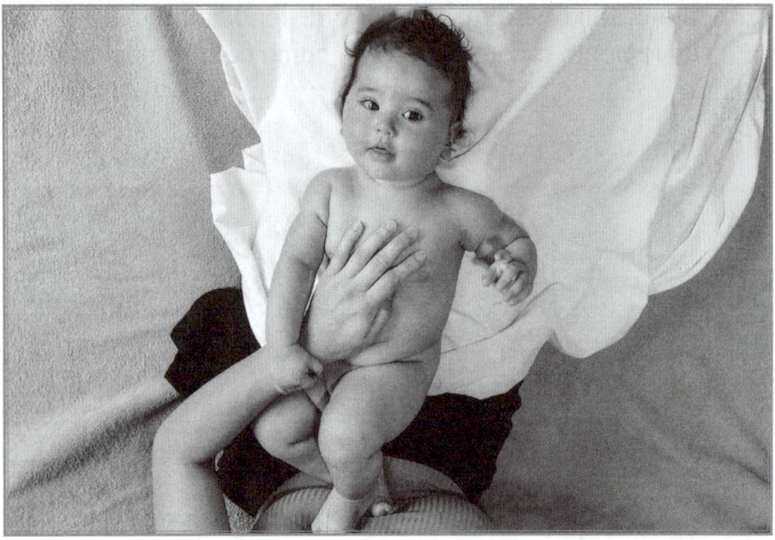

Pernas

8 Envolva a perna do bebê com as mãos em forma cilíndrica, dispostas uma imediatamente após a outra, e faça um movimento de amassamento, da coxa até o tornozelo.

9 Com as mãos envolvendo a perna do bebê como no exercício anterior, mas atuando em sentidos opostos, faça movimentos de torção, da base da perna até os pés. Dê especial atenção à área do tornozelo.

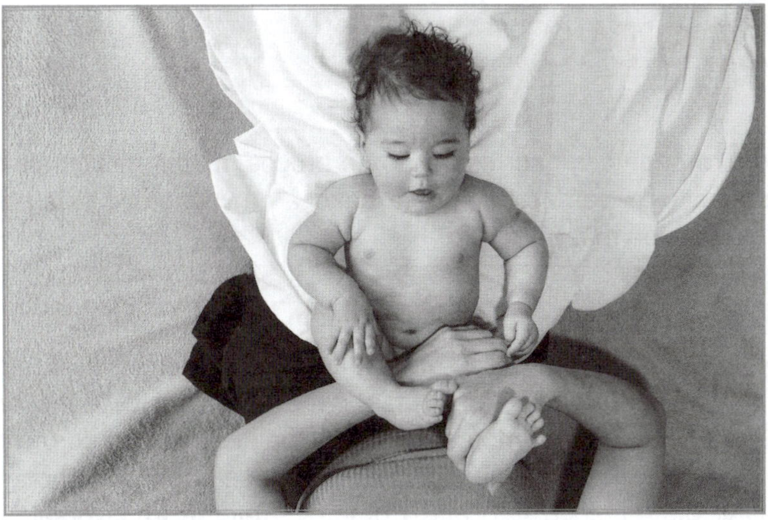

10 Massageie a planta do pé com os polegares seguindo as linhas pontilhadas na ilustração, depois trabalhe profusamente usando a palma da mão.

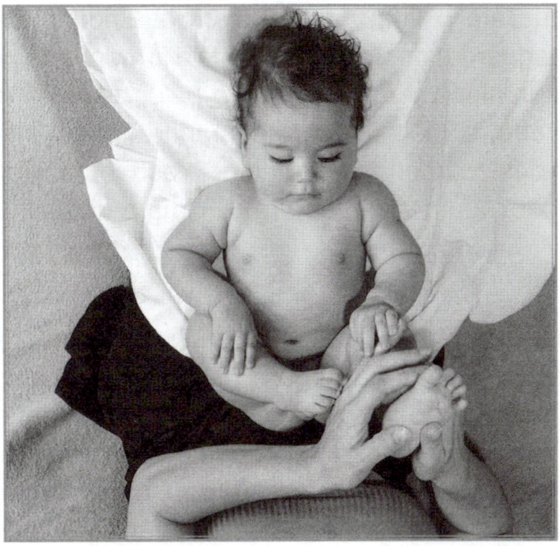

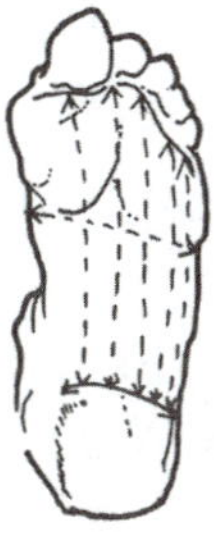

Repita as manobras (8 a 10) na outra perna do bebê.

Costas

Agora, o bebê deve ser colocado de bruços, mas transversalmente em relação às pernas da mãe (a cabeça da criança voltada para o lado direito da mãe).

11 Com as palmas das mãos alternando-se em movimento de vai-e-vem, faça manobras de amassamento, transversalmente em toda a região dorsal do bebê. Comece na altura dos ombros e vá descendo pelas omoplatas, área renal e nádegas. Recomece a partir daí, subindo reto até o ombro e retorne transversalmente até a nádega oposta; continue reto até o ombro e cruze novamente até a nádega oposta, continuamente, para cima e para baixo, várias vezes.

12 Coloque a mão direita sobre as nádegas do bebê e a mantenha firme até o final deste exercício. Enquanto isto, trabalhe com a mão esquerda, deslizando-a lenta e firmemente pelas costas do bebê, comprimindo e empurrando a pele, desde a nuca até as nádegas do bebê; a mão direita, segurando firmemente as nádegas, opõe-se ao deslocamento efetuado pela esquerda. Repetir várias vezes lenta e continuamente, sempre de cima para baixo.

13 Este exercício é bastante semelhante ao anterior. A diferença é que, agora, a mão direita segura delicadamente os pés do bebê, mantendo seus joelhos bem separados; a mão esquerda continua deslizando através das costas do bebê mas não se detém nas nádegas: prossegue pelas pernas, descendo até os calcanhares. E recomeça a partir da nuca, repetindo a manobra várias vezes.

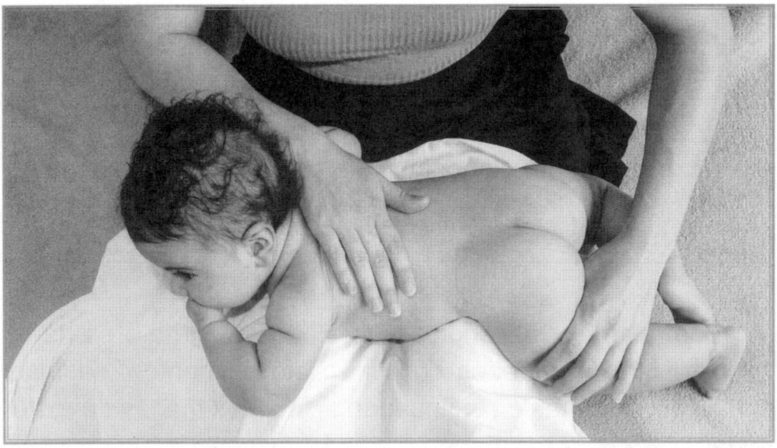

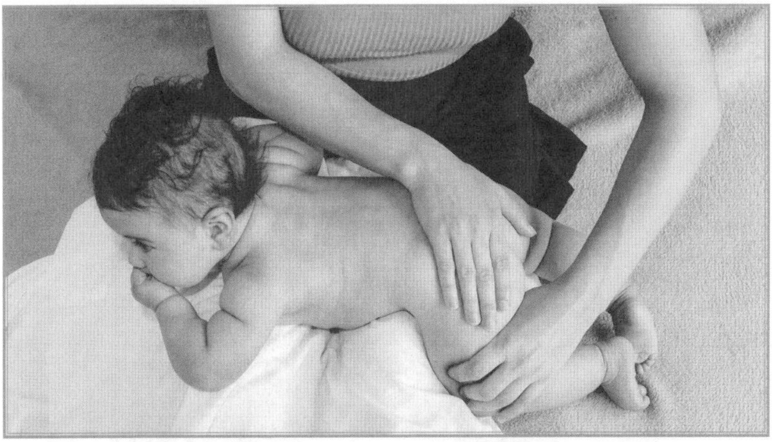

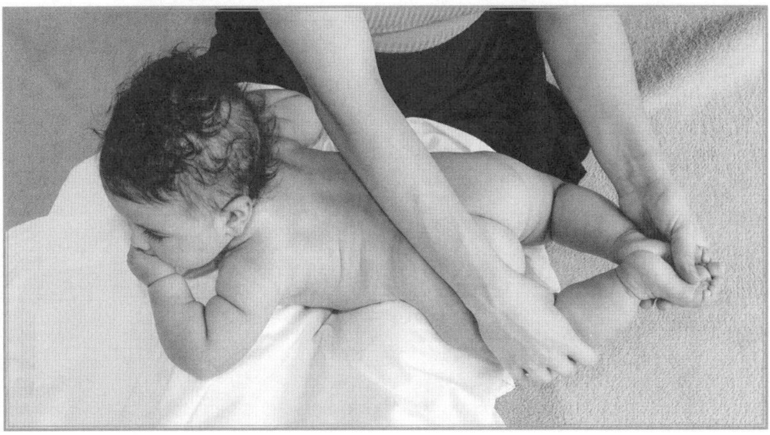

FACE

O bebê fica novamente de costas, sua cabeça acomodada entre os joelhos da mãe.

14 Com as mãos distendidas trabalhe em toda a área da testa, deslizando os dedos do centro até as frontes, seguindo a linha das sobrancelhas e continuando acima das maçãs do rosto até o alto das orelhas, repetidamente, várias vezes.

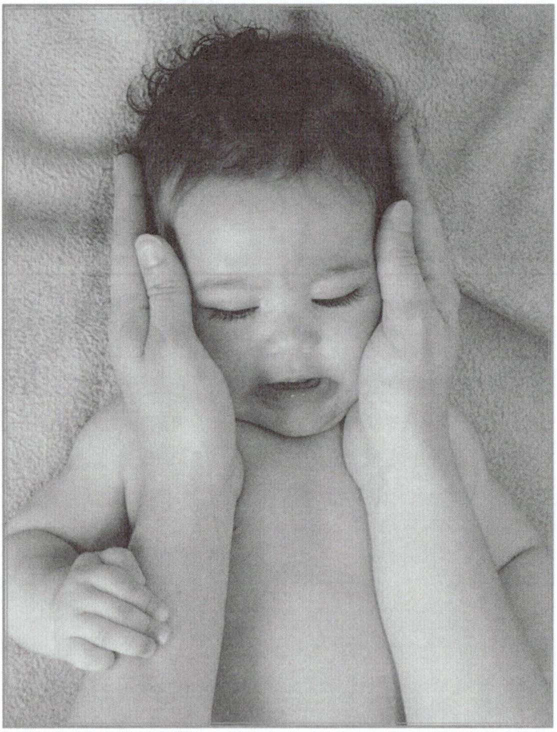

15 Com os polegares, massageie rápida e repetidamente os lados do nariz do bebê, da base à ponta, num movimento longitudinal de vai-e-vem contínuo, para baixo e para cima.

16 Pressione levemente os polegares sobre os olhos fechados do bebê, depois desça pelos lados do nariz até os cantos da boca, terminando na borda inferior das maçãs do rosto.

FINAL

17 Segure as mãos do bebê e cruze seus braços sobre o peito; descruze os braços e cruze-os novamente, alternadamente, várias vezes.

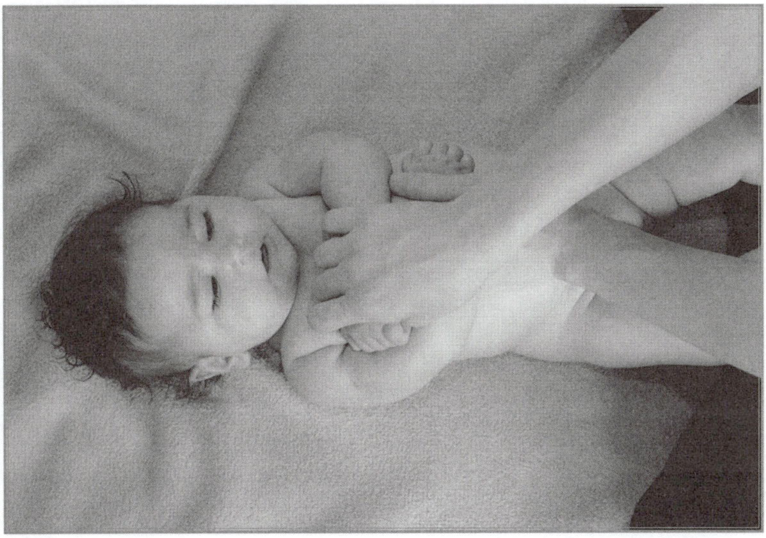

18 Segure um pé do bebê e a mão do lado oposto; cruze, então, o braço e a perna de forma que o pé toque o ombro oposto e a mão, a nádega oposta. Descruze e cruze novamente, algumas vezes. Repita o exercício com a perna e o braço opostos.

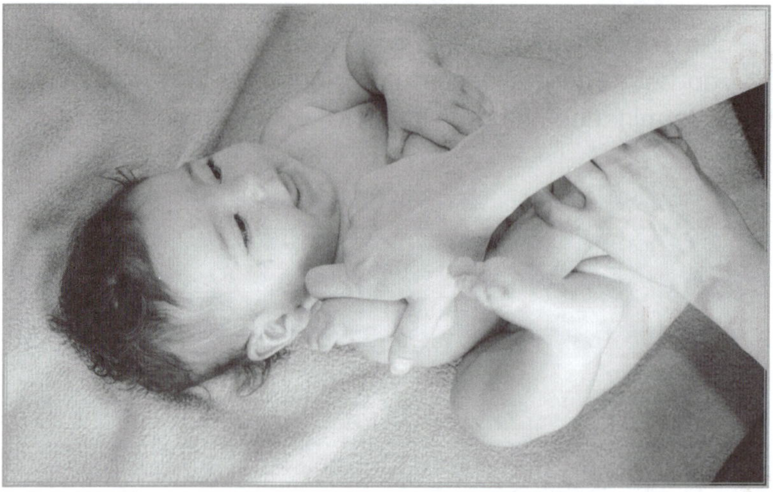

19 Segure os pés do bebê e cruze suas pernas contra o ventre; descruze e cruze novamente, alternadamente, várias vezes.

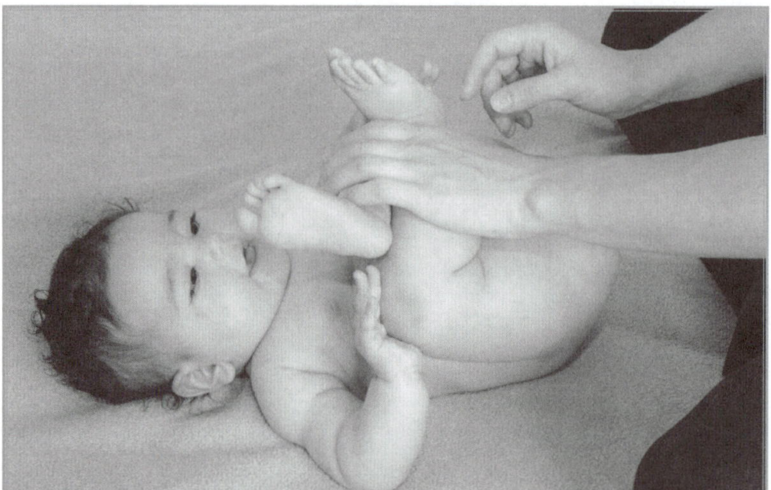

Um Pequeno Toque Chinês

Mais concisa do que o método indiano "Shantala", mas de caráter mais terapêutico, a massagem preventiva chinesa para bebês e crianças pequenas pode se limitar a poucas manobras em áreas estratégicas dotadas de linhas e pontos pediátricos particularmente importantes para o fortalecimento do organismo infantil. Aplicada diariamente — o melhor momento é de manhã ao acordar, em jejum — essa breve série de exercícios promove na criança um relaxante bem estar, estimula o apetite e fortalece as defesas orgânicas, prevenindo doenças.

Como na prática preventiva para adultos, a série infantil poderá ser ampliada, se necessário. O tratamento específico para bronquite, por exemplo, pode ser incorporado à série diária nos períodos inter-crises, como medida profilática. Nas crises agudas, contudo, deve-se suspender a massagem preventiva e utilizar somente os tratamentos indicados para o problema, particularmente se a criança estiver com febre.

A intensidade das manipulações deverá ser compatível com a idade, a constituição e a condição física da criança. Diferentes regiões do corpo também requerem diferentes intensidades de toque. Áreas mais sensíveis e delicadas como o alto da cabeça (especialmente nos bebês), a face, o peito e o abdômen serão tratados com mais delicadeza do que o dorso, os membros e as outras partes mais resistentes do corpo.

Como regra geral, as manipulações serão inicialmente suaves, intensificando-se gradativamente até que se atinja o grau adequado. Os movimentos deverão ser harmônicos, rítmicos e consistentes: nem muito superliciais nem tão profundos a ponto de provocar dores. Os gestos devem ser "arredondados" e fluentes, nunca abruptos ou mecânicos. O toque, enfim, será gentil mas suficientemente firme para contatar o Chi da criança — uma sensação que se desenvolve com a prática.

Na massagem pediátrica chinesa, a diferença da digitopressura em adultos, utiliza-se com frequência algum tipo de umidificante como suco de gengibre ou alho, óleo de amêndoa ou água. Os sucos de gengibre ou de alho (duas fatias embebidas em álcool a 75%) reanimam e esquentam. O óleo e a água refrescam e acalmam.

1 — Pressionar e deslizar os polegares alternadamente sobre a **Linha TIAN MEN**, situada no centro da testa, do ponto entre as sobrancelhas até a raiz dos cabelos. Os polegares deslizam alternadamente de baixo para cima por 30 segundos. Específica para febres, infecções e todas as invasões de "energias perversas", essa manobra é usada por massagistas chineses tradicionais como técnica preparatória para qualquer tratamento infantil.

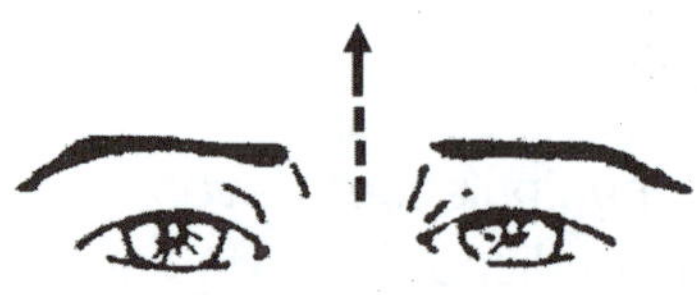

Linha TIAN MEN — no centro da testa, do ponto médio entre as sobrancelhas até a raiz do cabelo.

2 — Pressionar e deslizar a polpa do polegar sobre a **Linha PI JING** — situada sobre o lado externo do polegar, definida pela diferença de coloração da pele, da ponta a base, por 2 minutos.

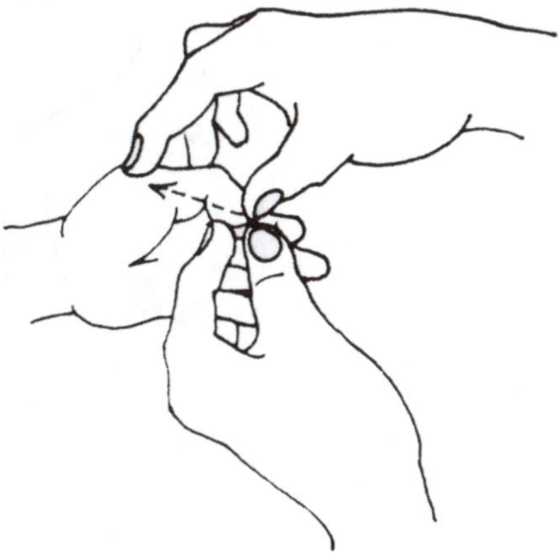

Linha PI JING — sobre o lado externo do polegar, na linha de diferenciação da cor da pele, da ponta à base.

Essa manobra é indicada para todos os problemas digestivos — indigestão, meteorismo, diarreia, prisão de ventre, vômitos. Fortalece o aparelho digestivo, auxiliando a assimilação na desnutrição infantil. Como atua no sistema central do organismo, é frequentemente usada em problemas infantis diversos, como indicação principal ou reforço de tratamento.

3 — Pressionar e deslizar o polegar sobre a **Linha FU YIN YANG** — situada ao longo da caixa torácica —, do centro para as laterais, por 2 minutos.

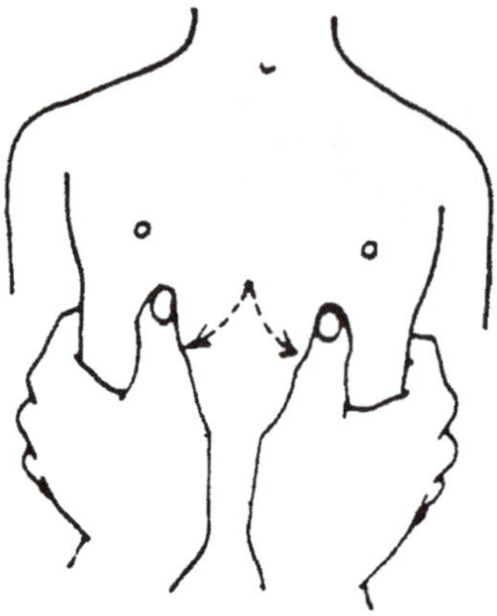

Linha FU YIN YANG — ao longo da base da caixa torácica.

Indicado para dores abdominais, indigestão, prisão de ventre e diarreia.

4— Pressionar com a polpa do polegar e fazer massagem circular no ponto **E36**, por 1 minuto.

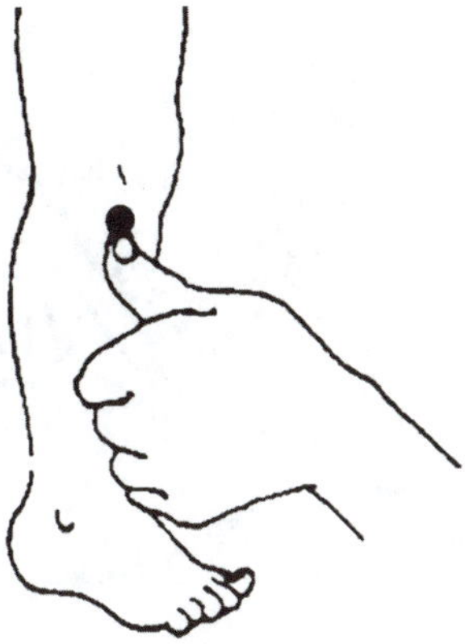

Ponto E36 — 4 dedos abaixo da ponta da rótula, 1 dedo atrás da canela.

Indicado para problemas digestivos — distensão e dores abdominais, prisão de ventre, diarreia e problemas do estômago em geral. Tendo ação tonificante em todo o organismo, é inevitavelmente utilizado em casos de deficiência — física ou nervosa.

5 — Pressionar e deslizar os dedos médio e indicador sobre a **Linha JI ZHU** — localizada sobre a coluna, da 7ª vértebra cervical ao cóccix — repetidamente, por 1 minuto.

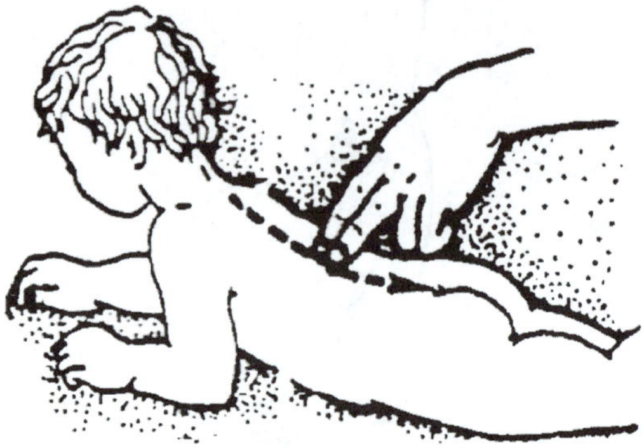

Linha JI ZHU — sobre a linha da coluna.

Indicado para má nutrição, diarreia e febre. É também indicado como primeiros socorros nas convulsões e perda da consciência.

Tratamentos Infantis

Este capítulo introduz algumas sugestões para o tratamento de problemas que mais comumente acometem a criança. A abordagem, deliberadamente sintomática, se presta igualmente à terapia de caráter preventivo, bem como ao tratamento suplementar de síndromes e enfermidades crônicas ou preexistentes.

Como providência preventiva ou no tratamento suplementar, toda a série sugerida deverá ser trabalhada diariamente nos períodos intercrises, em duas seções — de preferência pela manhã e à noite. Para a criança propensa a crises de asma, por exemplo, todos os pontos indicados serão estimulados da maneira prescrita no texto, mas duas vezes ao dia, como rotina diária ou pelo período que se julgar necessário.

Sintomaticamente, o tratamento será feito evidentemente durante a crise. Aos primeiros sinais, localize a linha ou o ponto sugerido e trate até conseguir o resultado desejado, mas nunca além de cinco minutos (eventuais exceções serão mencionadas no texto). Se isto não for suficiente, e caso existam outras indicações, prossiga, se necessário, até esgotar toda a série.

Não havendo alívio significativo após tentar todas as indicações, considere algumas possibilidades:

1 — Você pode não ter interpretado corretamente o problema e, consequentemente, não utilizou o ponto apropriado. Tente analisar melhor a situação, experimentando três diferentes abordagens ao problema: causa (por exemplo: crise de asma); efeito (dificuldade respiratória); ou área do corpo afetada (peito, costas etc.)

2 — Você não localizou o ponto com precisão. As linhas e os pontos sugeridos estão descritos a partir de referências anatômicas precisas, e sua identificação no corpo requer atenção.

3 — Finalmente, pode acontecer de você estimular o ponto certo e não obter respostas satisfatórias porque o problema já evoluiu para estágios mais avançados, exigindo intervenção mais abalizada. Embora menos frequente esta possibilidade deverá ser considerada, sugerindo a necessidade de participação do terapeuta.

Nas séries sugeridas, a primeira indicação não significa necessariamente a melhor opção. Caberá ao praticante determinar quais os pontos ou linhas que melhor respondem às circunstâncias. Tampouco a série indicada é definitiva ou exclusiva: ainda que confiáveis produtos de dedicada pesquisa e experimentação, tais sugestões não pretentem esgotar o tema. Pelo contrário, procuram antes de tudo instigar o interesse por nossos valiosos centros reguladores e suas valiosas propriedades.

É importante lembrar que a criança responde sempre mais intensa e rapidamente à massagem energética, exigindo certos cuidados para se evitar a hiperestimulação. Quanto mais jovem a criança, melhores são os resultados terapêuticos. Assim o tempo de tratamento de cada ponto deverá ser aumentado ou diminuído conforme a idade do pequeno paciente.

Como regra geral, nas crises o tratamento será interrompido tão logo se consiga a normalização. No tratamento preventivo, qualquer alteração no comportamento da criança, como excitação ou irritação, será uma sugestão para se reduzir o tempo e/ou a intensidade das manobras. De uma maneira geral, contudo, as crianças aceitam muito bem a massagem energética e suas decorrências mais comuns são o relaxamento e o bem-estar.

Antes de utilizar os tratamentos indicados é importante ler com atenção a parte PRÁTICA (p. 73).

AFTAS e outras ulcerações da boca

Infecção na boca e/ou na garganta com manchas brancas e úlceras, comumente associada à estomatite.

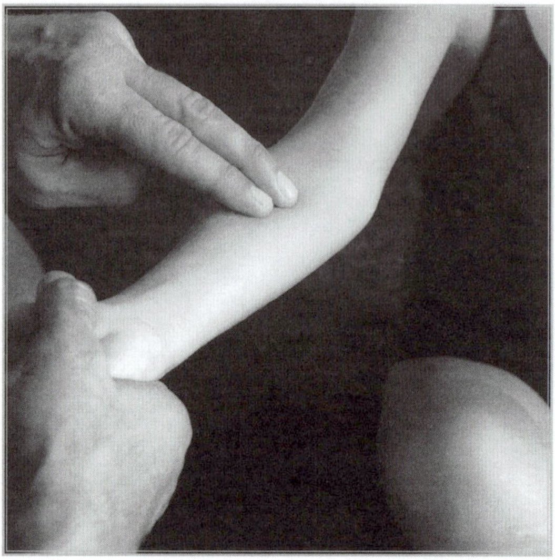

TRATAMENTO:

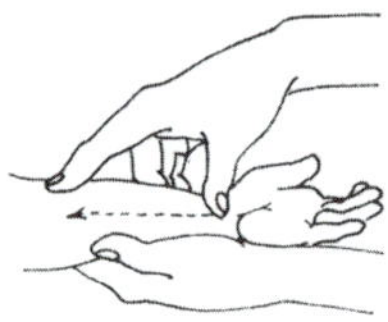

① **Linha TIAN HE SHUI**: pressionar e fazer movimentos circulares ao longo da linha com a polpa do polegar ou dos dedos indicador e médio, no sentido indicado na ilustração, por 2 minutos; depois repetir no outro braço.

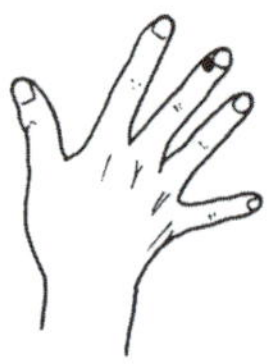

② **Ponto CS9**: pressionar o ponto com a unha do polegar por 5 a 10 segundos, em seguida, mantendo a pressão, exercer movimentos circulares por 30 segundos; repetir na outra mão.

③ **Ponto CS7**: fazer pressão no ponto com a ponta dos polegares exercendo movimentos circulares por 1 a 3 minutos; repetir na outra mão.

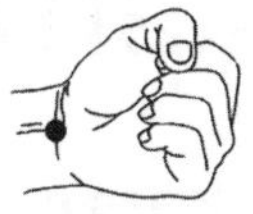

④ **Linha GAN JING**: com o ponto do polegar: fazer pressão com deslizamentos sobre a linha, no sentido indicado, por 2 a 4 minutos; repetir na outra mão.

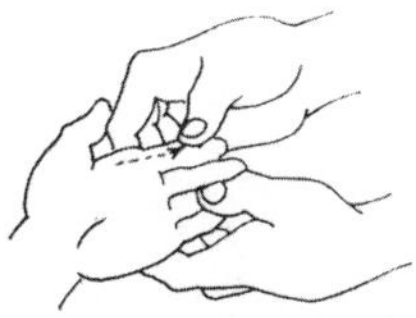

AGITAÇÃO

Intensa e incessante movimentação desconexa, sem sinais de convulsão.

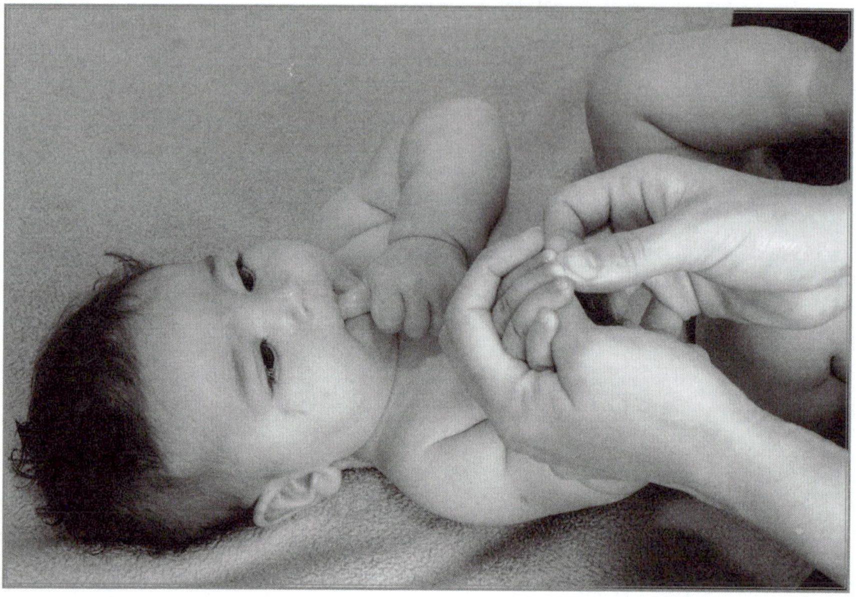

TRATAMENTO:

① **Pontos CS9** e/ou **Lao Long**: pressionar cada ponto com a unha dos polegares por cerca de 15 segundos, ou até a criança apresentar melhora.

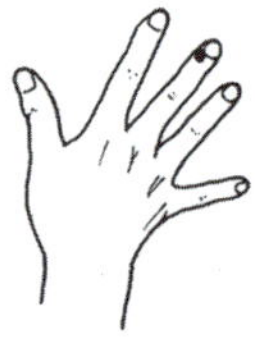

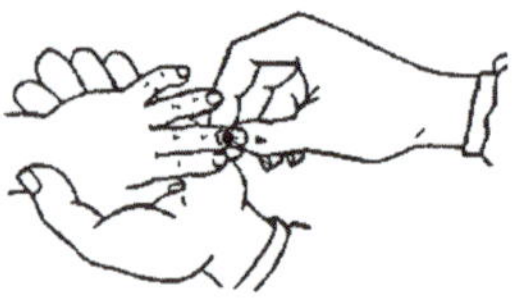

② **Linha TIAN MEN**: pressionar com deslizamentos com a polpa dos polegares em alternância ao longo da linha por 30 segundos.

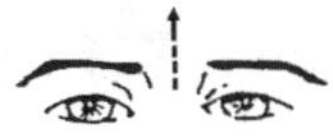

③ **Ponto R1**: pressionar o ponto com movimentos circulares com a ponta dos polegares, por 1 a 3 minutos.

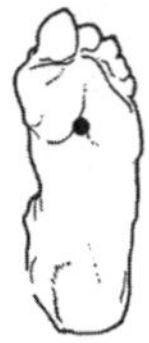

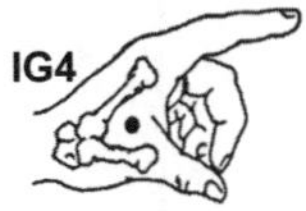

④ **Pontos IG4 + F3:** para promover o relaxamento do corpo e do sistema nervoso, é sempre útil fazer pressão continua nos 2 pontos com os polegares, por 1 a 3 minutos, e repetir no outro lado do corpo.

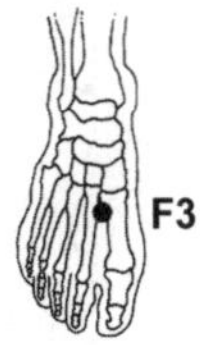

REFLEXOLOGIA

Massagear lenta e profundamente a área plantar dos dedões de ambos os pés, com a polpa dos polegares.

ALERGIAS em geral

Resposta do sistema de defesa a influências externas. Os alergênicos mais frequentes são alimentos, poeira, pólen, umidade e mofo, produtos químicos, agrotóxicos, aditivos nos alimentos e fatores ambientais entre outros.

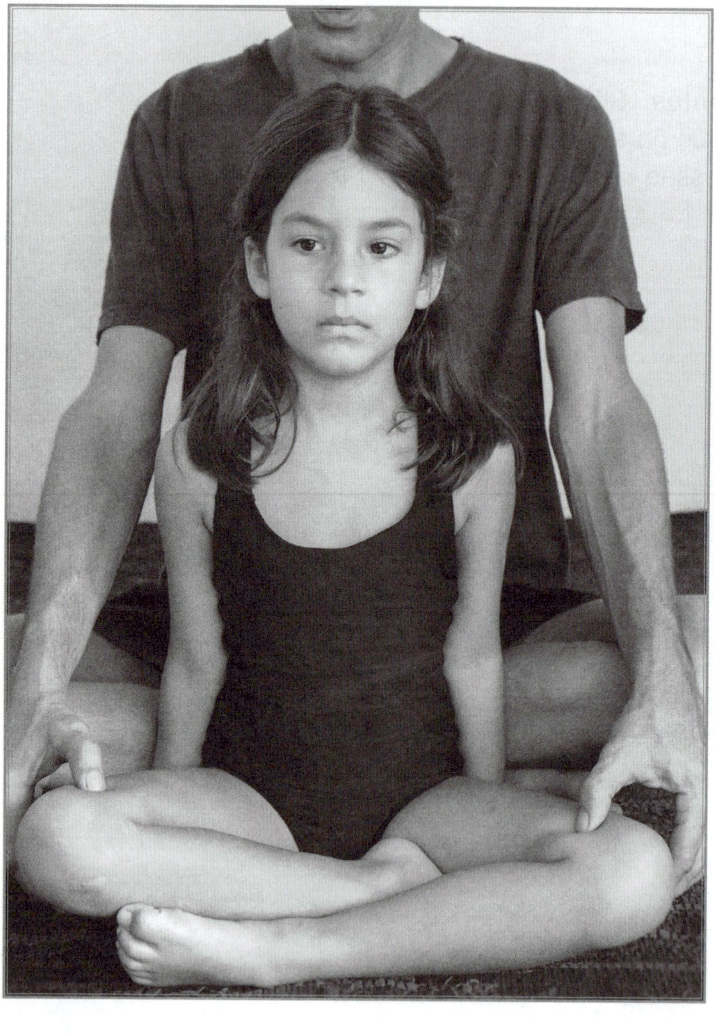

TRATAMENTO:

① **Ponto BP10:** Pressionar e exercer movimentos circulares com os polegares por 1 a 3 minutos.

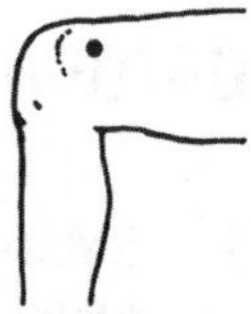

② **Ponto IG4:** Tratar como o ponto anterior.

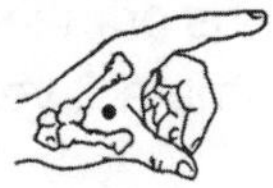

③ **Ponto F3:** Tratar como acima.

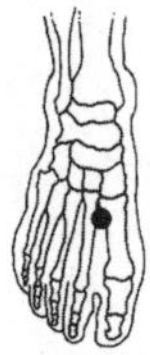

④ **Linha TIAN MEN:** Pressionar com deslizamentos com os polegares em alternância ao longo da linha por 30 segundos.

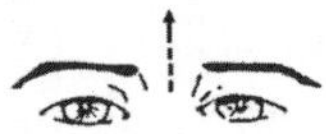

⑤ **Linha TIAN HE SHUI:** Pressionar com deslizamentos com os polegares ou indicador e médio ao longo da linha por 2 minutos; repetir no outro braço.

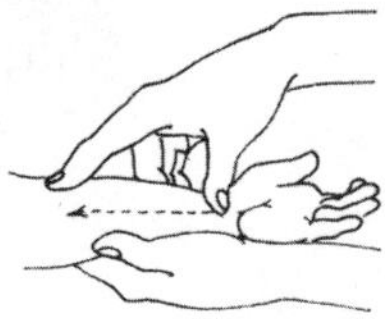

⑥ **Ponto VB20:** para reações que afetem a face, acrescentar pressão contínua com os polegares por 1 minuto.

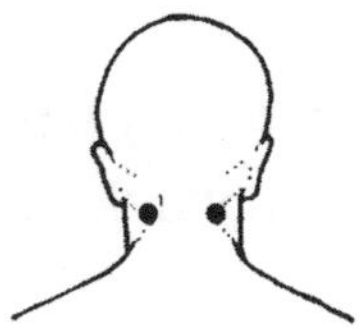

REFLEXOLOGIA:

Massagear as áreas correspondentes às suprarrenais, aos pulmões, fígado e cólon.

AMIGDALITE e outras afecções da garganta

As dores de garganta envolvem normalmente a inflamação das amígdalas, da laringe ou da faringe. A série abaixo deverá ser feita aos primeiros sinais, ou como tratamento suplementar nas crises, de uma a 2 vezes ao dia.

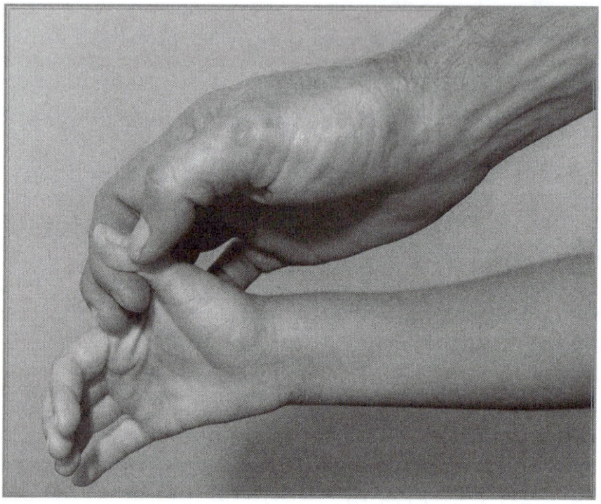

TRATAMENTO:

① **Ponto P11:** Pressionar suavemente o ponto com a unha dos polegares por 1 a 3 minutos.

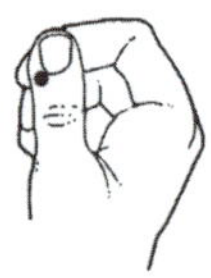

② **Ponto EHR CHIEN:** Tomar a ponta superior das orelhas com os polegares e indicadores em pinça e apertar o ponto por 10 vezes.

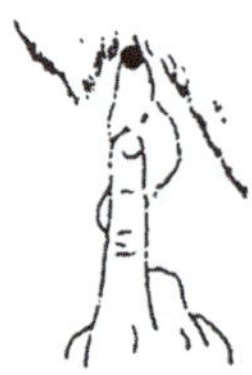

③ **Ponto IG4:** Pressionar com movimentos circulares com a polpa dos polegares por 1 a 3 minutos.

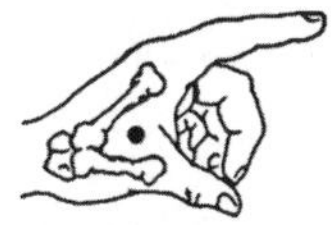

④ **Linha TIAN MEN:** fazer pressão com deslizamento dos polegares em alternância ao longo da linha, de baixo para cima, por 30 segundos.

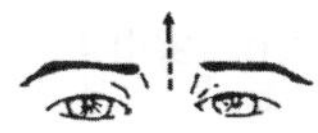

⑤ **Ponto TAI YANG:** Pressionar suavemente com movimentos circulares com a polpa dos polegares por 30 segundos.

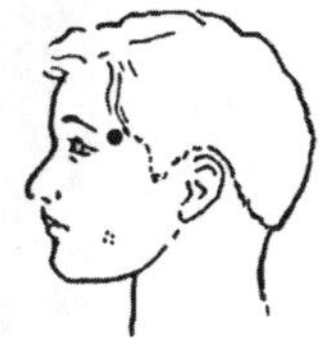

⑥ **Linha TIAN HE SHUI:** Pressionar com deslizamentos ao longo da linha no sentido indicado, com os polegares ou indicador médio, por 2 a 3 minutos — repetir no outro braço.

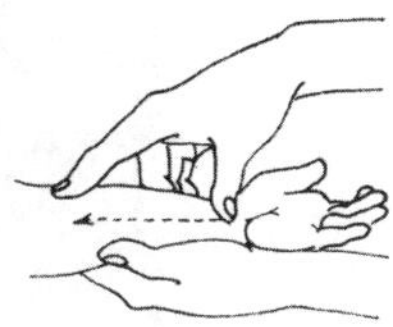

REFLEXOLOGIA:

Massagear as áreas correspondentes à garganta, amígdalas, pescoço e sistema linfático.

ASMA

Afecção inflamatória crônica das vias respiratórias, com crises frequentes, desencadeadas por reações alérgicas a alimentos, poeira, pólen, umidade, mofo, pelos de animais, perfumes, poluição ambiental ou estresse emocional.

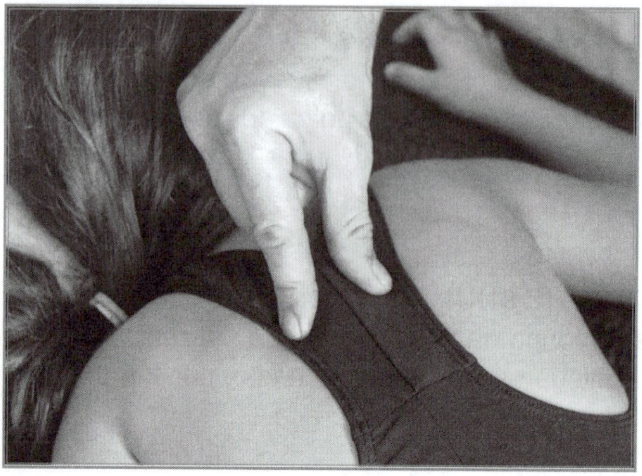

TRATAMENTO:

① **Pontos B12 a B17**: Com o polegar e o indicador, pressionar repetidamente ao longo da linha entre os dois pontos, de cima para baixo, por 1 a 3 minutos.

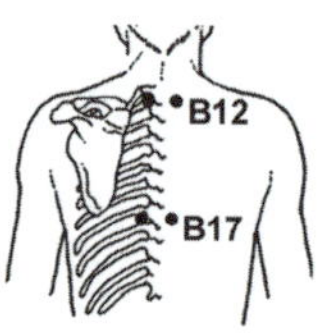

② **Linha TIAN MEN**: Pressionar com deslizamentos os polegares em alternância ao longo da linha, de baixo para cima, por 30 segundos.

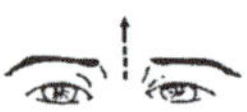

③ **Ponto TAI YANG:** Pressionar suavemente com movimentos circulares com os polegares por 30 segundos.

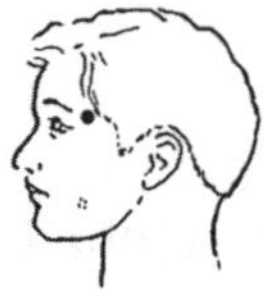

④ **Linha FEI JING:** Pressionar com deslizamentos o polegar sobre a linha, no sentido indicado, por um minuto e meio.

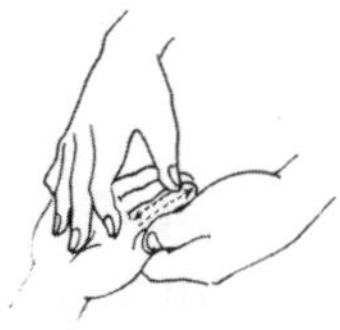

⑤ **Ponto VC17:** Pressionar e fazer movimentos circulares com o dedo médio, por 30 segundos.

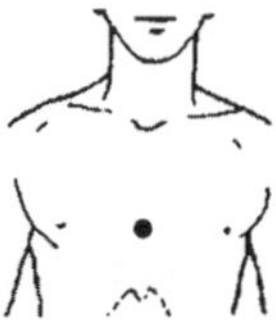

⑥ **Ponto VC22:** Com a ponta do dedo médio, fazer pressão para baixo por 30 segundos.

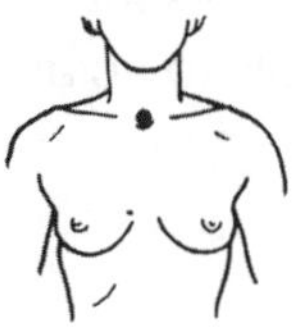

⑦ **Linha PI JING:** Fazer pressão com deslizamento do polegar sobre a linha, no sentido indicado, por 2 minutos; repetir na outra mão.

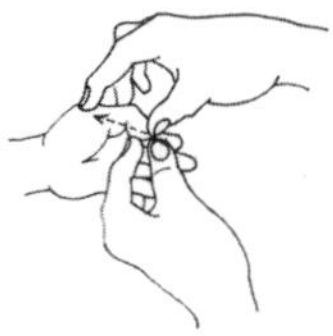

⑧ **Linha SAN GUAN:** Tratar como o ponto anterior; repetir no outro braço.

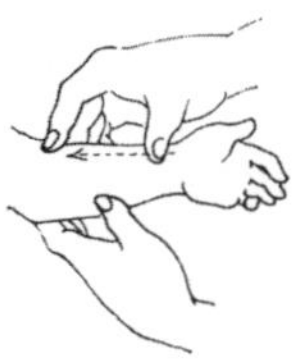

... / ...

... / ...

⑨ **Linha LIU FU:** Tratar como o exercício anterior.

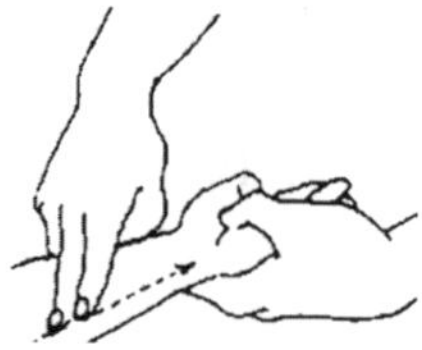

⑩ **Ponto B13:** Pressionar com movimentos circulares com os polegares por 1 a 2 minutos.

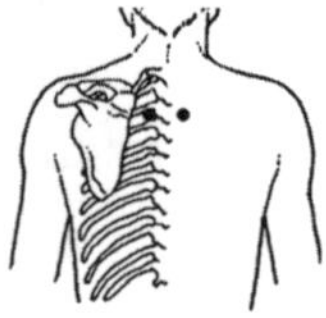

REFLEXOLOGIA:

Massagear as áreas correspondentes aos pulmões, suprarrenais, plexo solar e pituitária.

ASTENIA

Condição em que a criança se mostra habitualmente fraca, sem disposição, magra, pálida e propensa a resfriados frequentes.

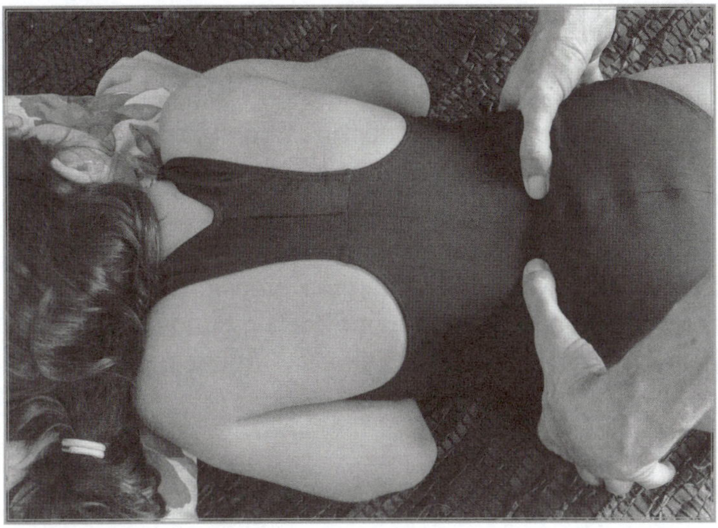

TRATAMENTO:

① **Ponto B23:** Pressionar e fazer movimentos circulares com os polegares por 2 a 4 minutos.

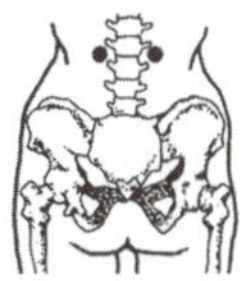

② **Ponto B20:** Tratar como o ponto anterior.

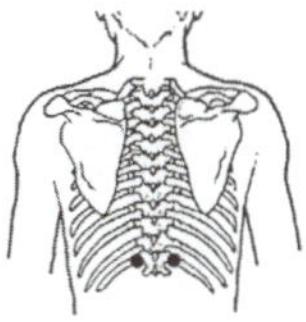

... / ...

... / ...

③ **Linha SHEN JING:** Pressionar e fazer movimentos circulares com o polegar sobre a linha no sentido indicado por 2 minutos; repetir na outra mão.

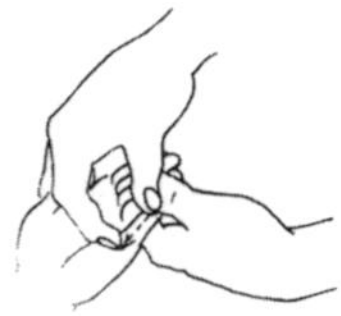

④ **Linha PI JING:** Pressionar e fazer movimentos circulares com o polegar indo e vindo sobre a linha; por 2 a 3 minutos; repetir na outra mão.

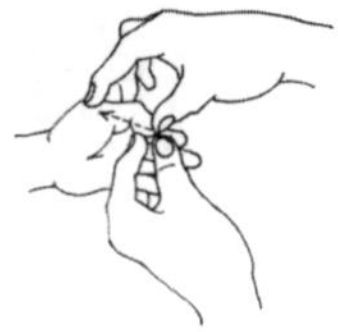

⑤ **Ponto VG4:** Com a palma da mão pressionar e fazer movimentos circulares por 2 a 3 minutos e repetir na outra mão ou friccionar até aquecer a área.

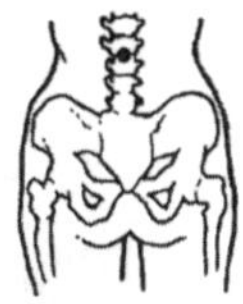

REFLEXOLOGIA

Massagear com movimentos circulares as áreas correspondentes às suprarrenais e ao plexo solar.

BOCEJO

No entendimento chinês, os bocejos são um recurso usado pelo organismo para buscar restaurar a vitalidade quando cansado ou enfastiado.

Quando compulsivos e frequentes esses sintomas podem ser debelados pela estimulação de 2 pontos.

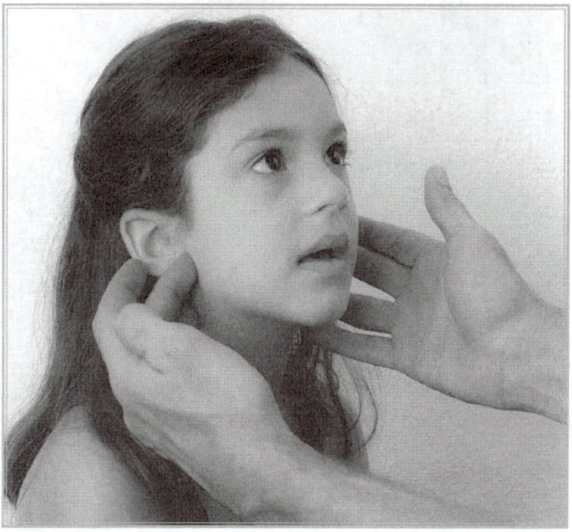

TRATAMENTO:

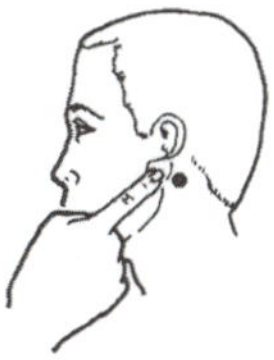

① **Ponto TA17:** Fazer pressão com movimentos circulares suaves, com a ponta dos dedos médios por 2 minutos, sempre que necessário.

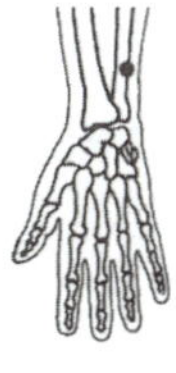

② **Ponto C5:** Tratar como acima, com a polpa dos polegares.

BRONQUITE

Inflamação aguda ou crônica da traqueia e dos brônquios, com tosse persistente e dificuldade respiratória.

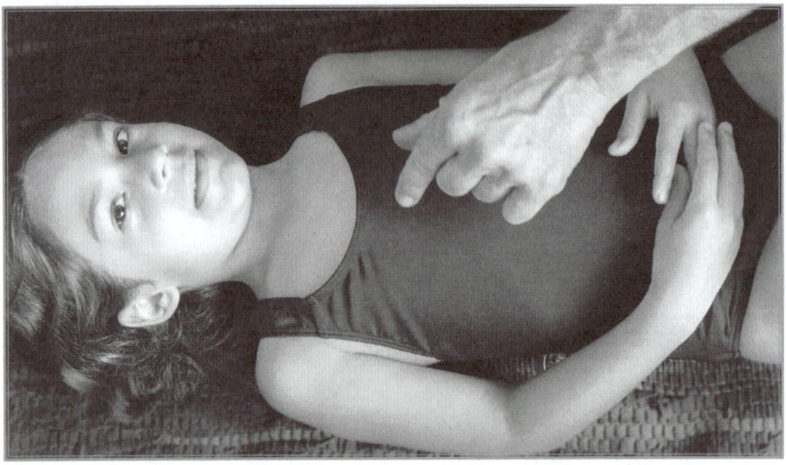

TRATAMENTO:

① **Pontos R22 a R27:** Com o polegar e o indicador, percutir repetidamente ao longo do segmento entre os dois pontos, de baixo para cima e de cima para baixo, por 1 a 3 minutos.

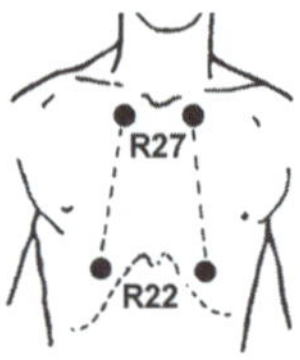

② **Ponto VC17:** Pressionar com movimentos circulares com o polegar ou dedo médio, por 1 minuto.

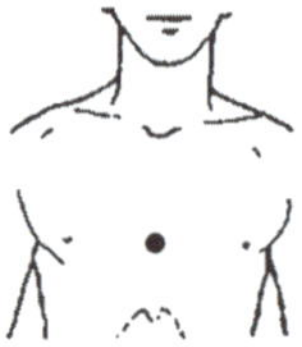

③ **Linha SAN GUAN:** Fazer pressão com deslizamento sobre a linha, no sentido indicado, por 2 minutos.

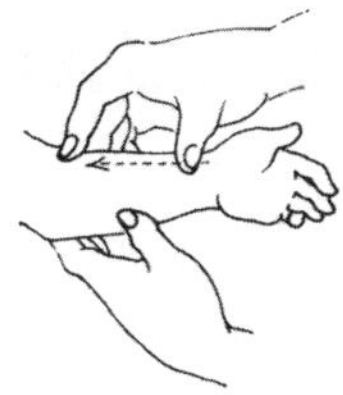

④ **Linha PI JING:** Tratar como a **Linha SAN GUAN**.

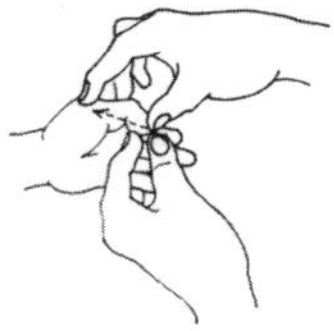

⑤ **Ponto B13:** Fazer pressão com movimentos circulares com os polegares por 1 minuto.

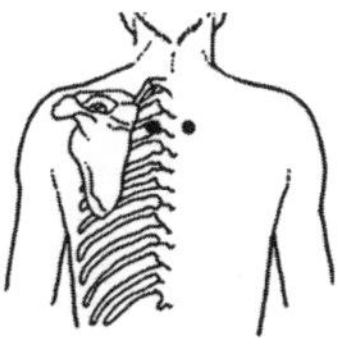

REFLEXOLOGIA:

Massagear as áreas correspondentes ao tubo bronquial, pulmões e suprarrenais.

BRUXISMO, ATM E TRISMO

Bruxismo é a compulsão de apertar e ranger os dentes, principalmente durante o sono. Os pontos abaixo são igualmente indicados para o tratamento da ATM (disfunção da articulação temporo mandibular) e para crises de Trismo (contratura da mandíbula).

A série deve ser realizada diariamente, antes da criança dormir ou sempre que necessário.

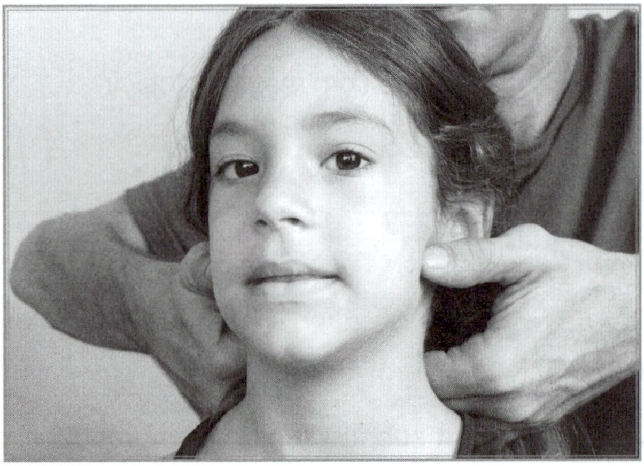

TRATAMENTO:

① **Ponto E6**: Pressionar e fazer movimentos circulares com os polegares até o alívio dos sintomas.

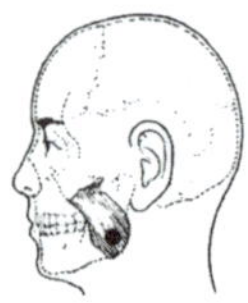

② **Ponto E7**: Fazer pressão com movimentos circulares com a ponta dos dedos médios, por 1 a 3 minutos.

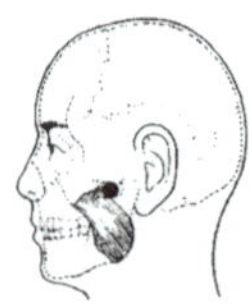

③ **Ponto ID19**: Tratar como no exercício anterior.

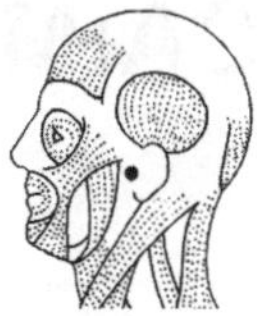

④ **Ponto TA17**: Tratar como o ponto anterior.

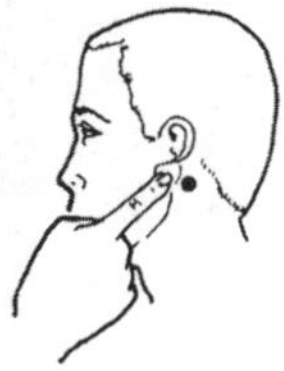

⑤ **Linha TIAN MEN:** Pressionar com deslizamentos os polegares em alternância de baixo para cima, por 30 segundos.

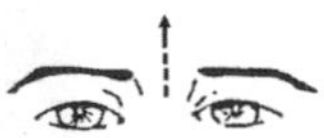

⑥ **Ponto TAI YANG:** Pressionar suavemente com movimentos circulares com os polegares por 30 segundos.

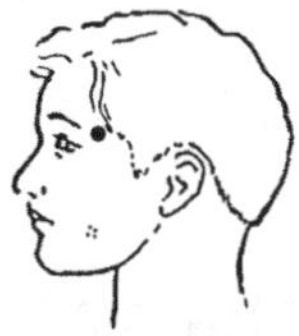

REFLEXOLOGIA:

Massagear as áreas correspondentes ao plexo solar, às suprarrenais, e ao coração.

CÂIMBRAS

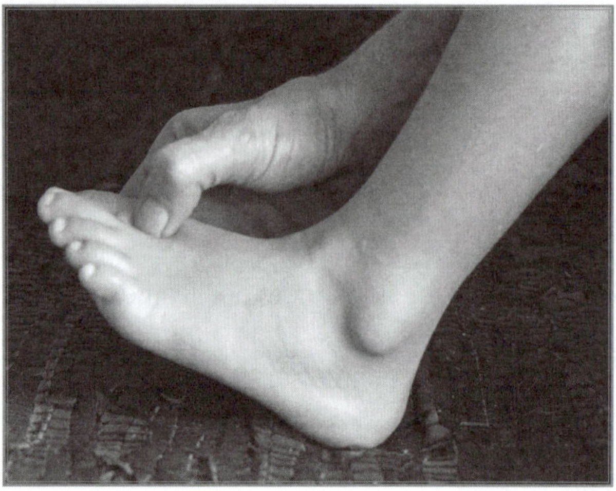

TRATAMENTO:

MEMBROS INFERIORES

① **Ponto F3:** Pressionar continuamente com a ponta do polegar até debelar a crise, no lado afetado.

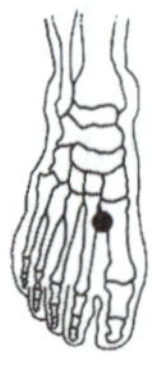

② **Ponto B40:** Pressionar com movimentos circulares com os polegares por 1 a 3 minutos.

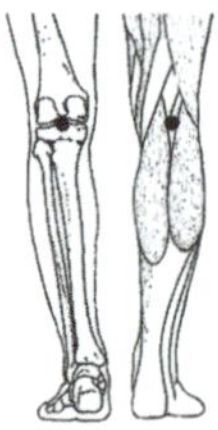

③ **Ponto VB34:** Tratar como acima.

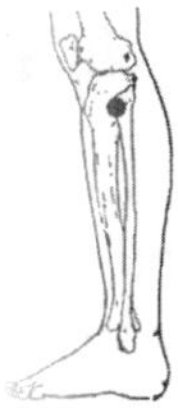

④ **Ponto B57:** Tratar como os pontos F3 e B40.

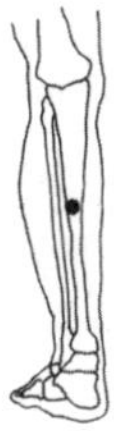

MEMBROS SUPERIORES

⑤ **Ponto IG10:** Tratar como os pontos F3 e B40.

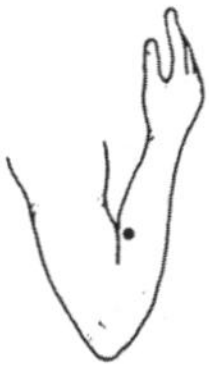

⑥ **Ponto TA5:** Tratar como os pontos F3 e B40.

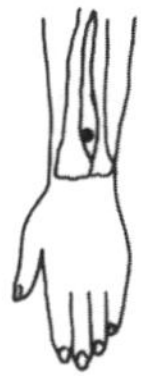

CAXUMBA

Doloroso e contagioso, esse tipo de virose infantil caracteriza-se pela dilatação de uma ou ambas as glândulas salivares, especialmente a parótida. Pode se complicar com meningite ou "descer" para os testículos.

Realizar a série abaixo 1 a 2 vezes ao dia durante o período crítico.

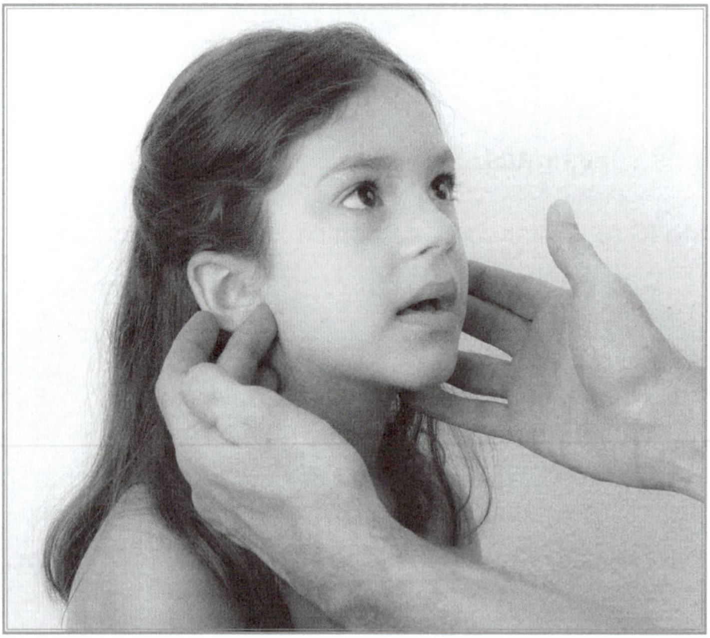

TRATAMENTO:

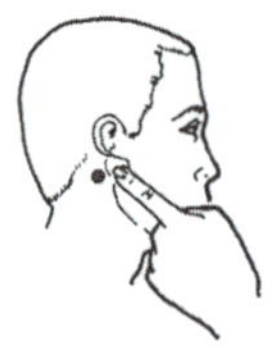

① **Pontos TA17:** Pressão contínua com os polegares por 1 a 3 minutos.

② **Linha TIAN MEN:** Pressionar com deslizamentos os polegares de baixo para cima, em alternância por 30 segundos.

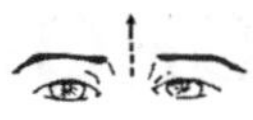

③ **Ponto TAI YANG:** Pressionar suavemente com movimentos circulares com os polegares por 30 segundos.

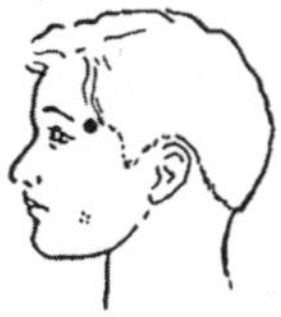

④ **Linha LIU FU:** Fazer pressão com deslizamento com o polegar ou dedos indicador e médio, no sentido indicado por 2 minutos; repetir no outro braço.

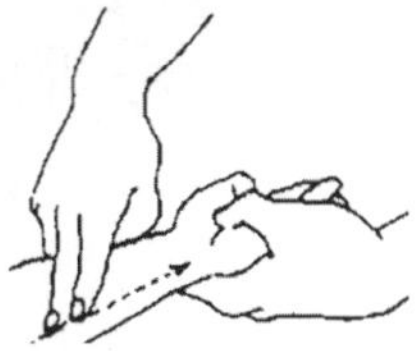

⑤ **Linha TIAN HE SHUI:** Tratar como acima.

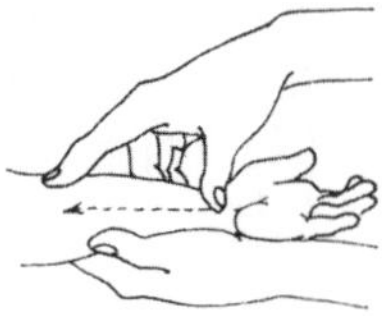

⑥ **Ponto VB20:** Fazer pressão com movimentos circulares dos polegares por 1 a 3 minutos.

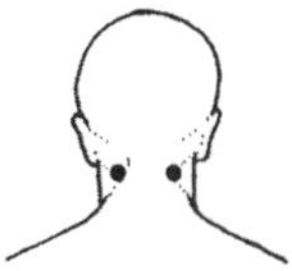

⑦ **Ponto IG4:** Tratar como o ponto anterior.

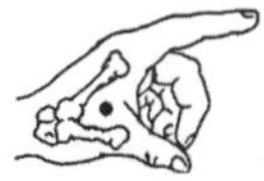

REFLEXOLOGIA:

Massagear com movimentos circulares as áreas correspondentes ao pescoço ouvidos e nódulos linfáticos.

CHORO NOTURNO

Para o choro contínuo ou intermitente, com agitação ou medo, fazer a série abaixo antes da criança dormir, ou se possível, mesmo durante o sono.

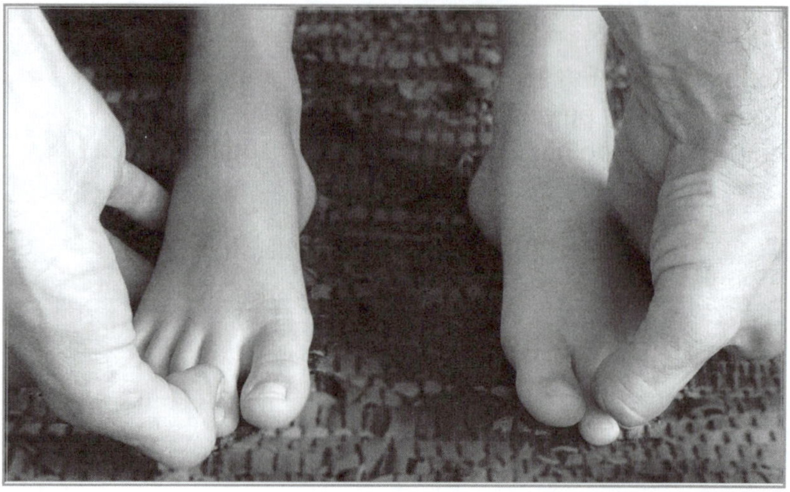

TRATAMENTO:

① **Pontos E45:** pressão contínua suave com as unhas dos polegares por 1 a 2 minutos.

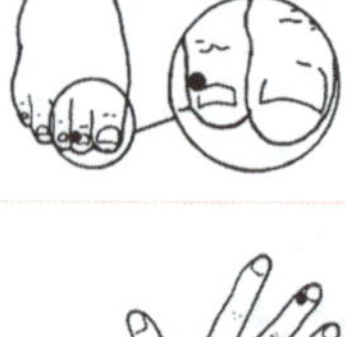

② **Pontos CS9:** pressão contínua com as unhas dos polegares por 30 segundos.

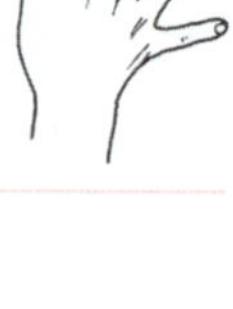

③ **Linha TIAN MEN:** Pressionar com deslizamentos os polegares de baixo para cima, em alternância por 30 segundos.

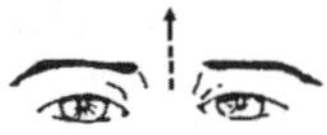

④ **Ponto TAI YANG:** Pressionar suavemente com movimentos circulares com os polegares por 30 segundos.

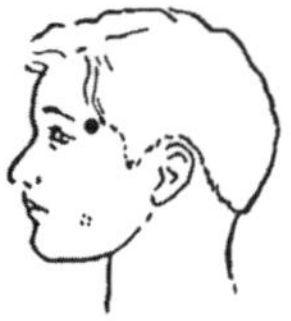

⑤ **Ponto VG11:** Em casos mais renitentes, pressionar o ponto com movimentos circulares lentos pronunciados para baixo por 1 a 3 minutos.

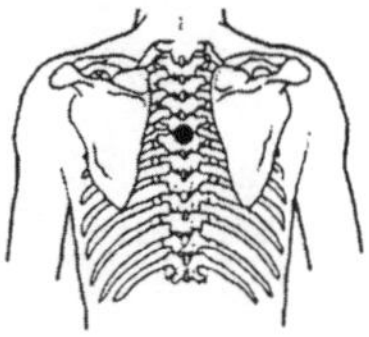

REFLEXOLOGIA:

Massagear suavemente toda a extensão da planta dos pés, depois deslizar lenta e suavemente a ponta do polegar para frente e para trás sobre a polpa do dedão; repetir no outro pé.

CÓLICA ABDOMINAL

Existem várias causas para as dores abdominais infantis. As mais comuns provém da alimentação: ingestão excessiva, alimentos estragados ou produtos acidificantes tais como açúcar, farinhas refinadas ou aditivos químicos que tornam o alimento indigesto.

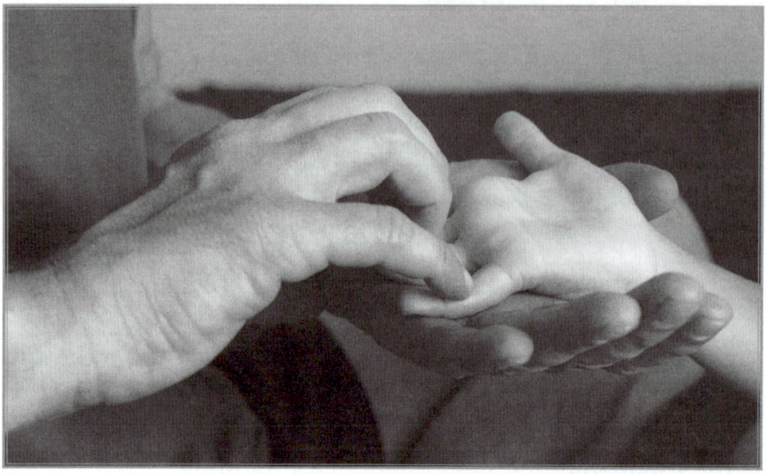

TRATAMENTO:

① **Pontos SZU FENG:** Pressionar simultaneamente os 4 pontos de cada mão com as pontas dos dedos (exceto o polegar), fazer movimentos circulares por 2 minutos e repetir na outra mão. Ou pressionar isoladamente cada um dos pontos de uma mão por 30 segundos, repetir na outra mão. Em bebês pode-se friccionar os 4 pontos de uma mão com o polegar do indicador ao mínimo, por 30 segundos e repetir na outra mão.

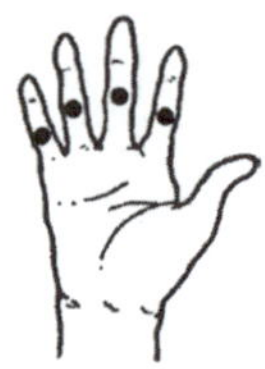

② **Linha PI JING:** Pressionar com movimentos circulares com o polegar ao longo da linha, no sentido indicado, por 2 minutos e repetir na outra mão.

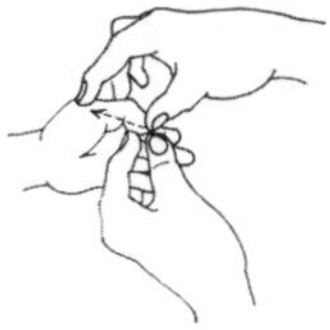

③ **Linha SAN GUAN:** Pressionar com deslizamentos com o polegar sobre a linha, no sentido indicado, por 2 minutos e repetir no outro braço.

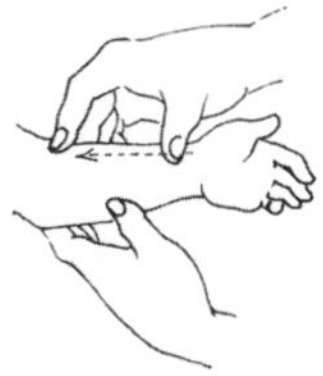

④ **Ponto F3:** Pressionar continuamente com a ponta dos polegares ou dedos médios por 1 a 2 minutos.

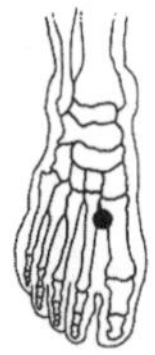

⑤ **Ponto BP9:** Tratar como acima.

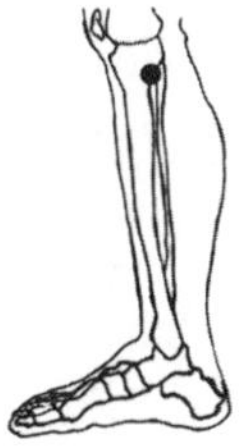

⑥ **Ponto E36:** Fazer pressão com os polegares, com movimentos circulares por 30 segundos.

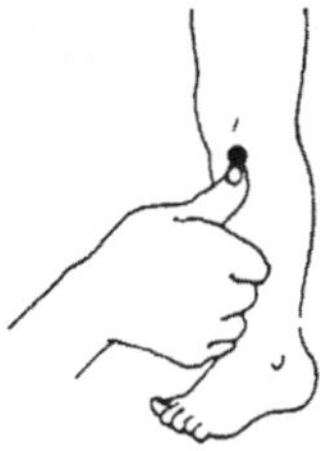

CONGESTÃO NASAL

Os tratamentos sugeridos se aplicam igualmente nos estágios iniciais de rinite e sinusite.

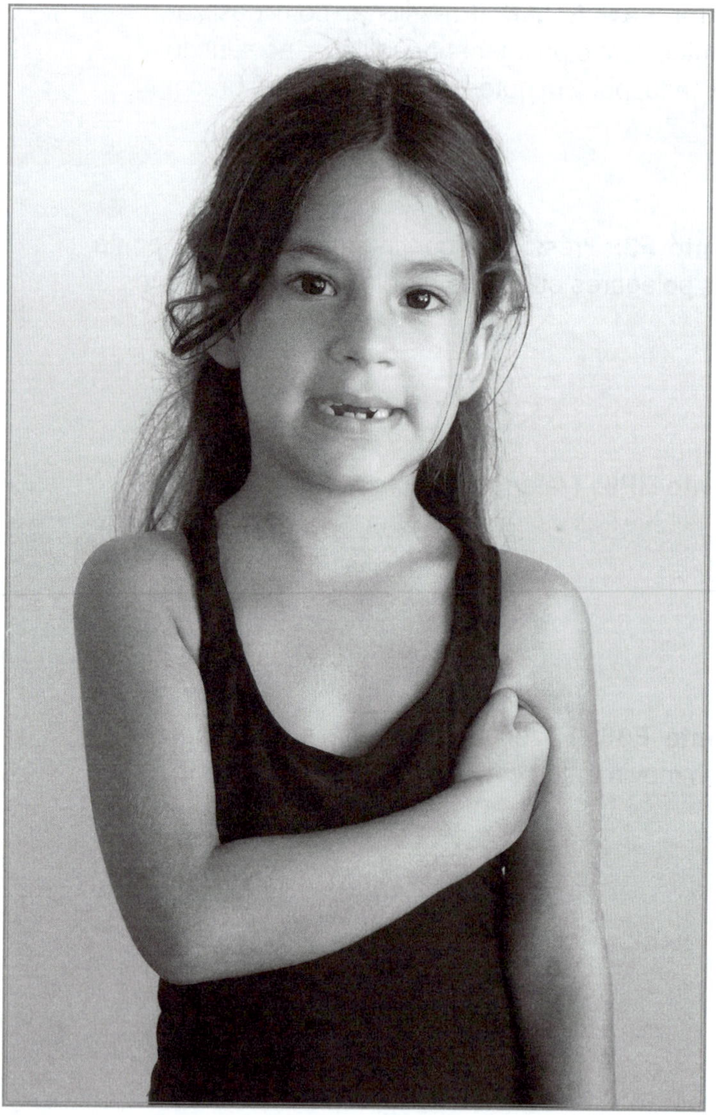

TRATAMENTO:

① **Ponto C1** (por motivos práticos, este tratamento é reservado a crianças acima de 3 anos): encaixar a mão fechada da criança na axila oposta à narina obstruída e, comprimindo fortemente o braço contra a lateral do tórax, manter a pressão até promover o descongestionamento nasal.

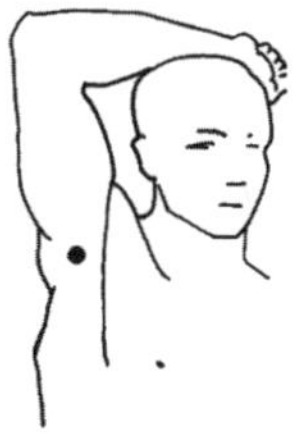

② **Ponto VG16:** Com a cabeça pendente para trás. Pressionar o ponto com movimentos circulares do dedo médio, por 1 a 2 minutos.

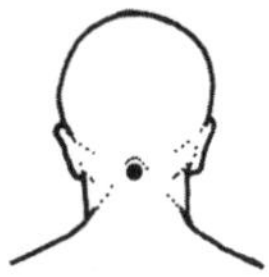

③ **Ponto VB20:** Pressionar com movimentos circulares com a ponta dos polegares por 30 segundos a 1 minuto.

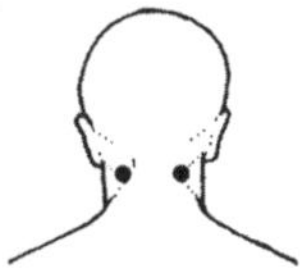

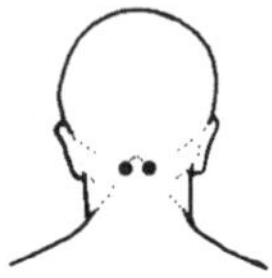

④ **Ponto B10:** Tratar como acima.

⑤ **Ponto IG4:** Tratar como acima.

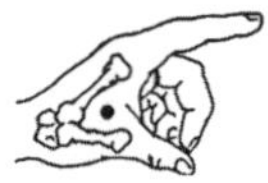

⑥ **Ponto IG20:** Fazer pressão suave com a ponta dos dedos médios por 30 segundos a 1 minuto.

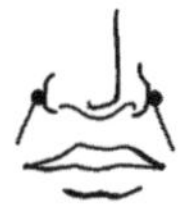

CONJUNTIVITE

Inflamação com avermelhamento da membrana (conjuntiva) que recobre o olho.

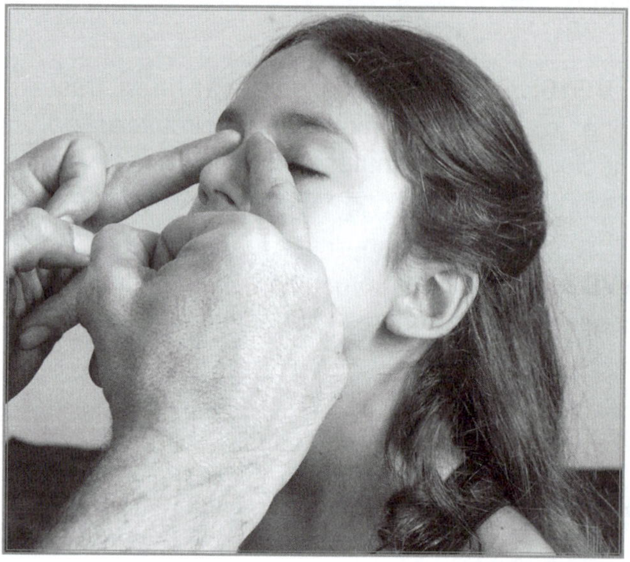

TRATAMENTO:

① **Pontos B1 + B2:** Pressionar simultaneamente os 2 pontos no alto do canto interno de ambos olhos (ou apenas no olho afetado) por até 3 minutos.

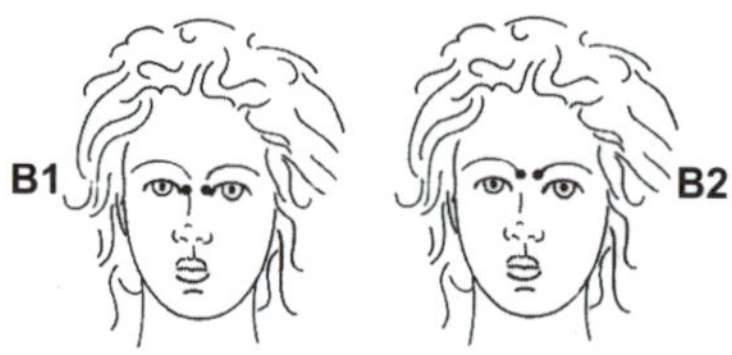

② **Ponto E2:** Fazer pressão com movimentos circulares com a ponta dos dedos médios por 1 a 3 minutos.

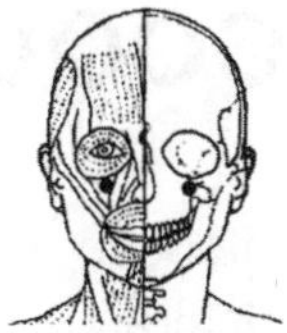

③ **Ponto TAI YANG:** Pressionar suavemente com movimentos circulares com a polpa dos polegares por 30 segundos.

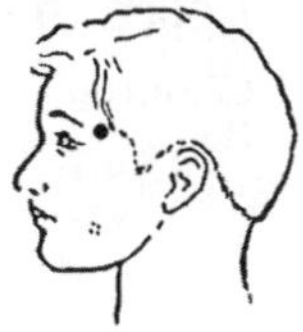

④ **Ponto EHR CHIEN:** Com os polegares e indicadores em pinça, apertar firmemente a ponta das orelhas por 1 minuto.

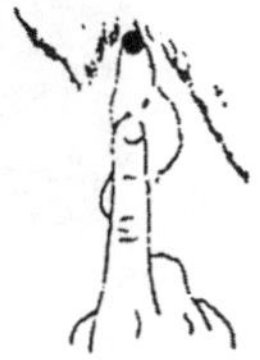

⑤ **Ponto IG4:** Fazer pressão com movimentos circulares com a polpa dos polegares por 1 a 3 minutos.

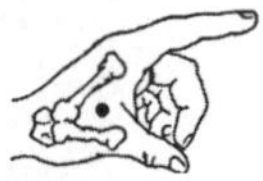

REFLEXOLOGIA:

Massagear as áreas correspondentes aos olhos, fígado e sistema linfático.

COQUELUCHE

Infecção respiratória bacteriana com intensas crises de tosse e inspirações ruidosas.

– Aplicar a série abaixo uma a duas vezes ao dia durante o período crítico.

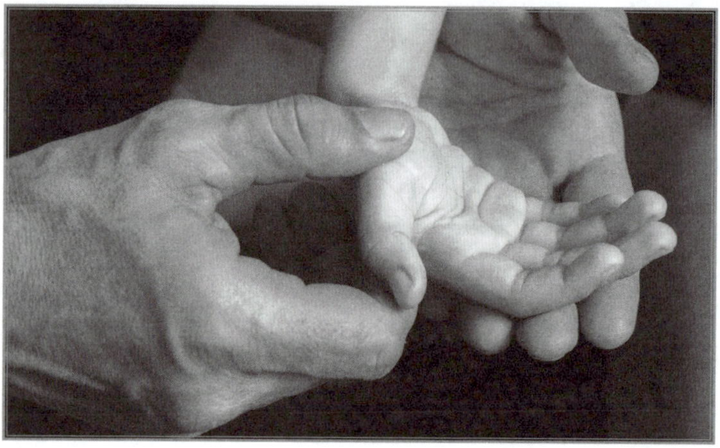

TRATAMENTO:

① **Linha PI JING:** Fazer pressão com movimentos circulares ao longo da linha, com a polpa do polegar no sentido indicado, por 2 minutos e meio; repetir na outra mão.

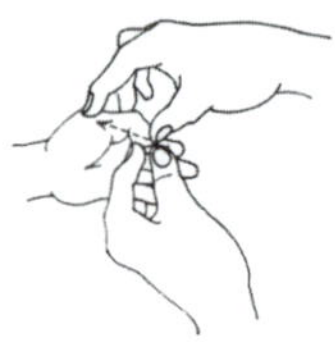

② **Pontos SZU FENG:** Com a ponta dos dedos da mão (exceto polegar) pressionar e empurrar para frente e para trás os 4 pontos de cada mão por 2 a 3 minutos.

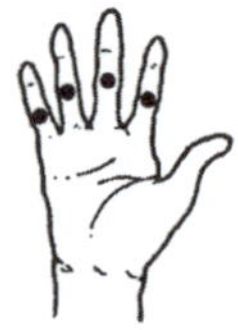

③ **Linha FEI JING:** Pressionar com deslizamentos com o polegar sobre a linha, no sentido indicado, por 1 a 3 minutos; repetir na outra mão.

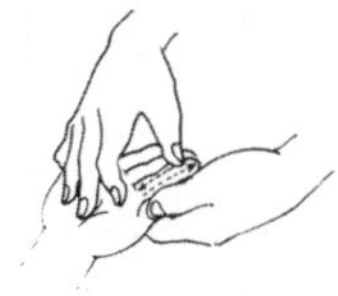

④ **Ponto VC17:** Pressionar com movimentos circulares com o polegar ou dedo médio, por 1 minuto.

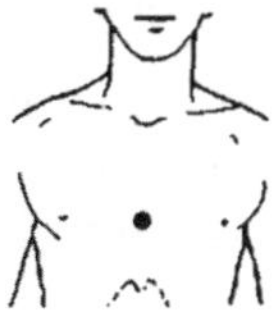

⑤ **Linha SHEN JING:** Pressionar com movimentos circulares com o polegar sobre a linha por 1 minuto; repetir na outra mão.

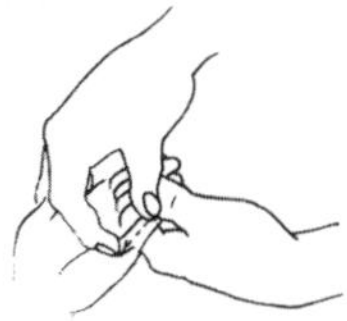

⑥ **Ponto B13:** Pressionar com movimentos circulares com os polegares por 1 a 3 minutos.

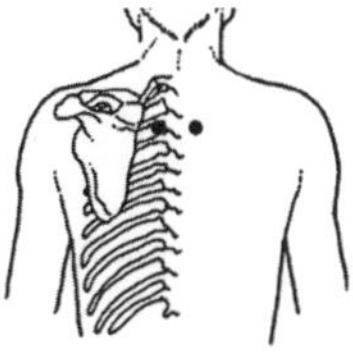

⑦ **Ponto E36:** Tratar como o ponto anterior.

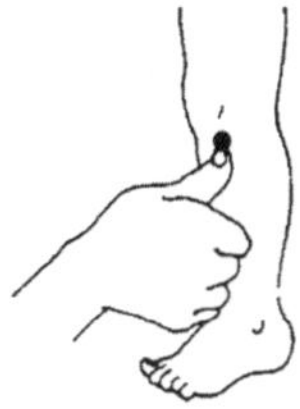

⑧ **Ponto TAI YANG:** Pressionar suavemente com movimentos circulares com os polegares por 30 segundos.

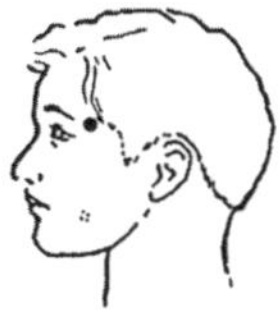

REFLEXOLOGIA:

Massagear as áreas correspondentes aos pulmões, tubo bronquial e sistema linfático.

DENTIÇÃO

O processo de dentição acarreta comumente incômodos e transtornos que incluem inflamações e dores nas gengivas, dor de ouvido, irritabilidade, insônia e perda de apetite, entre outros.

Os procedimentos abaixo descritos produzem ação descongestionante local, promovendo a desinflamação, reduzindo o inchaço e acelerando o processo de rompimento da gengiva.

A série deverá ser feita diariamente a partir do início da dentição ou isoladamente, qualquer um dos procedimentos na iminência dos sintomas.

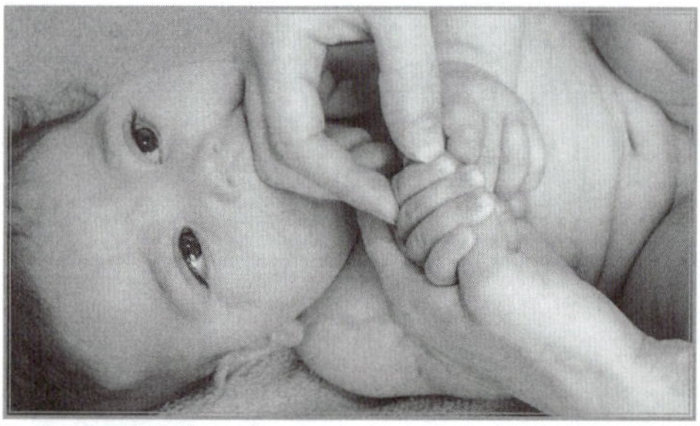

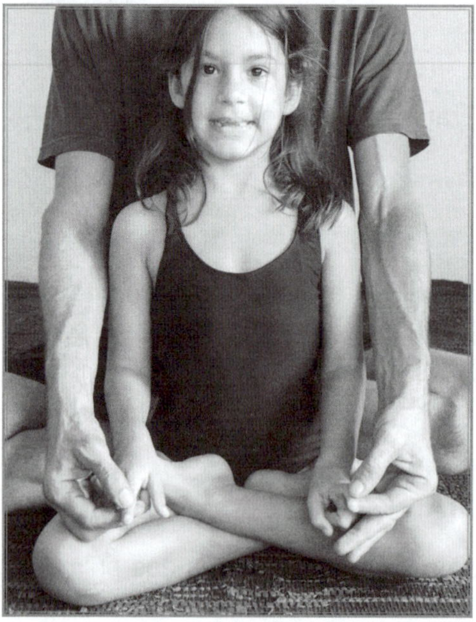

TRATAMENTO:

① **Ponto IG1:** Pressionar suave delicadamente com a unha dos polegares até a sedação da dor e o alívio do desconforto.

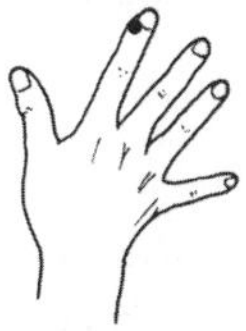

② **Ponto E6:** Pressionar com movimentos circulares lentos e suaves com os polegares ou dedos médios por 1 minuto.

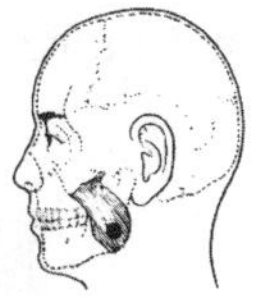

③ **Ponto E7:** Tratar como o ponto E6.

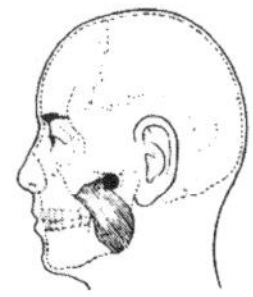

④ **Ponto IG4:** Tratar como o ponto E6.

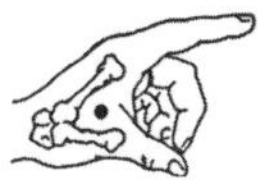

⑤ **Linha TIAN HE SHUI:** Fazer pressão com deslizamento, com o polegar ao longo da linha, no sentido indicado, por 2 minutos e meio; repetir no outro braço.

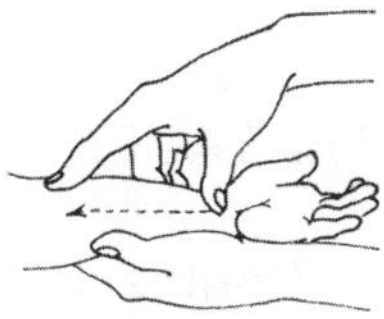

REFLEXOLOGIA:

Massagear a área correspondente às gengivas.

DESENVOLVIMENTO MENTAL

A série abaixo congrega procedimentos simples destinados a uma rotina diária aplicada tanto a bebês – para o desenvolvimento do cérebro e da capacidade de aprendizagem –, quanto a crianças maiores (até a fase escolar) para o aprimoramento da inteligência, da memória e das funções cognitivas.

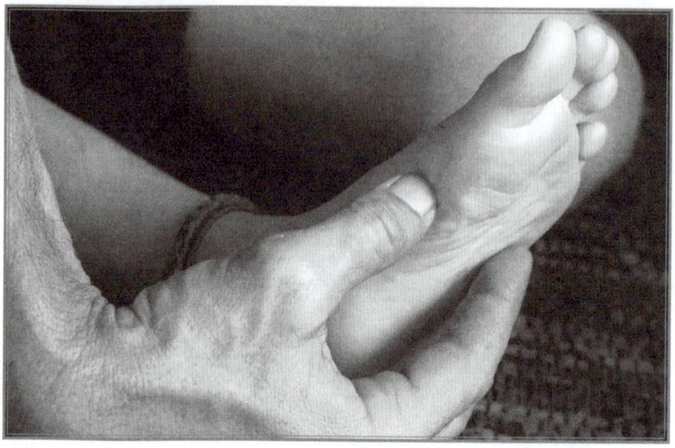

TRATAMENTO:

① **Pontos BP3 e BP2:** Fazer pressão com movimentos circulares com os polegares por 1 minuto em cada ponto.

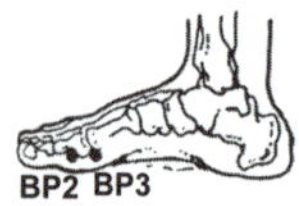

② **Ponto VG20:** Pressionar e fazer fricções circulares bem suaves com a polpa do dedo médio por 30 segundos (bebês) ou com a polpa do polegar, por 1 minuto (crianças maiores). Indicado também para o desenvolvimento da fala.

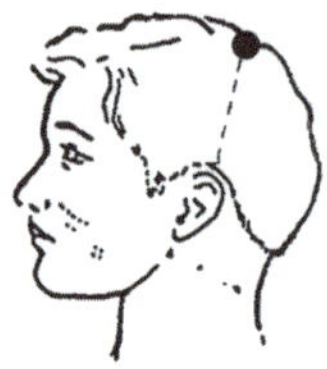

③ **Pontos C7:** Pressionar com movimentos circulares com os polegares por 30 segundos a 1 minuto.

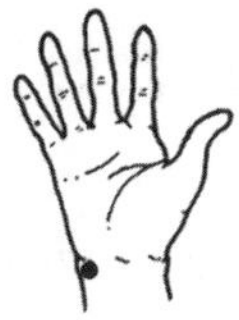

④ **Linha TIAN MEN:** Pressionar com deslizamentos de baixo para cima, os polegares em alternância por 30 segundos.

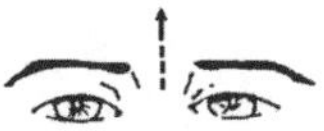

⑤ **Ponto TAI YANG:** Pressionar suavemente com movimentos circulares com os polegares ou dedos médios por 30 segundos.

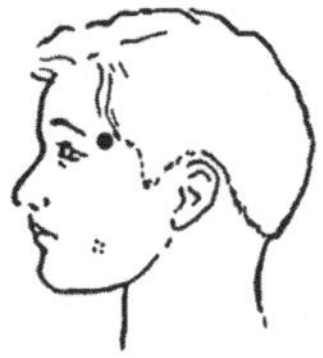

⑥ **Ponto YIN TANG:** Pinçar e puxar suavemente a pele entre as sobrancelhas 10 vezes.

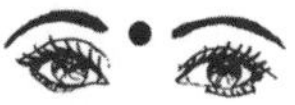

⑦ **Laterais da nuca:** Apoiar a testa da criança com uma das mãos e com a outra, comprimir suave e repetidamente as laterais da nuca para cima e para baixo com o polegar e os 4 dedos em pinça por 15 segundos.

DESNUTRIÇÃO INFANTIL

Para dificuldades no crescimento e outros problemas relacionados ao desenvolvimento físico, a série abaixo deverá ser realizada diariamente, de preferência pela manhã, antes da criança se levantar.

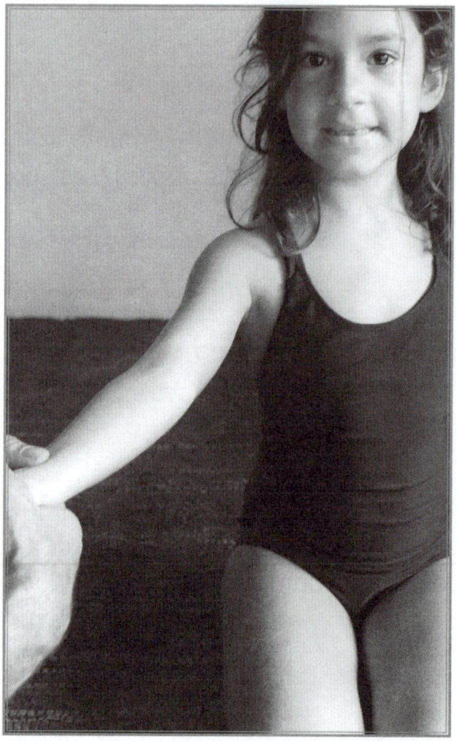

TRATAMENTO:

① **Linha SAN GUAN:** Pressionar com deslizamentos ao longo da linha, no sentido indicado, com o polegar ou dedos indicador e médio por 2 a 5 minutos; repetir no outro braço.

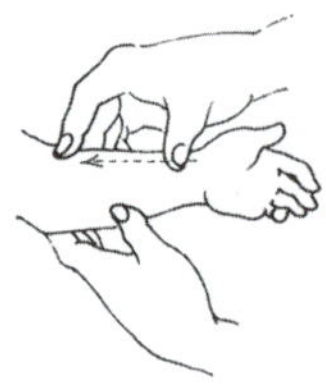

② **Linha LIU FU:** Tratar como no exercício anterior.

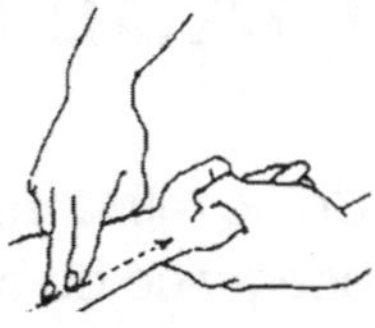

③ **Linha PI JING:** Pressionar com movimentos circulares com o polegar sobre a linha, por 2 a 3 minutos; repetir no outro braço.

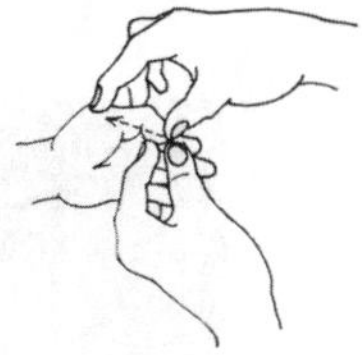

④ **Linha FEI JING**: Tratar como acima.

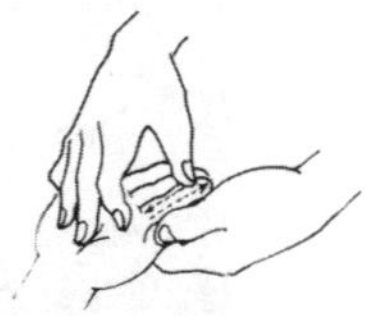

⑤ **Ponto E36**: Pressionar com movimentos circulares com os polegares por 1 minuto.

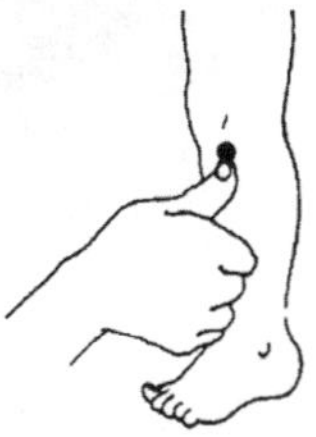

⑥ **Ponto BP3:** Tratar como o ponto anterior.

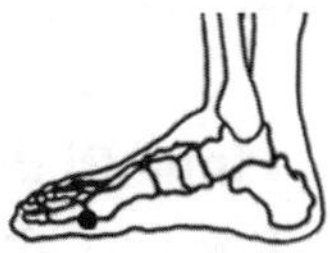

⑦ **Ponto B20:** Tratar como acima.

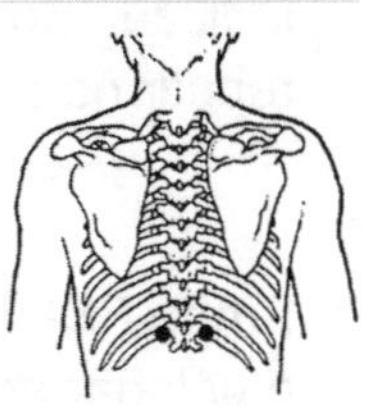

DIABETES

Como rotina diária para auxiliar na regulação e manutenção do nível adequado de açúcar no sangue ou nas crises de hipoglicemia.

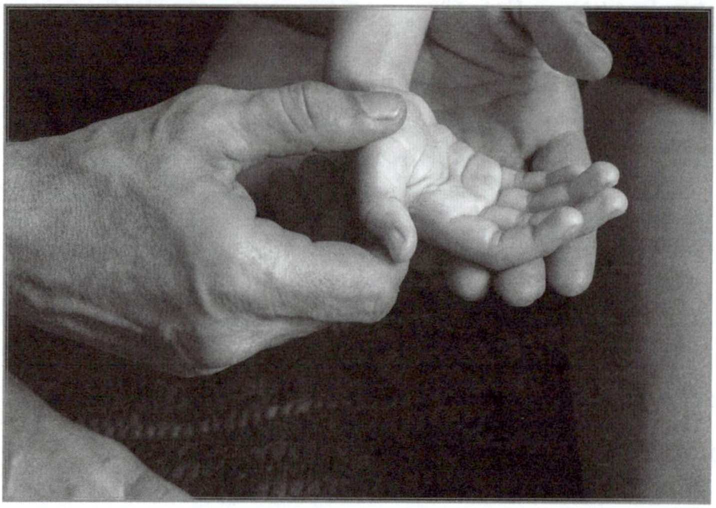

TRATAMENTO:

① **Linha PI JING:** Fazer pressão com movimentos circulares ao longo da linha, no sentido indicado, com os polegares por 2 minutos; repetir na outra mão.

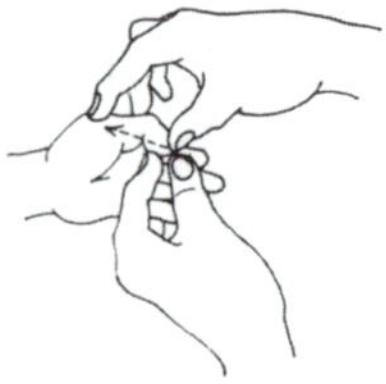

② **Linha FEI JING:** Pressionar com deslizamentos o polegar sobre a linha, no sentido indicado, por 2 a 4 minutos; repetir na outra mão.

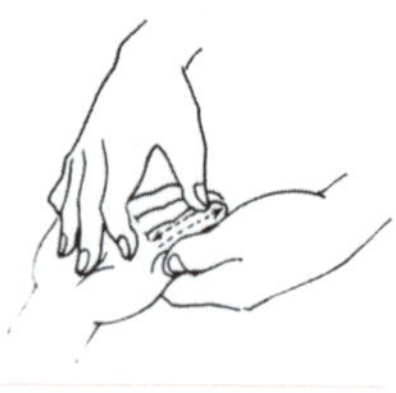

③ **Linha LIU FU:** Tratar como o exercício anterior.

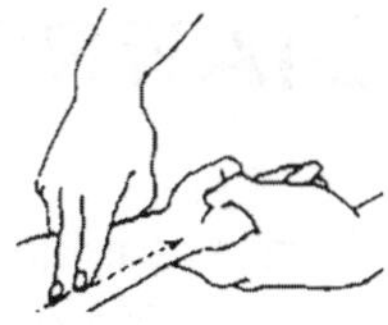

④ **Ponto B20:** Fazer pressão com movimentos circulares com os polegares por 1 a 2 minutos.

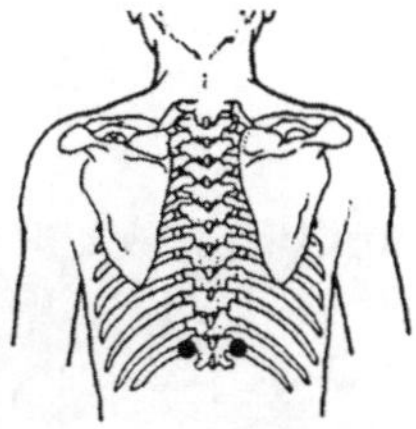

⑤ **Ponto BP4:** Tratar como acima.

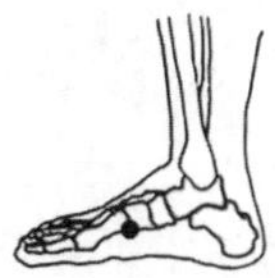

⑥ **Ponto IG5:** Pressionar e fazer movimentos circulares com a unha do polegar por 1 a 3 minutos.

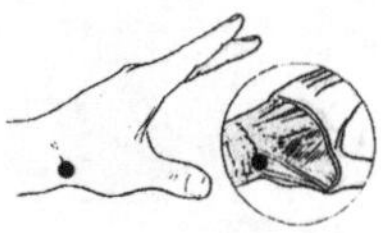

REFLEXOLOGIA:

Massagear as áreas correspondentes ao pâncreas, suprarrenais, tireoide e pituitária.

DIARREIA INFANTIL

Para a regularização do sistema gastrointestinal, especialmente nos desarranjos com fezes soltas e/ou aquosas.

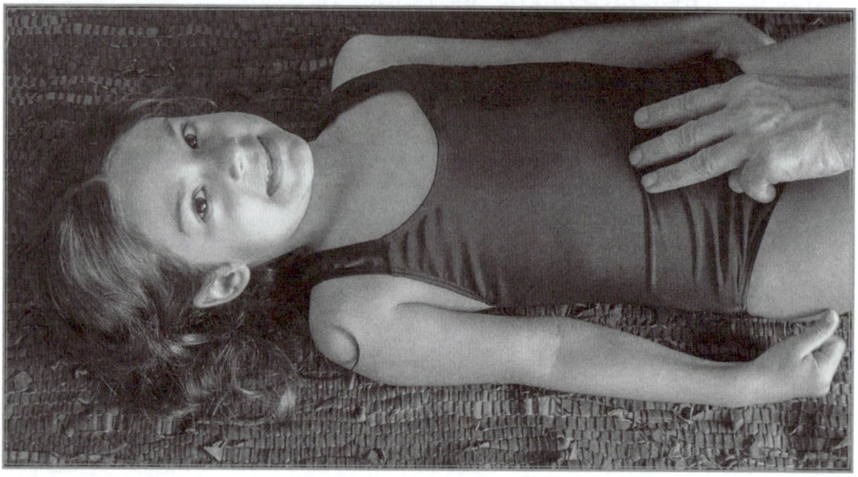

TRATAMENTO:

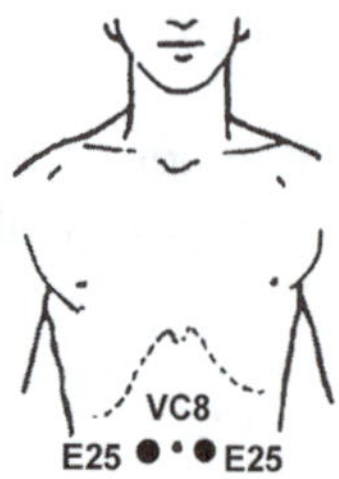

① **Pontos VC8 + E25:** Pressionar os pontos simultaneamente com os dedos indicador médio e anular, com movimentos circulares por 1 minuto.

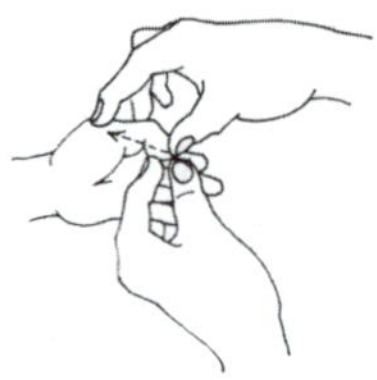

② **Linha PI JING:** Pressionar com movimentos circulares, com o polegar ao longo da linha, no sentido indicado, por 2 minutos e meio; repetir na outra mão.

③ **Linha SAN GUAN:** Pressionar com deslizamentos sobre a linha, com o polegar, no sentido indicado, por 2 minutos; repetir no outro braço.

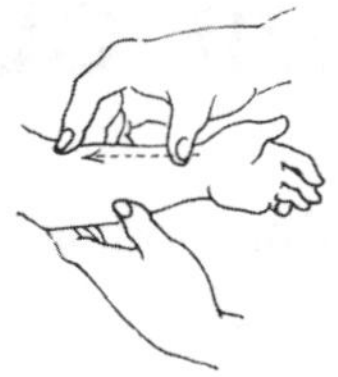

④ **Ponto P10:** Pressionar com movimentos circulares com o polegar por 1 a 2 minutos; repetir na outra mão.

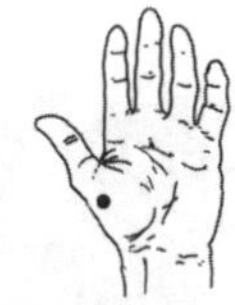

⑤ **Ponto R1:** Fazer pressão com movimentos circulares com os polegares por 1 minuto.

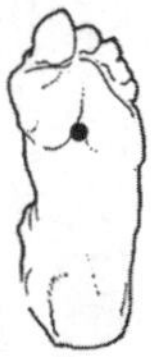

⑥ **Ponto E36:** Tratar como o ponto anterior.

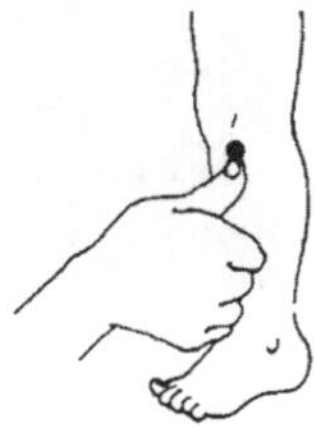

⑦ **Ponto B20:** Tratar como acima.

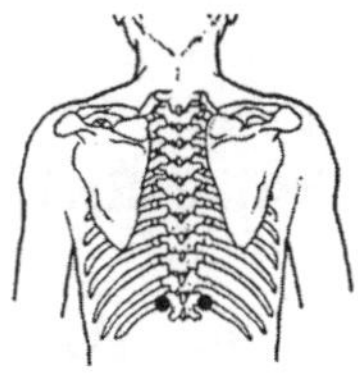

REFLEXOLOGIA:

Massagear toda a áreas correspondentes ao sistema gastrointestinal.

DIFICULDADE RESPIRATÓRIA

Para fortalecer os pulmões e prevenir ou tratar distúrbios das vias respiratórias em geral.

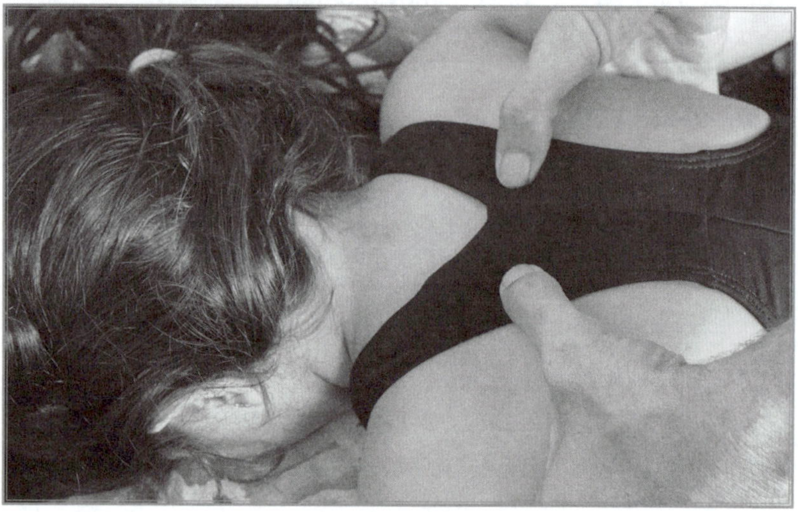

TRATAMENTO:

① **Ponto B13:** Pressionar com movimentos circulares com os polegares ou o polegar e o indicador de uma mão por 1 a 3 minutos.

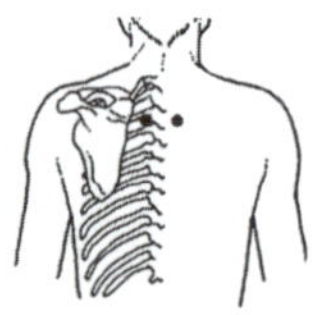

② **Ponto VC17:** Pressionar com movimentos circulares com o dedo médio, por 30 segundos

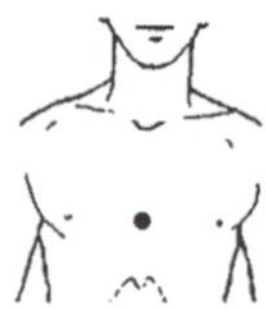

③ **Ponto VC22:** Tratar como o ponto anterior.

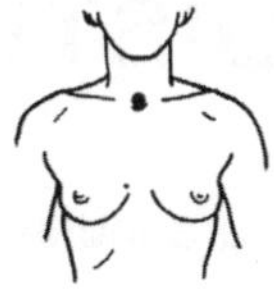

④ **Ponto P1:** Pressionar com movimentos circulares com os polegares por 1 a 2 minutos.

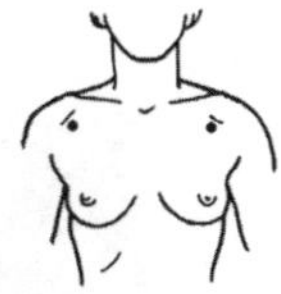

REFLEXOLOGIA:

Massagear as áreas correspondentes aos pulmões e tubo bronquial.

DISTÚRBIOS DIGESTIVOS

Para indigestão e fragilidade do sistema digestivo.

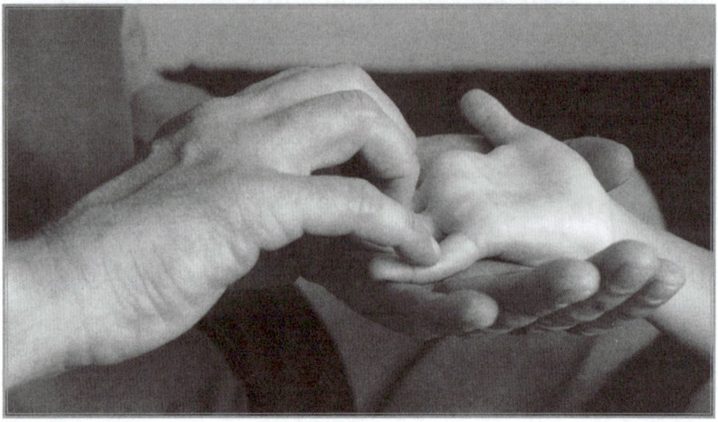

TRATAMENTO:

① **Pontos SZU FENG:** Pressionar simultaneamente os 4 pontos da mão com as pontas dos dedos (exceto os polegares) e fazer movimentos circulares por 2 minutos.

Ou em bebês, com a mão da criança virada para cima, esfregar as pregas médias dos 4 dedos unidos com a polpa do polegar durante 1 minuto; repetir na outra mão.

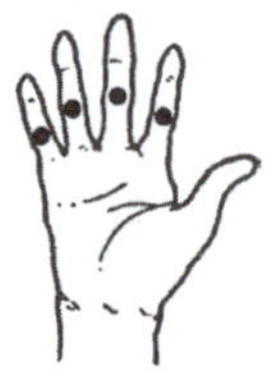

② **Linha PI JING:** Fazer pressão com deslizamentos com o polegar sobre a linha, no sentido indicado, por 2 a 3 minutos; repetir na outra mão.

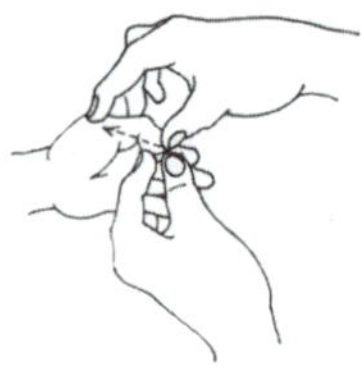

③ **Linha SAN GUAN:** Tratar como acima com os dedos indicador e médio.

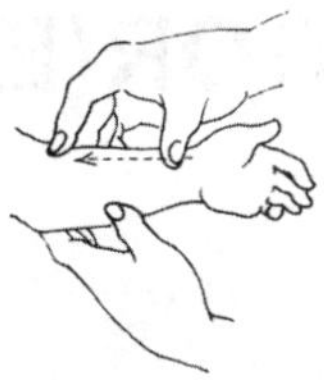

④ **Pontos VC8 e E25:** Pressionar os pontos simultaneamente com os dedos indicador, médio e anular, com movimentos circulares, por 1 minuto.

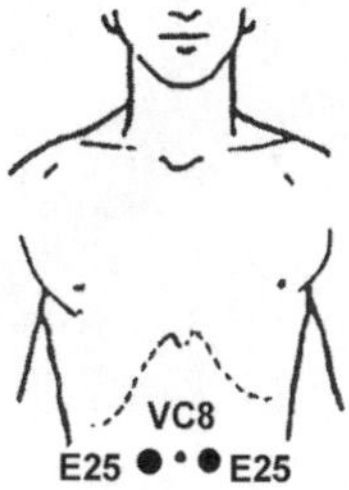

⑤ **Ponto P10:** Com os 4 dedos unidos (exceto o polegar), pressionar e massagear o ponto e toda a extensão da eminência tenar por 1 a 3 minutos; repetir na outra mão.

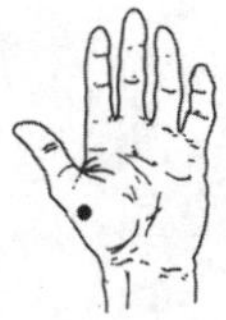

⑥ **Ponto B20:** Pressionar com movimentos circulares com o polegar ou dedos indicador e médio (em bebês), por 30 segundos a 1 minuto.

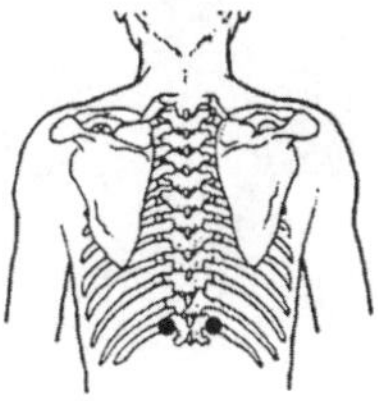

REFLEXOLOGIA:

Massagear todas as áreas correspondentes ao sistema digestivo.

DOR(ES) em geral ou inespecíficas

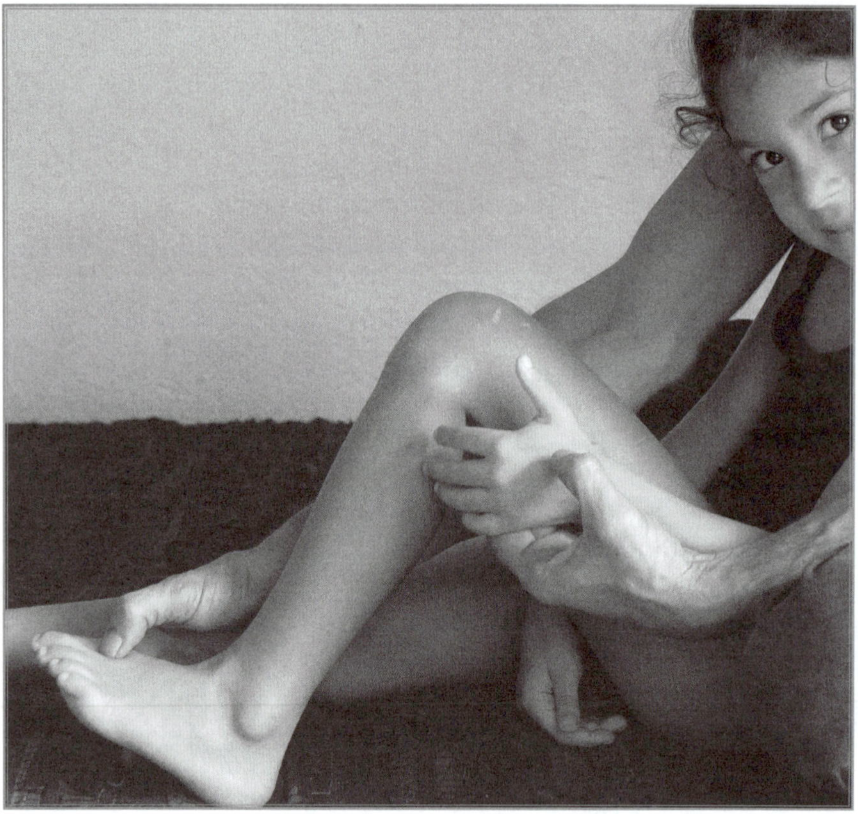

TRATAMENTO:

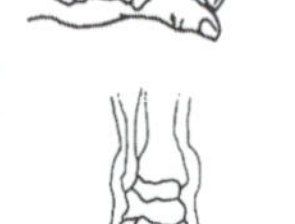

① **Pontos IG4 + F3**: Fazer pressão contínua com os polegares simultaneamente nos 2 pontos por 1 a 3 minutos; repetir no outro lado do corpo.

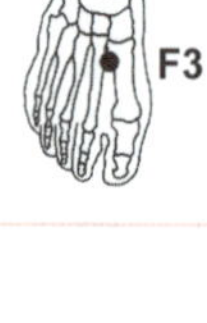

② **Ponto B60:** Fazer pressão contínua com os polegares por 1 a 3 minutos.

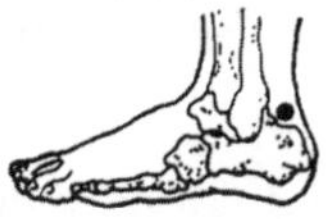

③ **Pontos AH SHI**: Pressionar continuamente ou com movimentos circulares lentos e profundos quaisquer pontos sensíveis ou espontaneamente doloridos na área afetada.

DOR DE CABEÇA

Se necessário realizar toda a série.

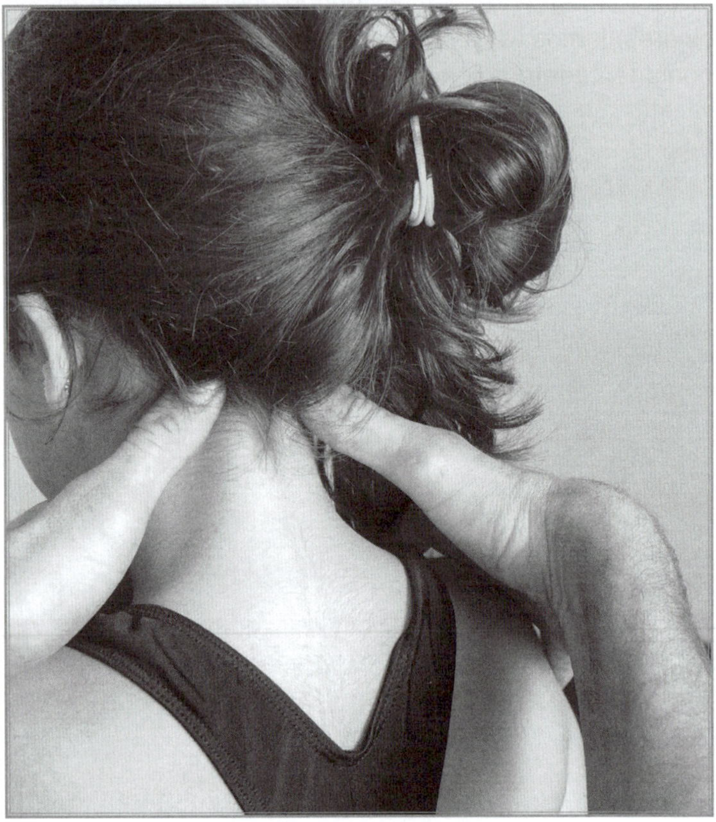

TRATAMENTO:

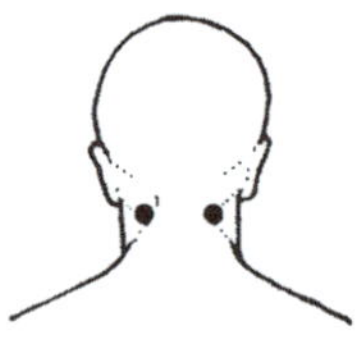

① **Pontos VB20:** Pressionar continuamente ou fazer movimentos circulares lentamente por cerca de 2 minutos.

② **Ponto IG4:** Tratar como no exercício anterior.

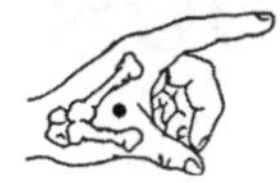

③ **Linha TIAN MEN:** Pressionar com deslizamentos os polegares em alternância ao longo da linha, de baixo para cima, por 30 segundos a 1 minuto.

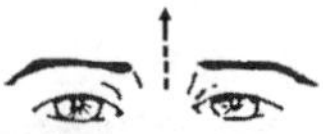

④ **Ponto TAI YANG:** Pressionar suavemente com movimentos circulares com os polegares por 30 segundos a 1 minuto.

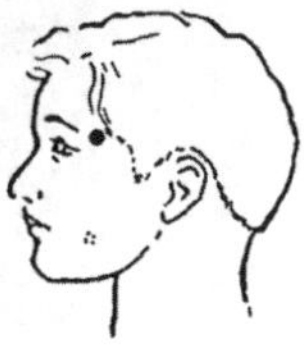

REFLEXOLOGIA:

Massagear suavemente a polpa dos dedos grandes dos pés e a área correspondente à coluna.

DOR DE DENTES

Se necessário realizar toda a série.

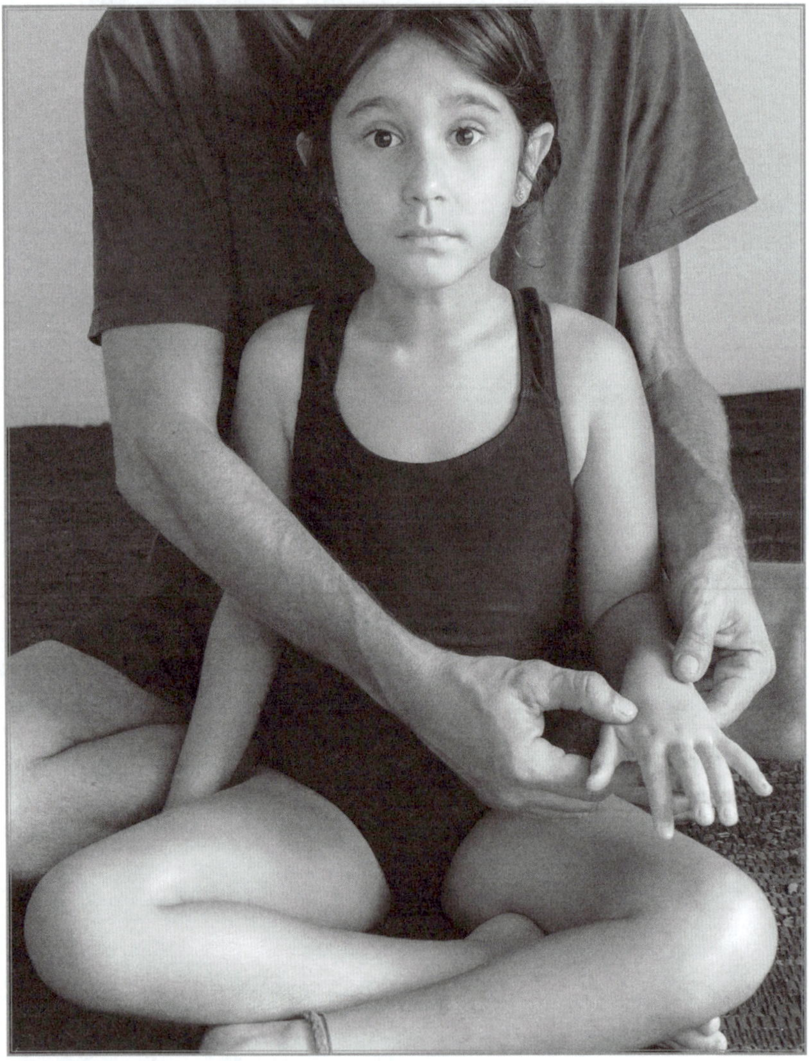

TRATAMENTO:

① **Ponto IG4:** pressionar continuamente com a polpa dos polegares por 1 a 3 minutos.

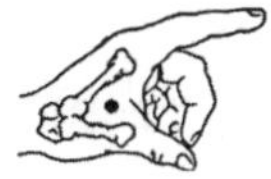

② **Ponto IG1:** pressionar continuamente com a unha dos polegares (bem suavemente em bebês) por 1 a 3 minutos.

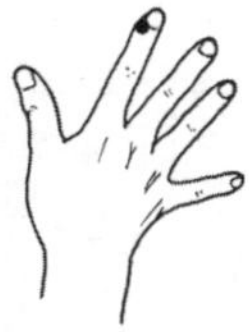

③ **Ponto E6 (especialmente dentes inferiores):** pressionar continuamente com a polpa dos polegares ou médios (bebês) por 1 a 3 minutos.

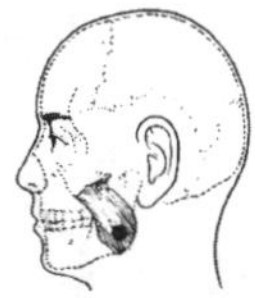

④ **Ponto E7 (especialmente dentes superiores):** Tratar como acima.

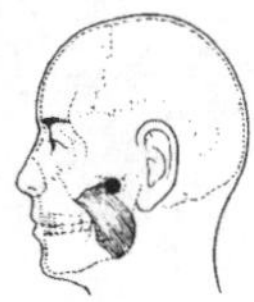

DOR DE GARGANTA

Se necessário realizar toda a série.

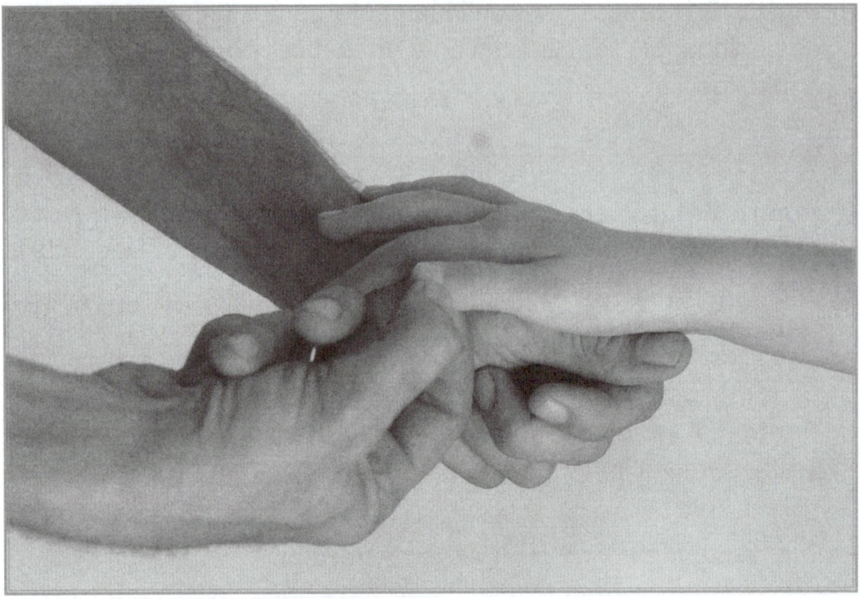

TRATAMENTO:

① **Ponto P11:** pressionar continuamente com a unha dos polegares (bem suavemente em bebês) por até 2 minutos; repetir na outra mão.

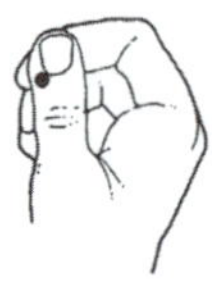

② **Ponto IG4:** pressionar e fazer movimentos circulares lentos e profundos com os polegares por cerca de 2 minutos.

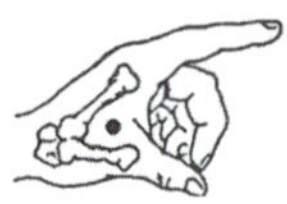

③ **Linha FEI JING:** Pressionar com deslizamentos ao longo da linha, no sentido indicado, com o polegar por 2 a 4 minutos; repetir na outra mão.

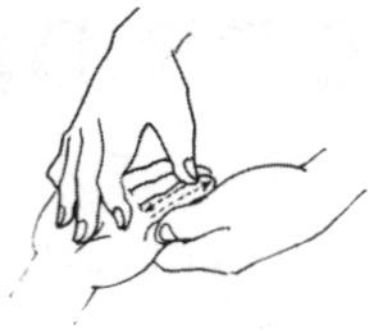

④ **Ponto VB20:** pressionar e fazer movimentos circulares com os polegares ou dedos médios (bebês), por 1 minuto.

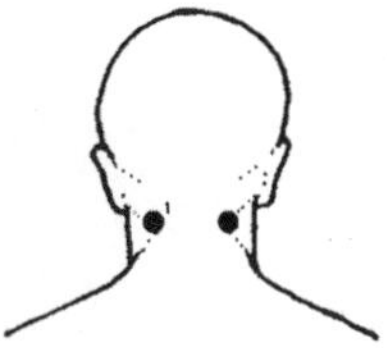

⑤ **Linha TIAN HE SHUI**: Pressionar com deslizamentos com o polegar ou dedo indicador e médio no sentido indicado, por 2 minutos; repetir no outro braço.

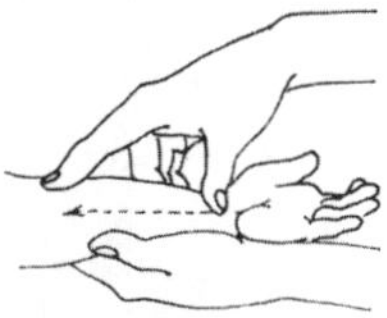

⑥ **Ponto TAI YANG:** Pressionar suavemente com movimentos circulares com os polegares por 30 segundos.

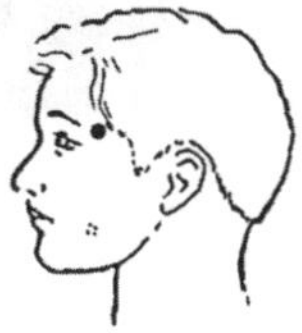

DOR DE OUVIDO

Se necessário realizar toda a série.

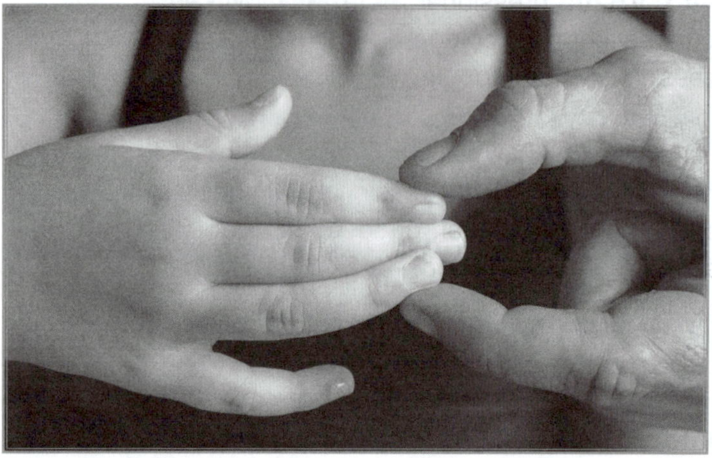

TRATAMENTO:

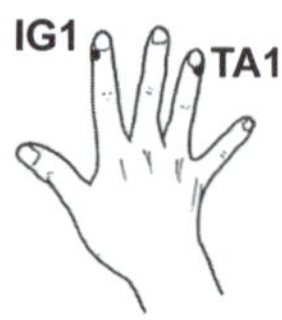

① **Pontos TA1 + IG1:** com os dedos polegar e indicador em pinça, pressionar firme e simultaneamente os 2 pontos por 1 a 3 minutos; repetir na outra mão.

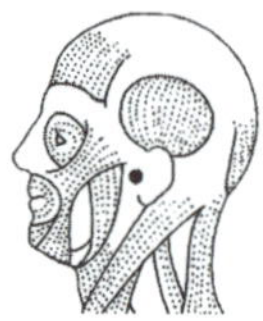

② **Ponto ID19:** Pressionar com movimentos circulares, com os dedos médios por cerca de 1 minuto.

③ **Ponto TA17:** Tratar como acima.

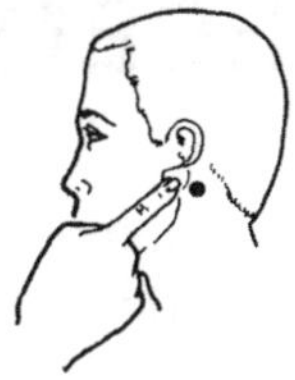

④ **Ponto VB20:** Tratar como o ponto ID19 com os polegares.

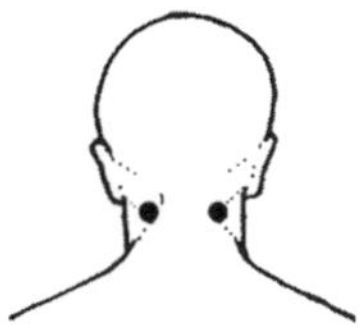

⑤ **Linha LIU FU:** Fazer pressão com deslizamento sobre a linha, com o polegar no sentido indicado por cerca de 2 minutos; repetir na outra mão.

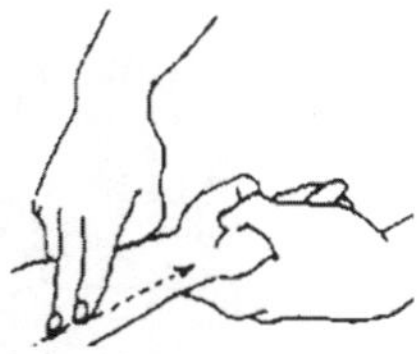

⑥ **Ponto TAI YANG**: Pressionar suavemente com movimentos circulares com os polegares no sentido ascendente por 30 segundos.

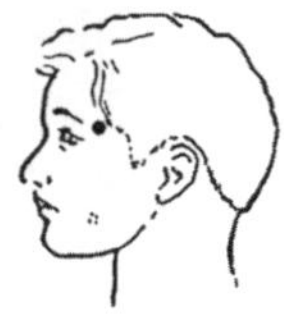

REFLEXOLOGIA:

Massagear as áreas correspondentes aos ouvidos e sistema linfático.

EDEMA

Problema localizado ou geral, caracterizado por quantidade excessiva de líquido nos tecidos.

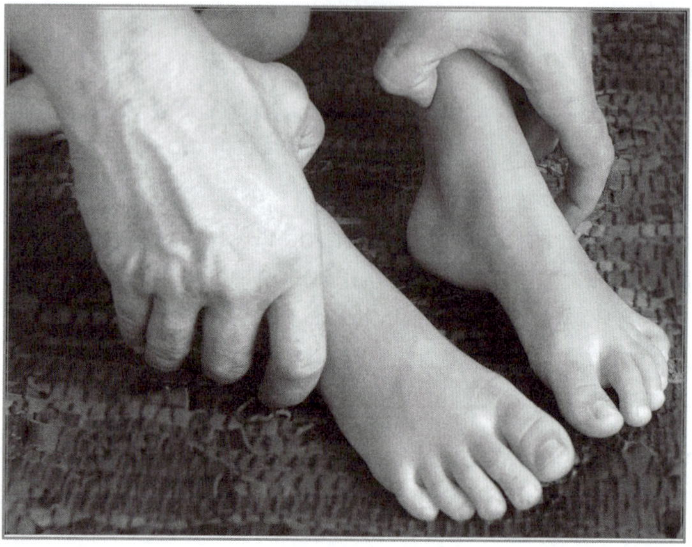

TRATAMENTO:

① **Ponto BP6:** Pressionar com movimentos circulares com os polegares por 1 a 3 minutos.

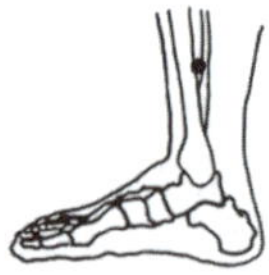

② **Linha GAN JING:** Pressionar com deslizamentos com o polegar sobre a linha, nos 2 sentidos, por um minuto e meio; repetir na outra mão.

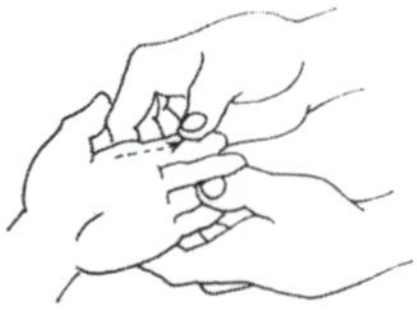

③ **Ponto B20:** Pressionar com movimentos circulares com os polegares ou com o indicador e o médio (em bebês), por 1 a 2 minutos.

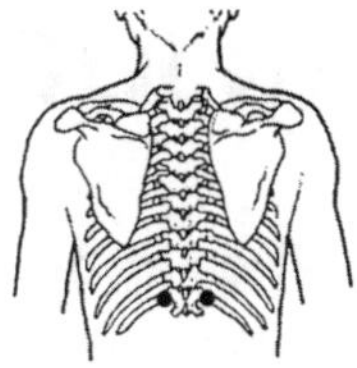

④ **Linha SAN GUAN:** Pressionar com deslizamentos sobre a linha, o polegar, por 2 minutos; repetir na outra mão.

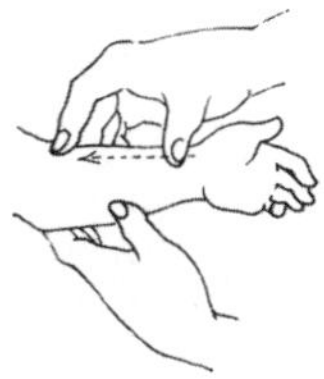

REFLEXOLOGIA:

Massagear as áreas correspondentes aos rins e a bexiga.

ENJOO DE VIAGEM

Mal estar provocado por movimentos oscilantes e contínuos, em automóveis, avião, no mar, etc. Se necessário realizar toda a série.

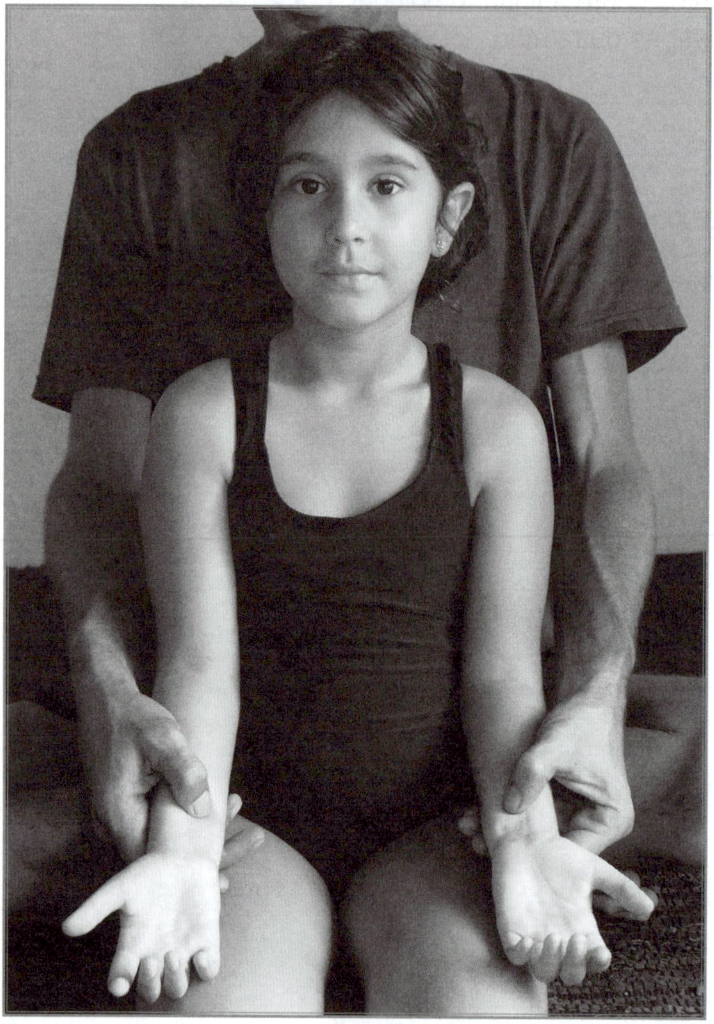

TRATAMENTO:

① **Ponto VC12:** Pressionar com movimentos circulares lentos com o polegar por cerca de 2 minutos.

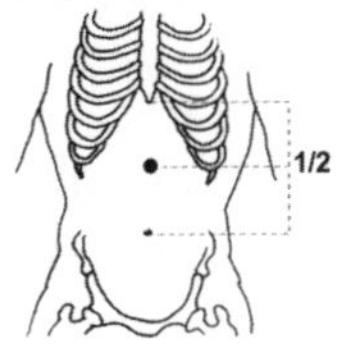

② **Ponto CS6:** Pressionar com movimentos circulares com os polegares por 1 a 2 minutos.

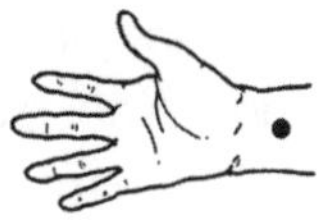

③ **Plexo solar:** Se as circunstâncias permitirem, coloque as palmas das mãos, com os dedos entrelaçados (exceto polegares) sobre o plexo solar da criança e vá separando as mãos lenta e suavemente para os lados repetidamente, de forma que os dedos deslizem sobre o plexo, de 30 segundos a 1 minuto.

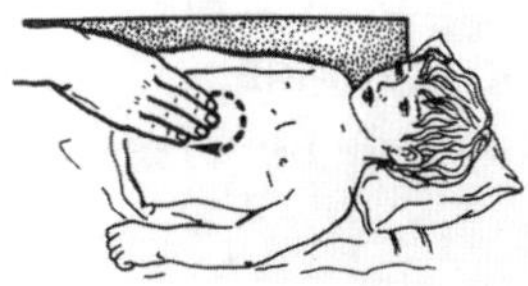

Outras sugestões:

Para crianças propensas ao problema é útil prender com esparadrapo uma ameixa salgada japonesa (umeboshi) sobre o umbigo e manter durante a viagem.

Crianças maiores, podem por a ameixa na boca, deixando-a diluir lentamente e deglutindo a saliva.

REFLEXOLOGIA:

Antes da viagem, massagear as áreas correspondentes ao plexo solar, pescoço e cabeça.

ENURESE

Emissão involuntária de urina, a enurese em crianças é comumente noturna e suas causas podem estar associadas a questões fisiológicas, como problemas do esfincter, da bexiga e ou emocionais (medo, ansiedade etc.).

Em qualquer caso, os procedimentos sugeridos podem ser de grande ajuda. A série abaixo, em sua totalidade ou numa sequência mais concisa de 5 ou 6 manobras selecionadas, deverá ser realizada diariamente, de preferência antes da criança ir para a cama e após esvaziar a bexiga.

Com a melhora, vá reduzindo gradativamente a frequência do tratamento: de 2 em 2 dias, passando a duas vezes por semana, uma vez por semana, quinzenalmente e quando a criança ficar por cerca de um mês sem fazer xixi na cama, suspender o tratamento.

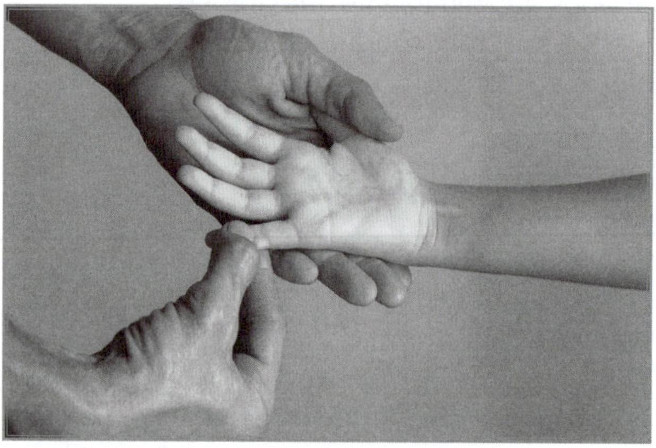

TRATAMENTO:

① **Pontos NICTÚRIA:** Pressionar os 2 pontos com movimentos circulares com o polegar – primeiro o ponto 1, depois o ponto 2 – por um minuto cada ponto em ambas as mãos (ou tratar uma mão e depois a outra).

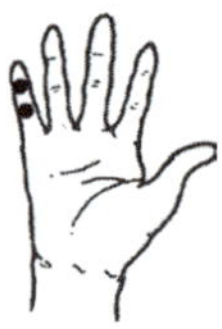

② **Linha PI JING:** Pressionar com movimentos circulares com o polegar ao longo da linha por 2 minutos, no sentido indicado; repetir na outra mão.

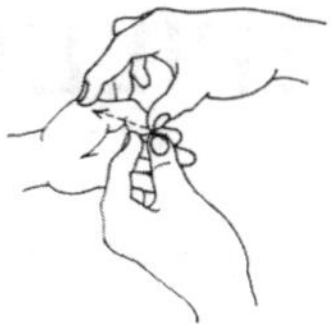

③ **Linha SHEN JING:** Tratar como acima.

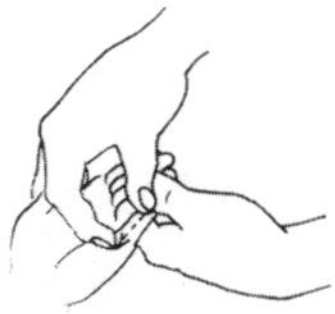

④ **Ponto BP6:** Pressionar com movimentos circulares com os polegares por 1 minuto.

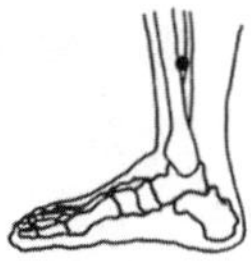

⑤ **Ponto B23:** Tratar como o ponto anterior.

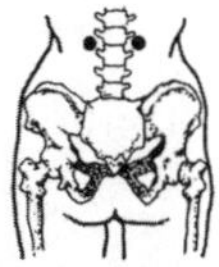

⑥ **Ponto VC4:** Com a base da mão, pressionar e fazer movimentos circulares na área do ponto por 1 minuto.

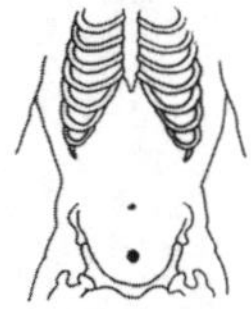

⑦ **Ponto VG1:** Fazer pressão com movimentos circulares com a ponta do dedo médio por 1 a 2 minutos.

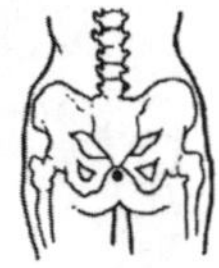

⑧ **Ponto VG20:** Fazer pressão leve e friccionar suavemente com a ponta do polegar ou do dedo médio por 30 segundos a 1 minuto.

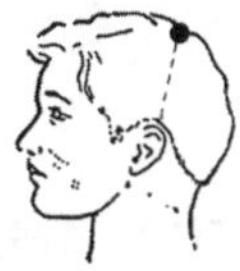

REFLEXOLOGIA:

Massagear as áreas correspondentes aos rins, bexiga, suprarrenais e plexo solar.

EPILEPSIA

Para prevenir ou no início do surto.

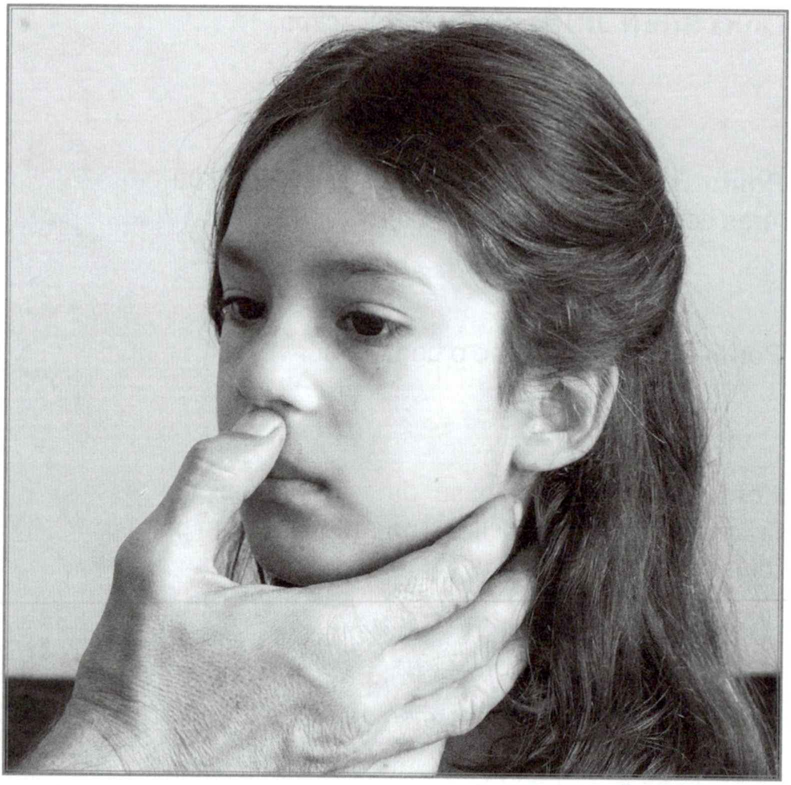

TRATAMENTO:

① **Ponto VG26:** Fazer pressão com a ponta do polegar ou a unha do polegar (firme mas suavemente) na iminência do surto, até debelar a crise.

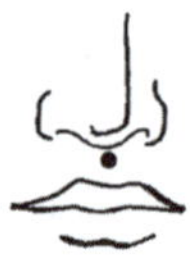

② **Ponto VG20:** Pressionar suavemente com movimentos circulares por 30 segundos a 1 minuto com o polegar ou dedo médio.

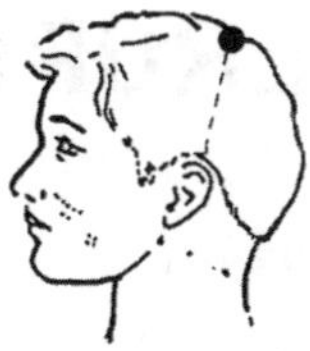

③ **Ponto C7:** Pressionar com movimentos circulares com os polegares por 1 minuto.

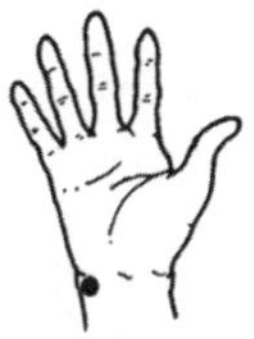

④ **Linha GAN JING:** Pressionar com movimentos circulares com o polegar no sentido indicado, por 2 minutos; repetir no outro braço.

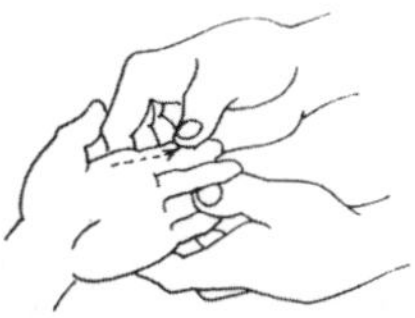

ERUPÇÕES DA PELE

Nas afecções da pele em geral ou nas crises de eczema atópico com inflamação da pele (dermatite), com coceira, pápulas, vesículas ou secreção líquida.

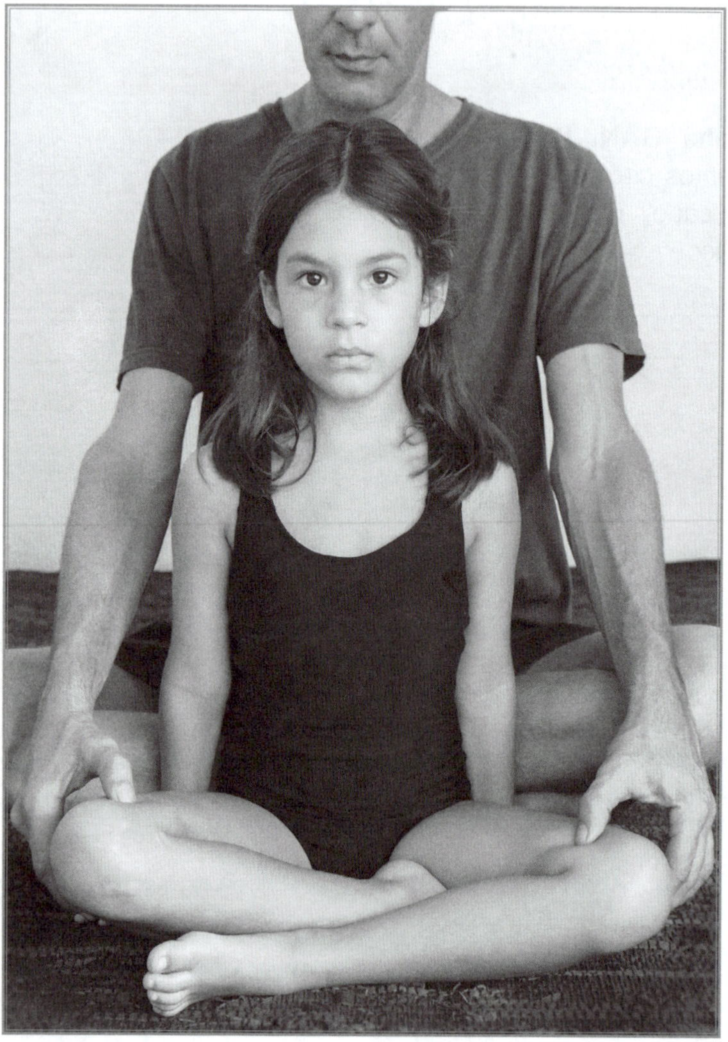

TRATAMENTO:

① **Ponto BP10:** Pressionar com movimentos circulares com a polpa dos polegares por 1 a 3 minutos.

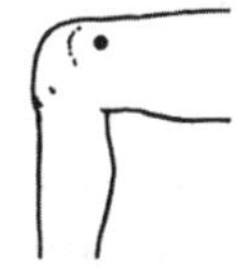

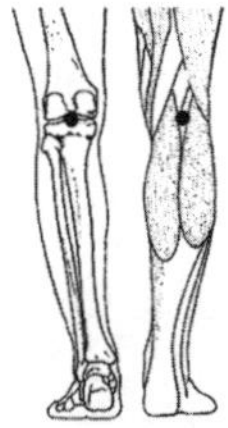

② **Ponto B40:** Tratar como acima.

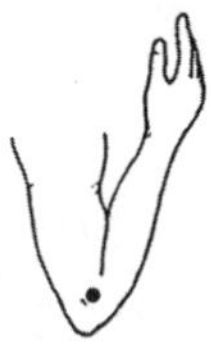

③ **Ponto IG11:** Tratar como acima.

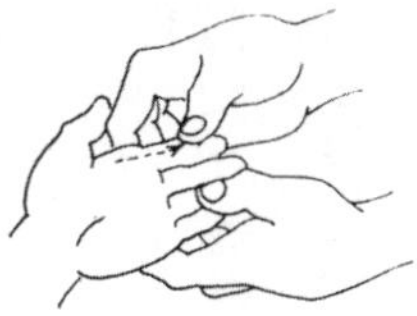

④ **Linha GAN JING:** Pressionar com deslizamentos com o polegar sobre a linha, no sentido indicado, por 2 minutos; repetir na outra mão.

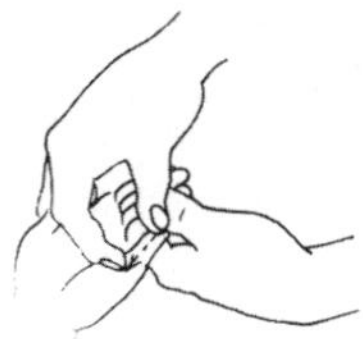

⑤ **Linha SHEN JING:** Pressionar com movimentos circulares ao longo da linha, com o polegar por 2 minutos; repetir na outra mão.

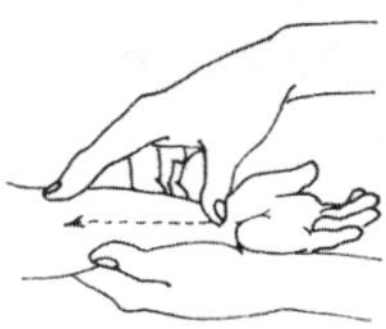

⑥ **Linha TIAN HE SHUI:** Fazer pressão com deslizamentos, com o polegar ao longo da linha, por 2 a 3 minutos; repetir no outro braço.

REFLEXOLOGIA:

Massagear as áreas correspondentes ao fígado, rins, pulmões, intestinos, sistema linfático e plexo solar.

ESPIRROS

Causados por irritação dos nervos nasais ou por hiperestimulação dos nervos óticos provocada por luminosidade intensa. Quando constantes ou incessantes, podem ser sintoma de resfriados, alergia, gripe, etc.

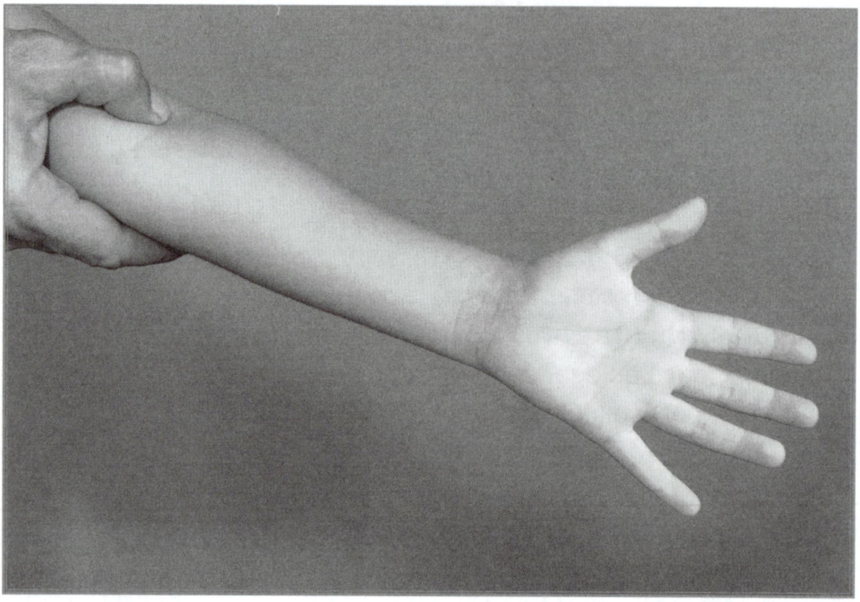

TRATAMENTO:

① **Ponto P5:** Pressionar com movimentos circulares lentos, com o polegar por 1 a 3 minutos; repetir no outro braço.

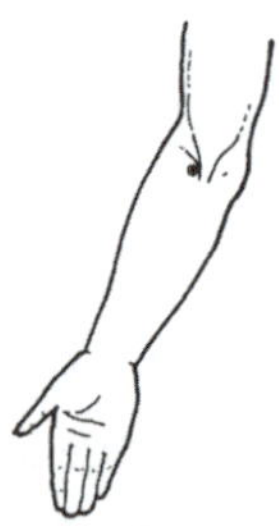

② **Ponto B12:** Pressionar com movimentos circulares lentos, com os polegares por 1 a 3 minutos.

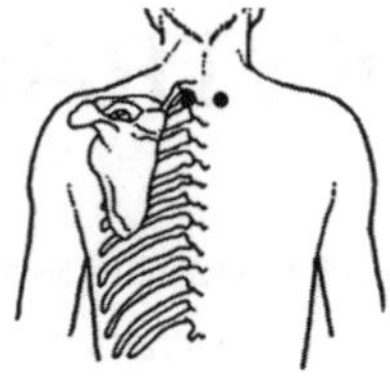

---

③ **Linha GAN JING:** Pressionar com deslizamentos sobre a linha, com o polegar no sentido indicado, por 2 minutos; repetir na outra mão.

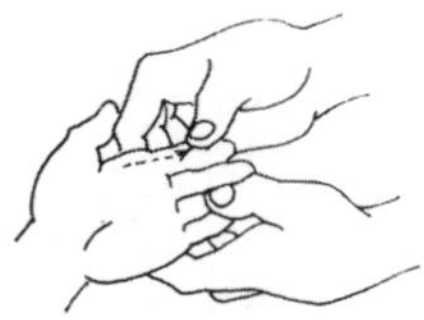

ESTRABISMO

Os procedimentos abaixo tem efeito benéfico na condição dos olhos e na correção dos distúrbios visuais com indicação específica para o estrabismo.

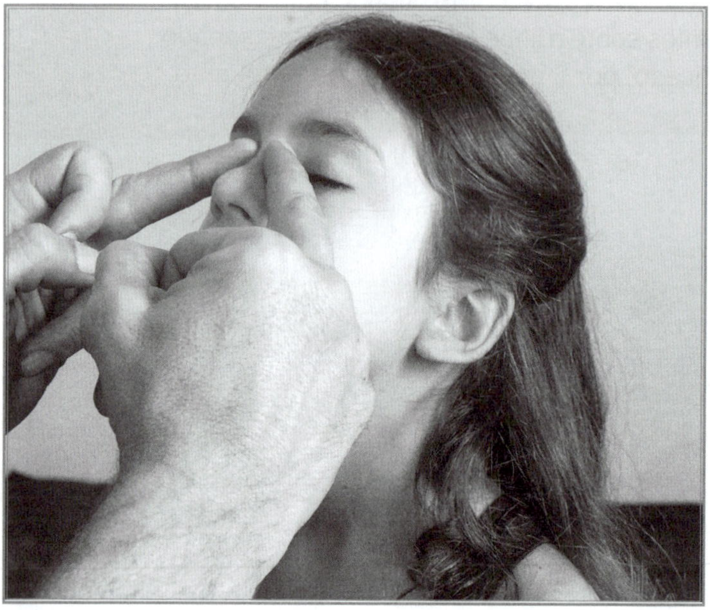

TRATAMENTO:

① **Pontos B1 e B2:** Com a ponta dos dedos médios, fazer pressão com movimentos circulares, por 1 a 2 minutos.

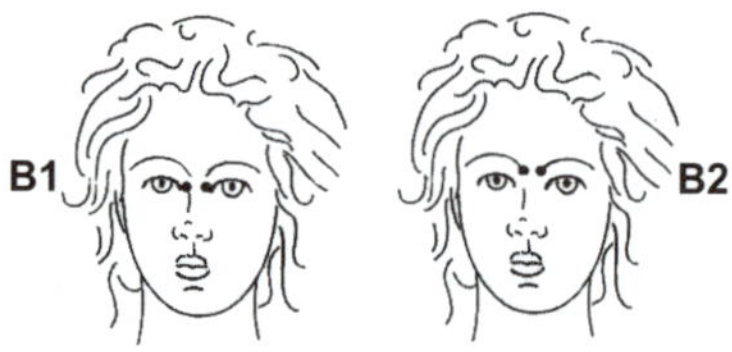

② **Ponto ID19:** Pressionar continuamente com a ponta dos dedos médios, a boca ligeiramente aberta, por 30 segundos.

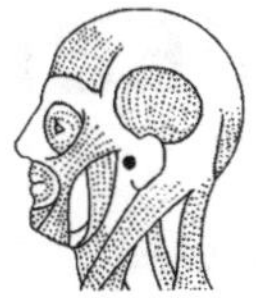

③ **Ponto E2:** Pressionar com movimentos circulares com a ponta dos dedos médios por 1 a 3 minutos.

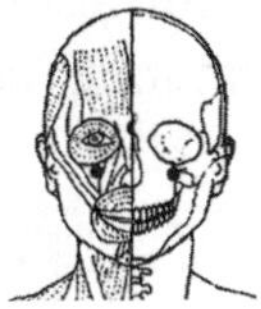

④ **Ponto VB20:** Fazer pressão com movimentos circulares com os polegares ou polegar e dedo médio (bebês e crianças menores) por 30 segundos a 1 minuto.

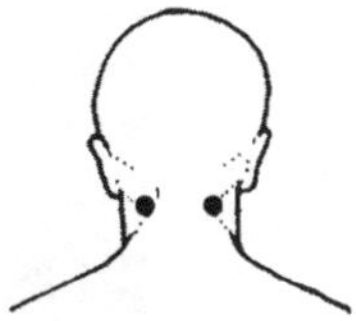

⑤ **Ponto TAI YANG:** Fazer pressão com movimentos circulares suaves com os polegares ou dedos médios, por 30 segundos.

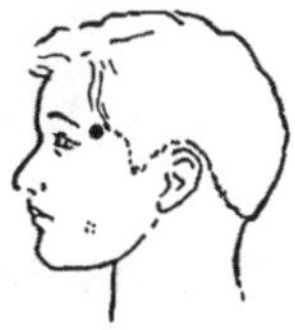

⑥ **Pontos AH SHI:** Massagear com movimentos circulares, com a ponta dos dedos médios, quaisquer pontos doloridos em torno da órbita dos olhos.

REFLEXOLOGIA:

Massagear as áreas correspondentes aos olhos e ao pescoço.

FEBRE

Defesa natural do organismo, a febre somente deve ser combatida quando muito elevada ou persistente. Embora seja um fenômeno relativamente comum em crianças, a febre alta, acima de 40º, pode provocar convulsões. A seguir, alguns procedimentos efetivos.

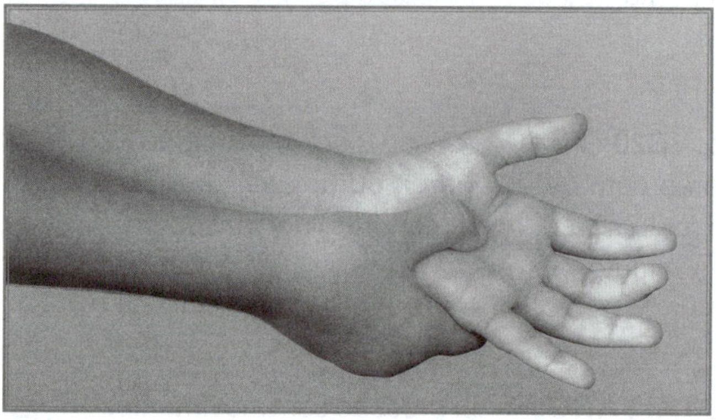

TRATAMENTO:

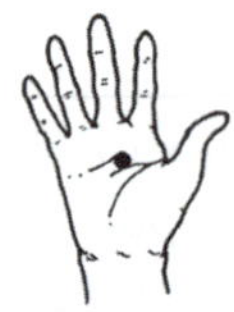

① **Ponto CS8:** Pressionar com movimentos circulares lentos e profundos, com o polegar por cerca de 1 minutos; repetir na outra mão.

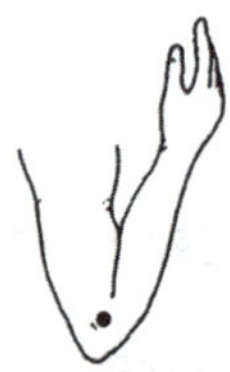

② **Ponto IG11:** Tratar como acima.

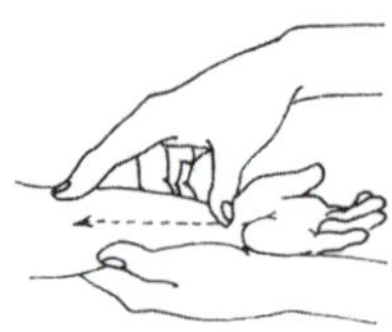

③ **Linha TIAN HE SHUI:** Fazer pressão com deslizamento, com os dedos indicador e médio ao longo da linha, no sentido indicado, por 2 minutos; repetir no outro braço.

④ **Linha LIU FU:** Tratar como o ponto anterior.

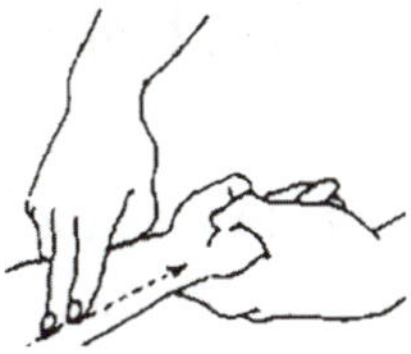

⑤ **Ponto VB20:** Pressionar com movimentos circulares com os polegares ou o polegar e o indicador (bebês) por 30 segundos.

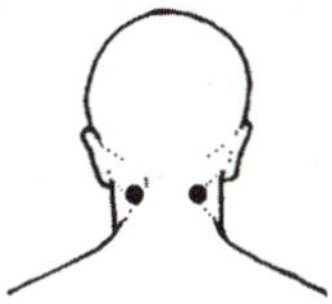

⑥ **Ponto TAI YANG:** Pressionar suavemente com movimentos circulares com os polegares ou dedos médios (bebês), por 30 segundos.

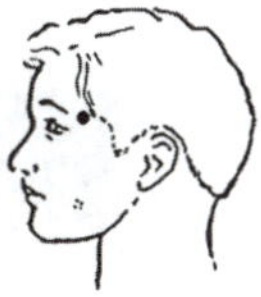

⑦ **Ponto VG14:** Fazer pressão com movimentos circulares lentos com o dedo médios por até 2 minutos. Em casos renitentes, este ponto pode ser tratado pela imposição de uma pedra de gelo por 30 segundos.

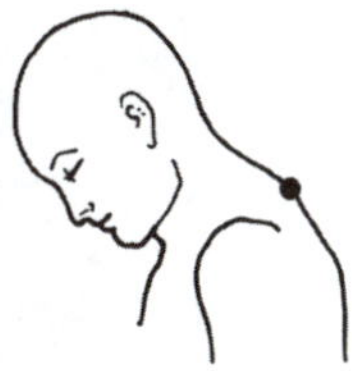

RECOMENDAÇÕES ADICIONAIS

√ Fazer compressa com folhas verdes socadas e aplicar na testa.

√ Raspar suavemente com uma colher os 2 lados da coluna, previamente umedecidos com água e sabão ou óleo vegetal, até que a pele se torne avermelhada.

√ Massagear suavemente a polpa dos polegares e dos dedões dos pés.

√ Prender uma pedra de gelo à polpa do dedão de cada pé.

FALTA DE APETITE

A falta de apetite em crianças surge naturalmente em casos de resfriados, afecções de garganta, transtornos digestivos ou dores. Sendo uma reação de auto proteção do organismo enfermo, é absolutamente inconveniente, forçar a criança a se alimentar.

Se não houver causa aparente ou se o problema se tornar crônico, os procedimentos abaixo podem ser de grande utilidade.

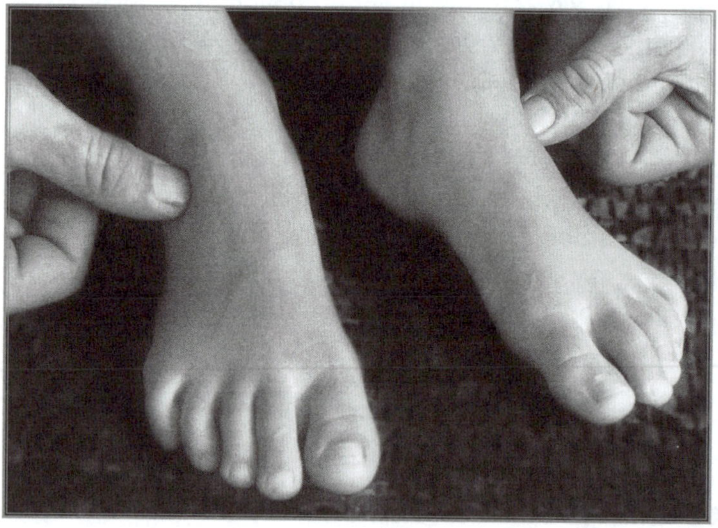

TRATAMENTO:

① **Pontos E41 e E42:** Fazer pressão com movimentos circulares ligeiros com a ponta dos dedos médios por 1 minuto em cada ponto.

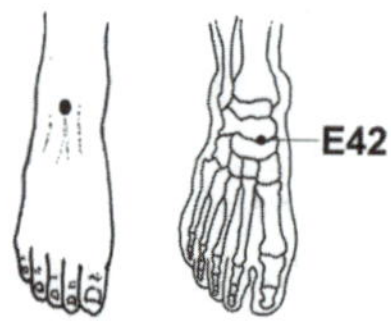

② **Ponto P10:** Pressionar e fazer movimentos circulares com a polpa do polegar sobre o ponto e em toda a área da eminência tenar por 1 minuto; repetir na outra mão.

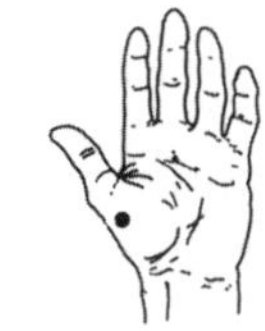

③ **Linha PI JING:** Pressionar com movimentos circulares com o polegar ao longo da linha, no sentido indicado, por 2 a 5 minutos; repetir na outra mão.

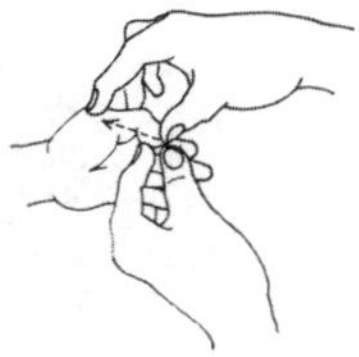

④ **Pontos SZU FENG:** Pressionar e fazer movimentos circulares com o polegar nos 4 pontos de cada mão por 30 segundos em cada ponto. Ou friccionar com o polegar as pregas médias dos 4 dedos unidos da mão da criança; repetir na outra mão (especialmente em bebês).

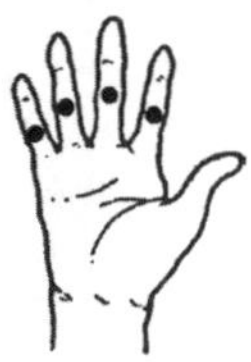

REFLEXOLOGIA:

Massagear toda a área correspondente ao aparelho digestivo e ao plexo solar.

FRIAGEM

Baixa temperatura do corpo, provocada por exposição ao frio ou a umidade.

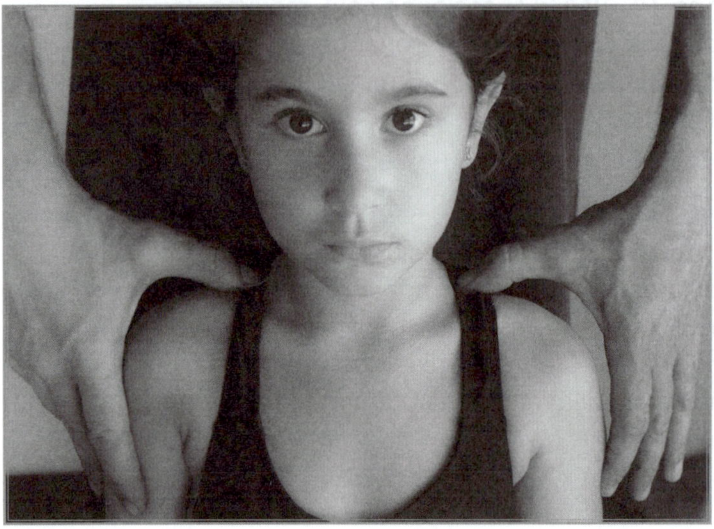

TRATAMENTO:

① **Pontos TA15 e VB21:** Pressionar e fazer movimentos circulares ligeiros com os polegares no sentido pronunciado da 7ª vértebra cervical por 1 a 3 minutos em cada ponto.

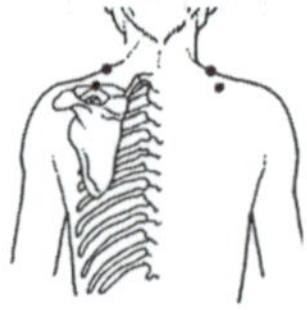

② **Ponto B12:** Tratar como acima.

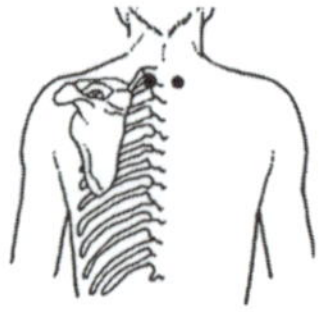

③ **Ponto B23:** Friccionar com as palmas das mãos em movimentos circulares amplos, na área do ponto por 1 minuto.

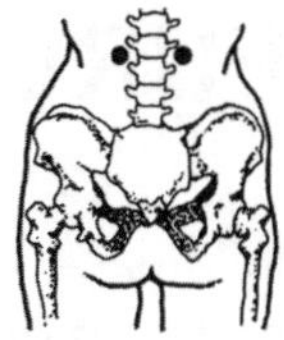

④ **Linha SAN GUAN:** Pressionar e deslizar com o polegar ao longo da linha no sentido indicado por 3 minutos.

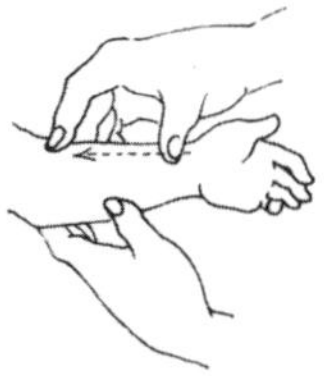

RECOMENDAÇÕES ADICIONAIS

√ Massagear e esfregar energicamente os pés, a área renal e as orelhas.

FURÚNCULOS

Inflamação aguda e profunda de pele que evolui para a superfície, na forma de um ou mais nódulos vermelhos, purulentos e doloridos. Realizar a série diariamente até o desaparecimento dos sintomas.

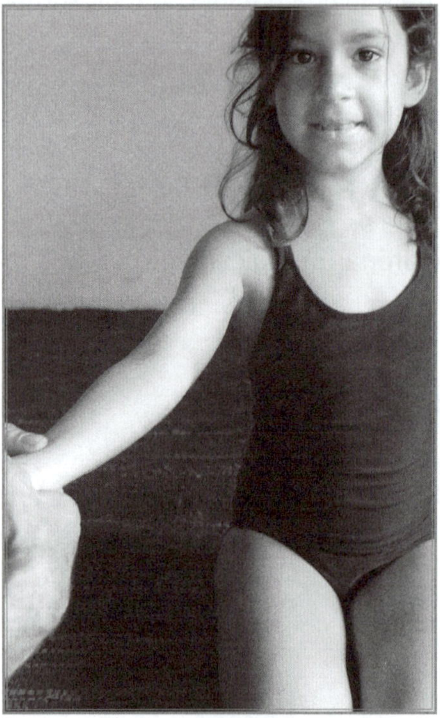

TRATAMENTO:

① **Linha SAN GUAN:** Pressionar com deslizamentos, por 2 minutos; repetir no outro braço.

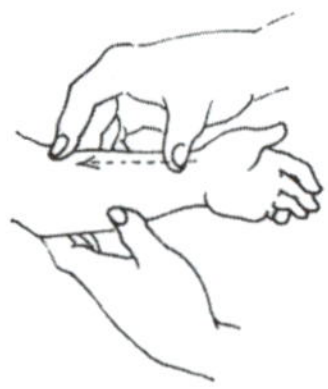

② **Ponto P10:** Fazer pressão com deslizamentos para frente e para trás com o polegar ao longo da linha mediana da eminência tenar por 1 a 2 minutos; repetir na outra mão.

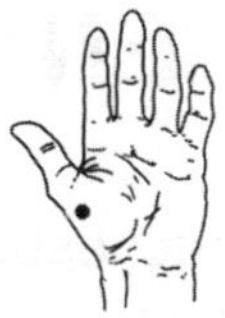

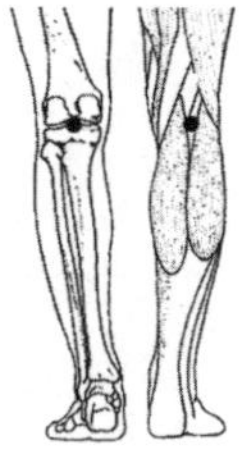

③ **Ponto B40:** Pressionar com movimentos circulares com a unha dos polegares por 30 segundos.

④ **Ponto IG4:** Pressionar com movimentos circulares, com a polpa dos polegares por 1 minuto;

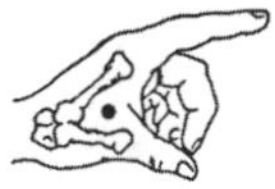

⑤ **Linha SHEN JING:** Pressionar com movimentos circulares, ao longo da linha no sentido indicado, por 2 a 4 minutos; repetir na outra mão.

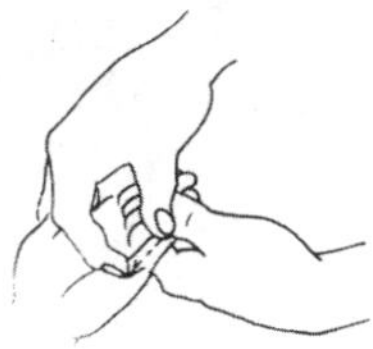

⑥ **Linha LIU FU:** Fazer pressão com deslizamento sobre a linha no sentido indicado, com a ponta dos dedos indicador e médio, por 2 minutos; repetir no outro braço.

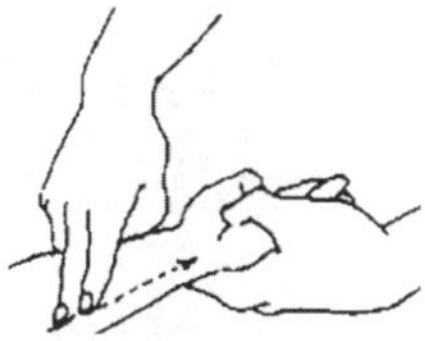

⑦ **Linha TIAN HE SHUI:** Fazer pressão com deslizamento, ao longo da linha no sentido indicado, com a polpa dos dedos indicador e médio, por 2 minutos; repetir no outro braço.

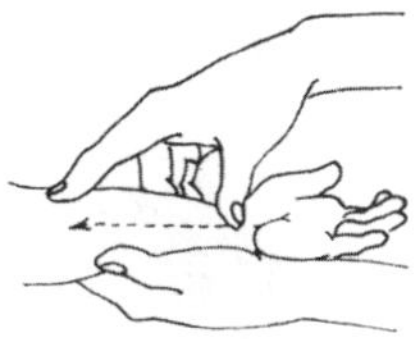

GENGIVAS INFLAMADAS

Fazer esta série uma ou duas **vezes por dia ou nas** crises agudas, sempre que necessário.

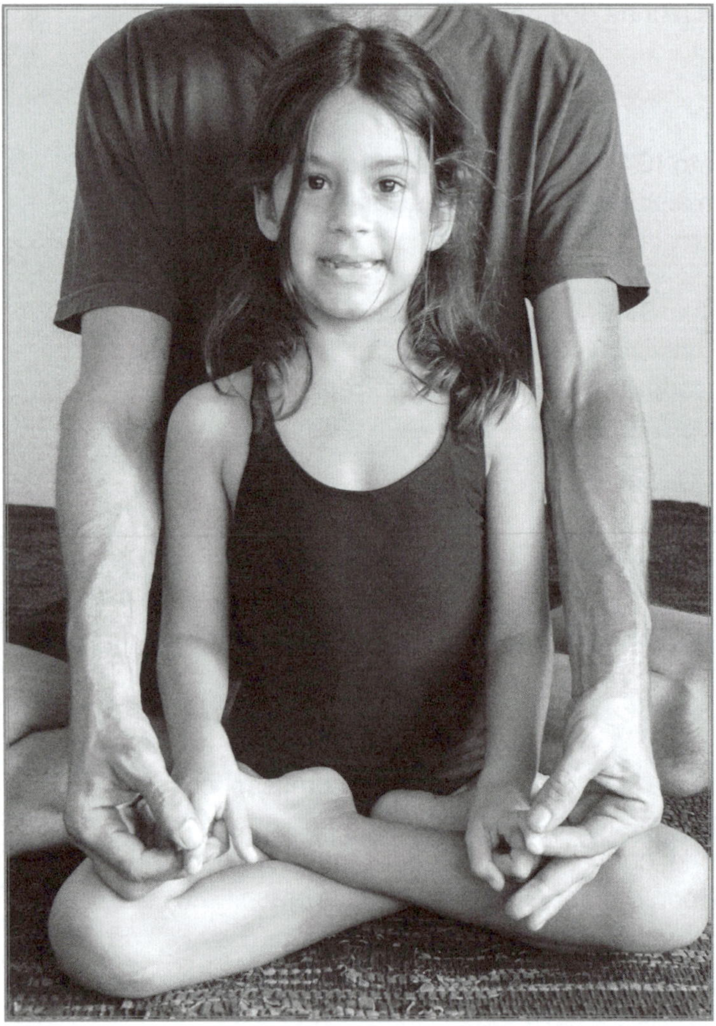

TRATAMENTO:

① **Pontos IG1:** Fazer pressão continua, suave, com a unha dos polegares (especial cautela com bebês) por 1 minuto ou até a sedação da dor e do incômodo.

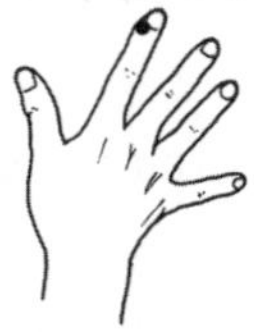

② **Linha PI JING:** Fazer pressão com deslizamentos com o polegar ao longo da linha, no sentido indicado, por 2 minutos; repetir na outra mão.

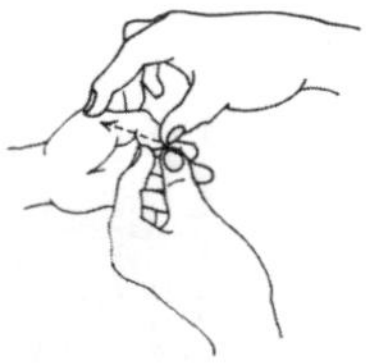

③ **Linha LIU FU:** Fazer pressão com deslizamento, com os dedos indicador e médio, ao longo da linha, no sentido indicado, por 2 minutos; repetir no outro braço.

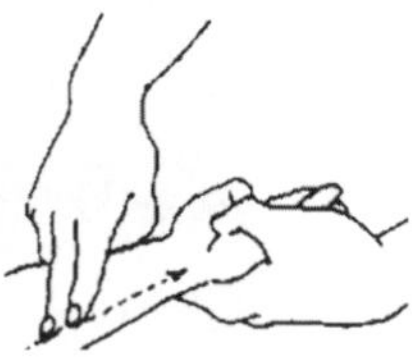

④ **Linha TIAN HE SHUI:** Tratar como acima.

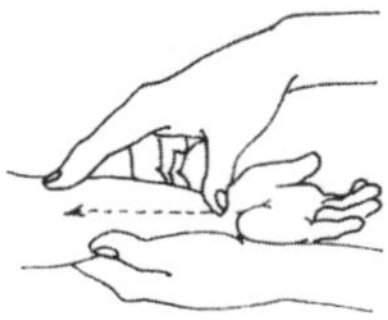

⑤ **Ponto IG4:** Pressionar com movimentos circulares, com a polpa dos polegares por 1 a 2 minutos.

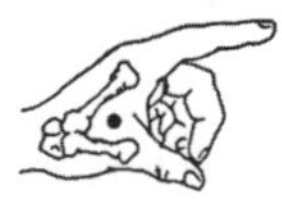

HEMORRAGIA NASAL

Muitas vezes um único ponto pode ser suficiente.

Se necessário, prosseguir com as sugestões abaixo até estancar o sangramento.

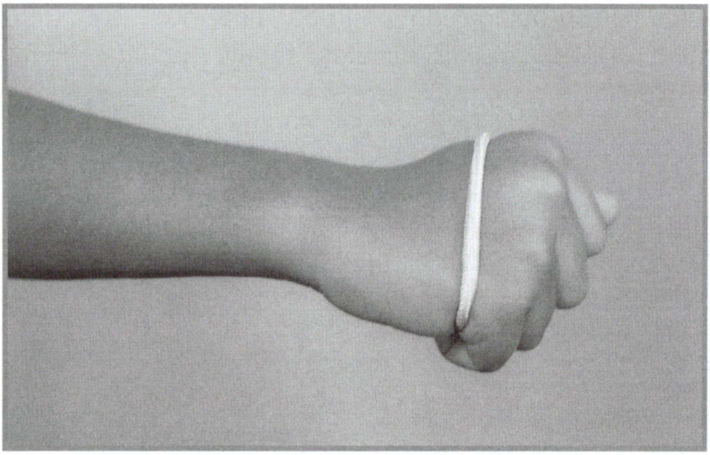

TRATAMENTO:

① **Pontos ID3 + IG3:** Em: casos mais severos ou renitentes, envolver e apertar firmemente um lenço ou cordão em torno da mão da criança no nível dos pontos. Fazer a criança fechar fortemente a mão, de forma a produzir uma pressão simultânea em ambos os pontos. Manter a pressão por 1 minuto ou mais. Se não for de todo suficiente, repetir na outra mão.

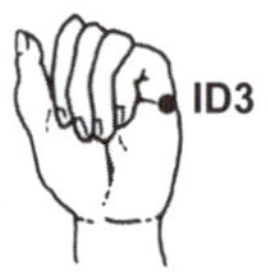

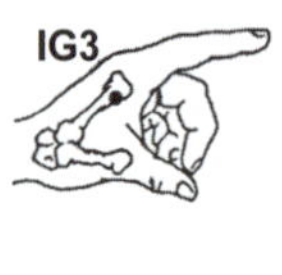

② **Ponto VG16:** Fazer pressão com movimentos circulares lentos e profundos, com a ponta do polegar por 30 segundos a 1 minuto.

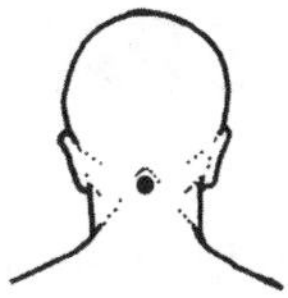

③ **Ponto VG10:** Tratar como o ponto anterior.

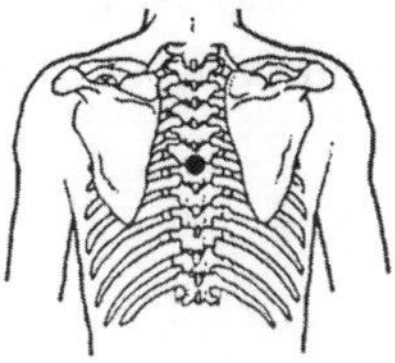

④ **Ponto VB20:** Tratar como acima, com a polpa dos polegares.

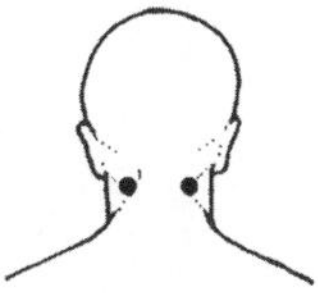

⑤ **Ponto IG4:** Tratar como acima.

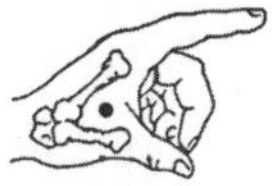

⑥ **Ponto CS3:** Tratar como acima.

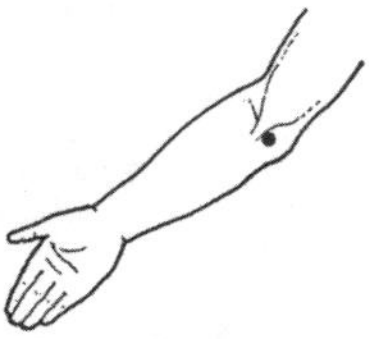

⑦ **Ponto B10:** Tratar como o ponto VG16.

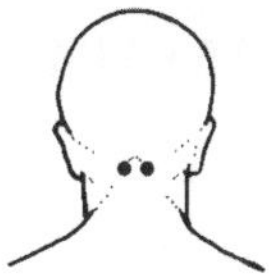

⑧ **Linha TIAN HE SHUI:** Pressionar com deslizamentos o polegar ao longo da linha, no sentido indicado, por 2 minutos e meio; repetir no outro braço.

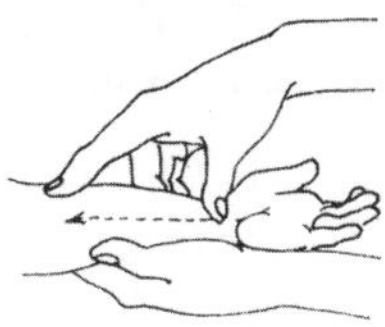

HEPATITE INFECCIOSA

A hepatite é uma inflamação dos tecidos do fígado que se distingue por vários tipos. O que afeta com maior frequência as crianças é a do tipo A, uma forma contagiosa da doença, causada por vírus e comumente chamada de hepatite infecciosa.

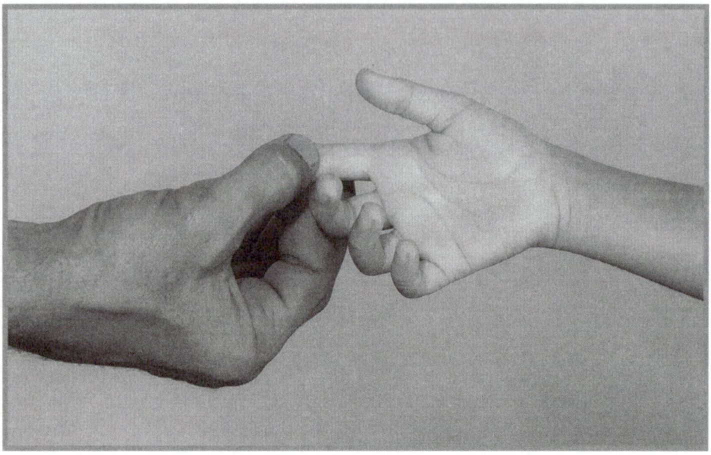

TRATAMENTO:

① **Linha GAN JING:** Pressionar com deslizamentos, com o polegar no sentido indicado, por 2 minutos; repetir na outra mão.

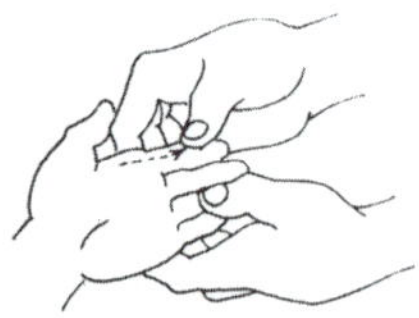

Linha FEI JING: Tratar como acima.

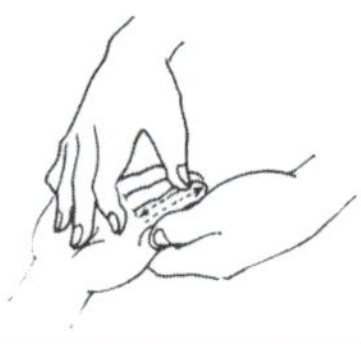

③ **Linha TIAN HE SHUI:** Tratar como no exercício anterior, com o polegar ou dedos indicador e médio.

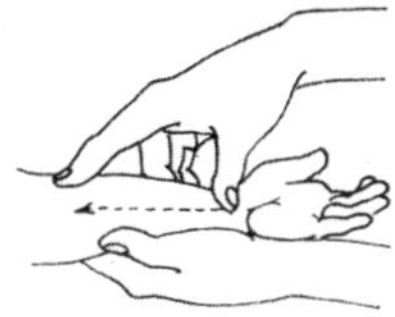

④ **Pontos IG4 + F3:** Pressionar simultaneamente os 2 pontos de forma contínua, com movimentos circulares lentos e profundos, por 1 a 3 minutos; repetir no outro lado do corpo.

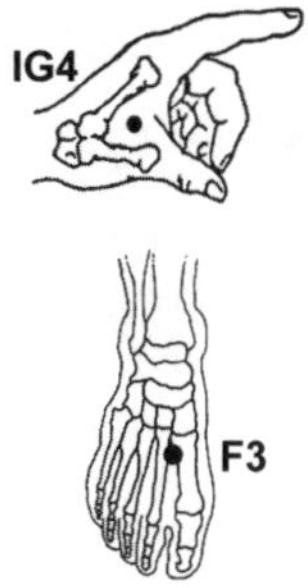

REFLEXOLOGIA:

Massagear as áreas correspondentes ao fígado.

HERPES LABIAL

Infecção viral contagiosa, nos lábios, na boca ou gengivas, caracterizada pelo surgimento de pequenas bolhas, que com frequência evoluem para ulcerações dolorosas.

Nas crises, tratar a série abaixo duas ou três vezes por dia até a remissão.

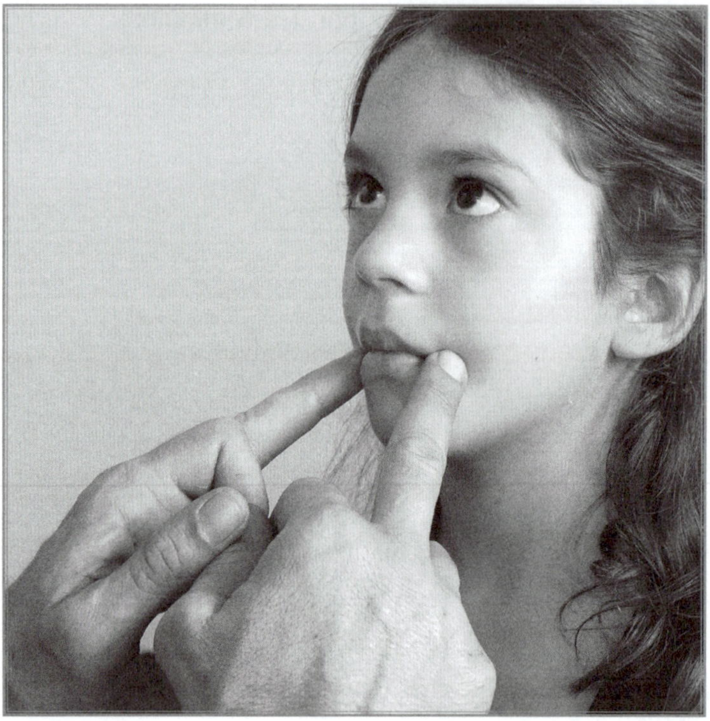

TRATAMENTO:

① **Ponto E4:** Pressionar o ponto continuamente ou com movimentos circulares lentos e profundos com a ponta dos dedos médios por 1 a 3 minutos.

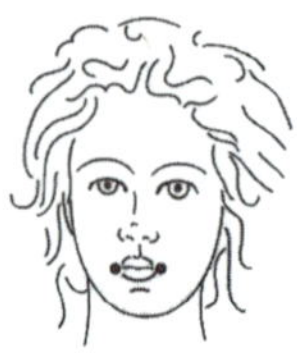

② **Ponto F3:** Tratar como o ponto anterior.

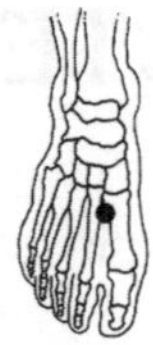

③ **Linha TIAN HE SHUI:** Fazer pressão com deslizamento, com o polegar ou dedos indicador e médio, ao longo da linha, no sentido indicado, por 2 a 3 minutos; repetir no outro braço.

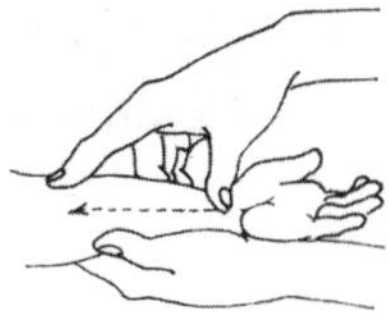

PROCEDIMENTOS ADICIONAIS:

Cortar uma fatia fina de gengibre e colocar sobre as bolhas, tão logo apareçam, mantendo-a suavemente pressionada com a ponta de um dedo. Quando o gengibre perder a umidade, substituir por uma fatia fresca. Repetir o procedimento até o ressecamento das bolhas. Na falta do gengibre, uma alternativa é usar uma pedra de gelo.

ICTERÍCIA

Os sintomas incluem faces e olhos amarelados, resultantes do excesso de bilirrubina, um subproduto da decomposição de glóbulos vermelhos.

O tratamento pode ser realizado duas a três vezes por dia até o desaparecimento dos sintomas.

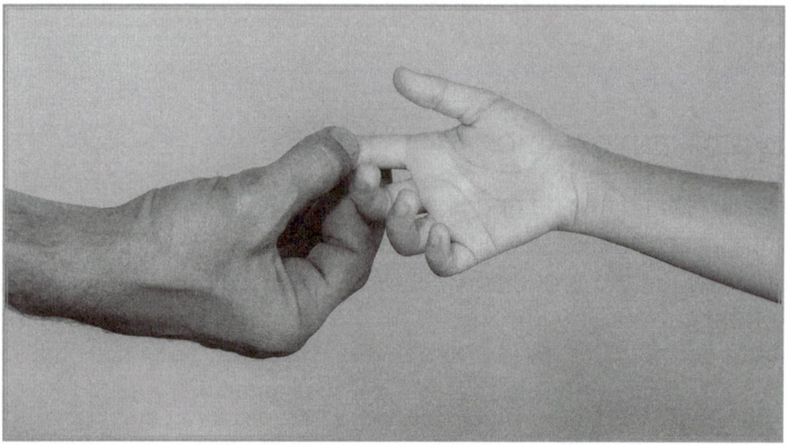

TRATAMENTO:

① **Linha GAN JING:** Pressionar e deslizar a polpa do polegar sobre a linha, para frente e para trás, por 1 minuto; repetir na outra mão.

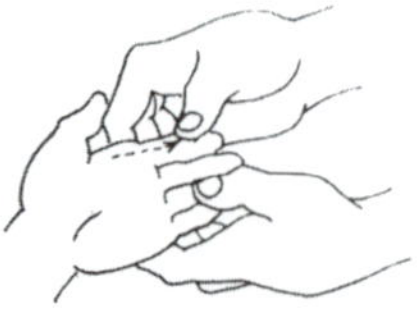

② **Linha PI JING:** Pressionar com movimentos circulares, com o polegar sobre a linha, no sentido indicado, por 2 minutos; repetir na outra mão.

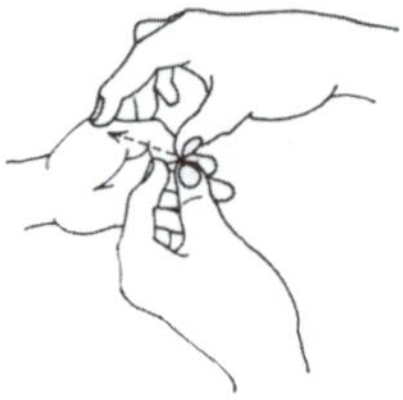

③ **Linha SHEN JING:** Tratar como acima.

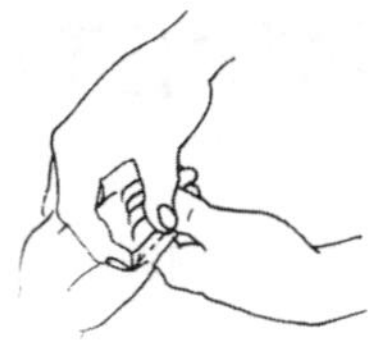

④ **Linha LIU FU:** Fazer pressão com deslizamento sobre a linha com o polegar ou os dedos indicador e médio, no sentido indicado, por 2 minutos; repetir no outro braço.

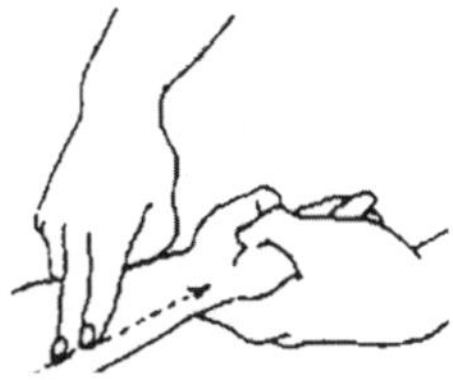

⑤ **Linha SAN GUAN:** Tratar como a Linha LIU FU.

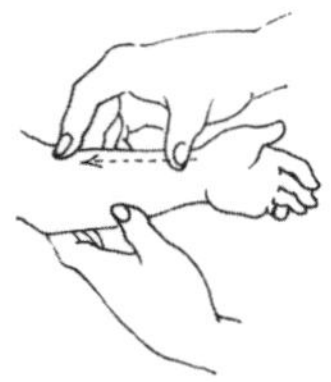

⑥ **Linha TIAN HE SHUI:** Tratar como a Linha LIU FU.

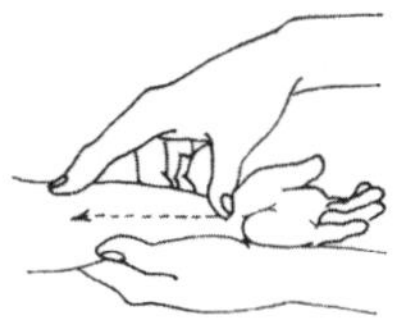

REFLEXOLOGIA:

Massagear as áreas correspondentes ao fígado e vesícula biliar.

IMPETIGO E ECZEMA

Erupções cutâneas que surgem mais comumente no período em que a criança engatinha. Podem ser amareladas com formação de pus (impetigo) ou mais secas e avermelhadas (eczema)

A série deve ser realizada diariamente até o desaparecimento dos sintomas.

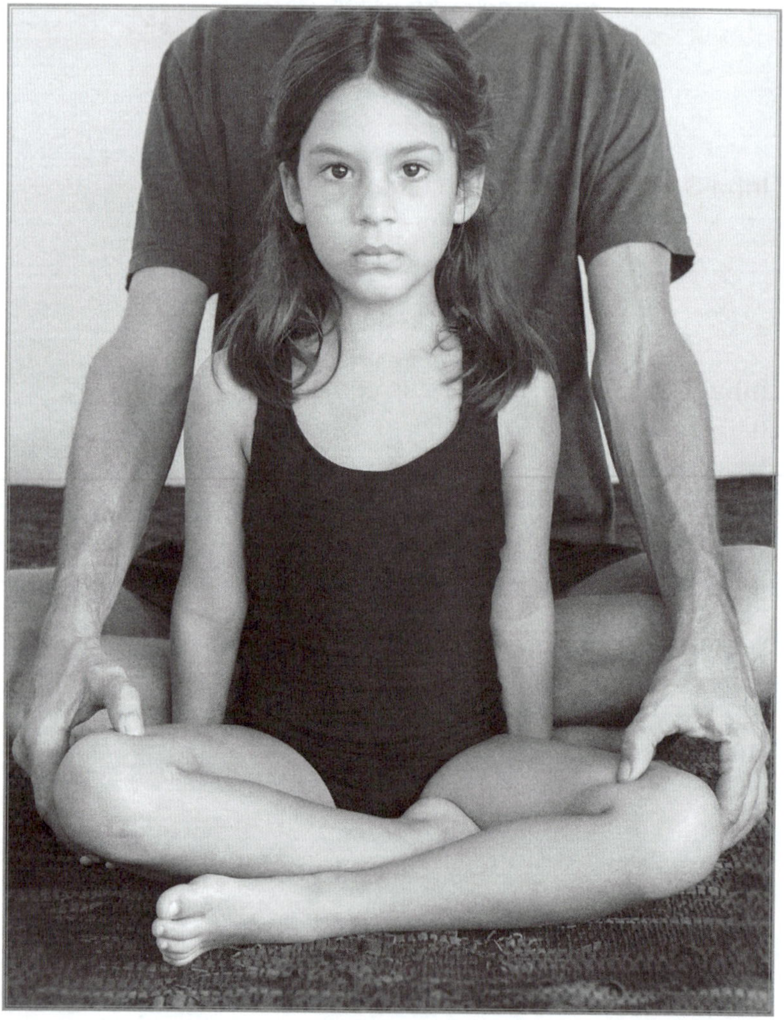

TRATAMENTO:

① **Ponto BP10:** Pressionar com movimentos circulares, com a polpa dos polegares por 1 a 3 minutos;

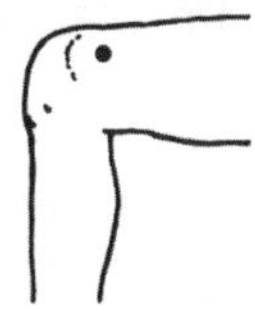

② **Ponto B40:** Tratar como acima.

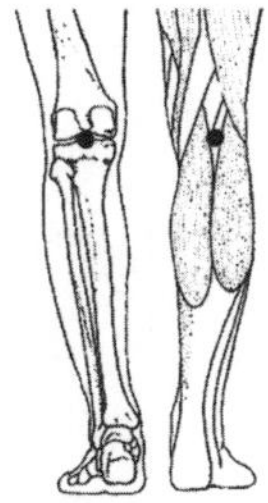

③ **Ponto F3:** Tratar como acima.

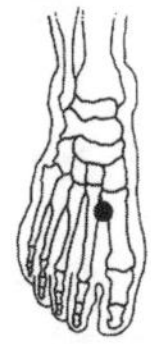

④ **Linha GAN JING:** Pressionar com deslizamentos sobre a linha, com o polegar para frente e para trás, por 2 minutos; repetir na outra mão.

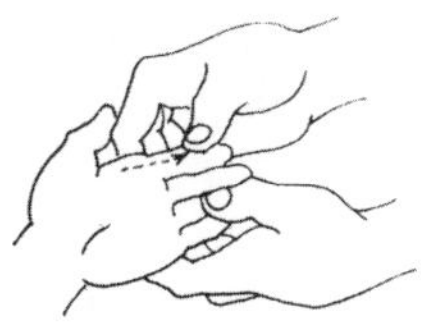

⑤ **Linha SHEN JING:** Fazer pressão com movimentos circulares com a ponta do polegar no sentido indicado, por 2 minutos; repetir na outra mão.

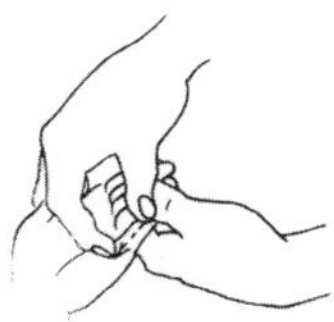

⑥ **Linha TIAN HE SHUI:** Fazer pressão com deslizamentos sobre a linha, com o polegar ou os dedos indicador e médio unidos, no sentido indicado, por 2 ou 3 minutos; repetir no outro braço.

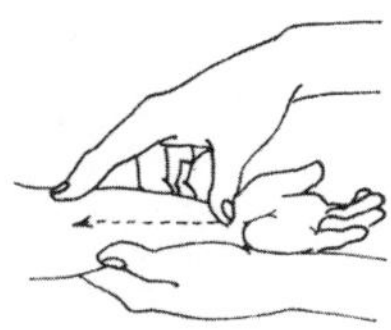

INSÔNIA e outros distúrbios do sono

A série abaixo ou qualquer desses procedimentos isolados, podem ser utilizados preventivamente ou para tratar condições que envolvem a dificuldade de adormecer ou manter o sono contínuo e tranquilo.

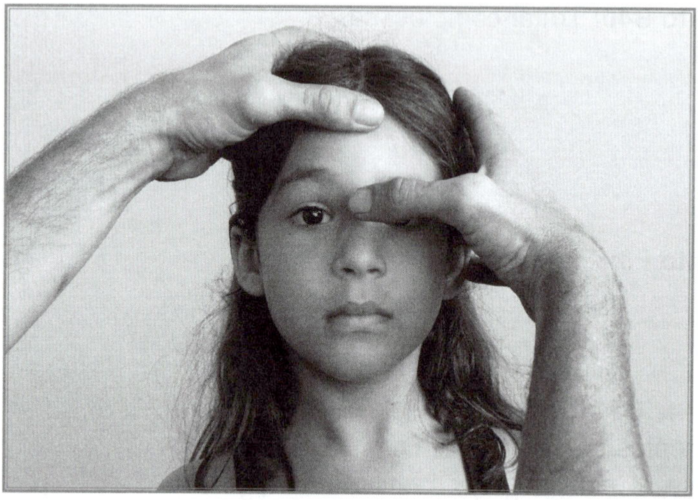

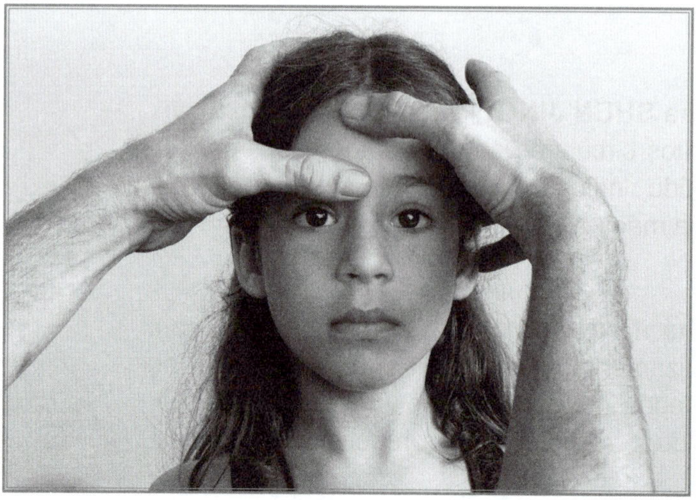

TRATAMENTO:

① **Linha TIAN MEN:** Pressionar com deslizamentos de baixo para cima, sobre a linha, os polegares em alternância, por 30 segundos.

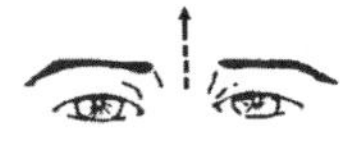

② **Ponto TAI YANG:** Pressionar suavemente com movimentos circulares com os polegares em alternância por 30 segundos a 1 minuto.

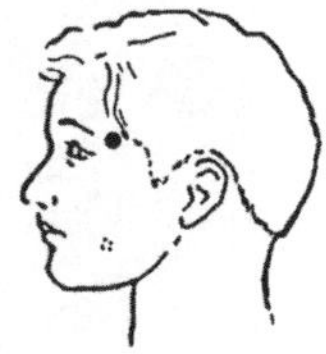

③ **Pontos IG4 + F3:** Pressionar continua e simultaneamente os 2 pontos, com os polegares por 1 a 3 minutos e depois repetir no outro lado do corpo.

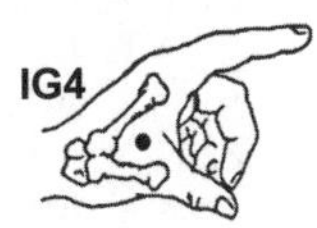

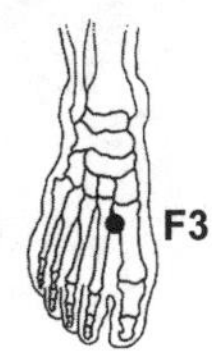

④ **Ponto E45:** Pressionar suavemente com a unha dos polegares por 1 ou 2 minutos. (este procedimento pode ser feito mesmo depois da criança adormecer).

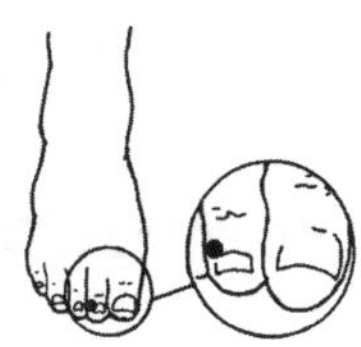

REFLEXOLOGIA:

Ao deitar, massagear lenta e suavemente as áreas correspondentes às suprarrenais e ao plexo solar.

Deslizar repetidamente a ponta dos polegares, para cima e para baixo, sobre a polpa dos dedões dos pés da criança.

IRRITABILIDADE

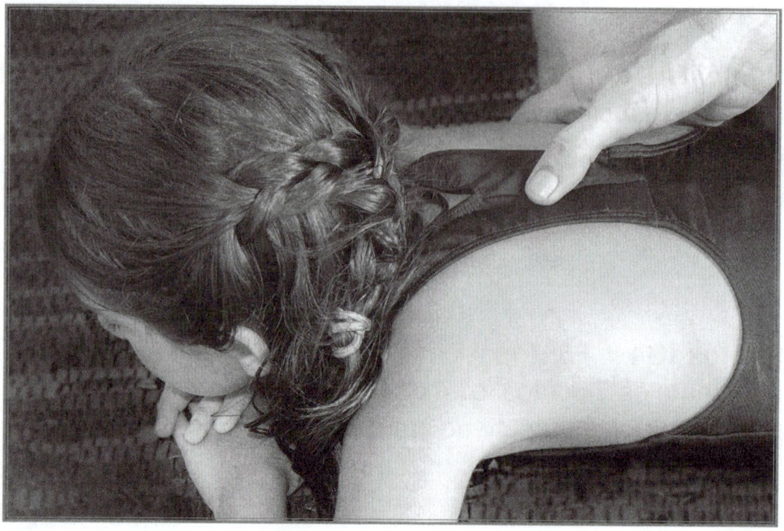

TRATAMENTO:

① **Ponto VG11:** Fazer pressão suave com movimentos circulares lentos com a ponta do polegar por 1 a 3 minutos.

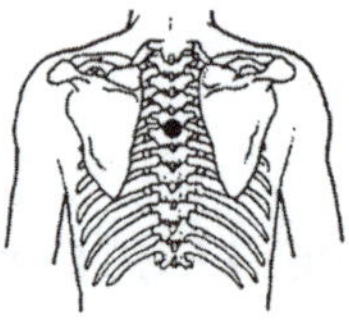

② **Pontos SHIN HSUAN:** Pressionar com a unha do polegar 5 a 10 vezes a ponta de cada um dos 10 dedos das mãos.

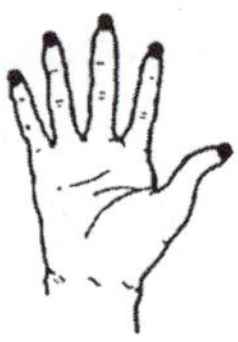

③ **Ponto VB20:** Fazer pressão contínua com a polpa dos polegares por 1 minuto.

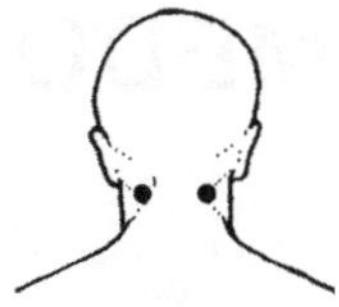

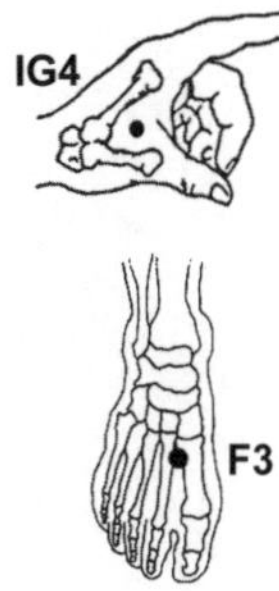

④ **Pontos IG4 + F3:** Pressionar contínua simultaneamente os 2 pontos, com os polegares, por 1 a 3 minutos; repetir no outro lado do corpo.

⑤ **Linha TIAN MEN:** Pressionar com deslizamentos com os polegares em alternância de baixo para cima ao longo da linha, por 30 segundos.

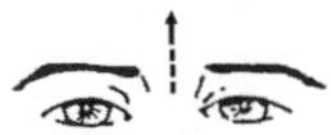

⑥ **Linha TIAN HE SHUI:** Fazer pressão com deslizamento sobre a linha, com o polegar ou os dedos indicador e médio unidos, no sentido indicado, por 2 ou 3 minutos; repetir no outro braço.

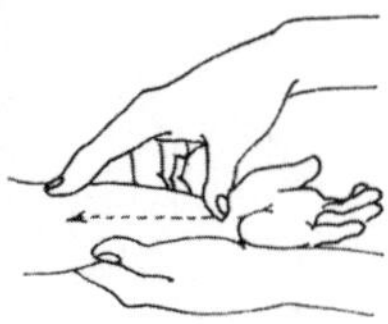

REFLEXOLOGIA:

Massagear profunda e lentamente as áreas correspondentes ao fígado, suprarrenais, plexo solar, coluna e a polpa dos dedões dos pés.

MEDO

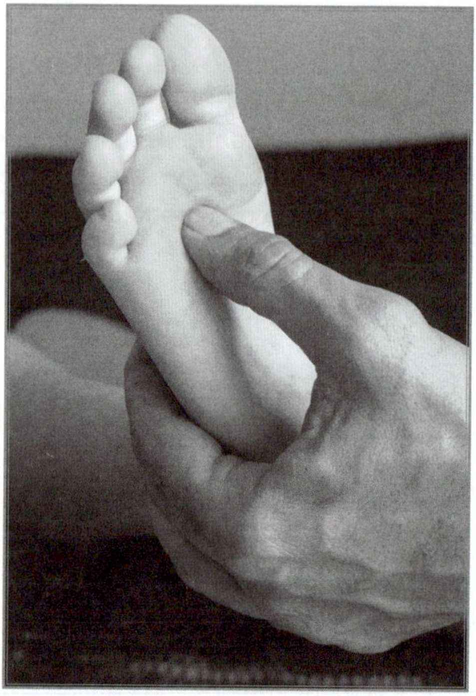

TRATAMENTO:

① **Ponto R1:** Pressionar com movimentos circulares com os polegares por 1 a 2 minutos ou esfregar vigorosamente com a polpa do polegar pra frente e pra trás por 30 segundos a 1 minuto. Repetir no outro pé.

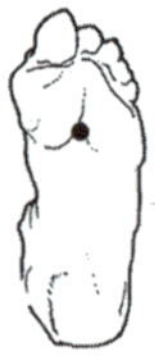

② **Ponto YIN TANG:** Pressionar suavemente com movimentos circulares com o polegar ou a ponta do dedo médio por 30 segundos.

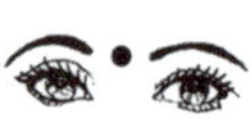

③ **Ponto LAO LONG:** Apertar repetidamente com a unha dos polegares por 3 a 5 vezes.

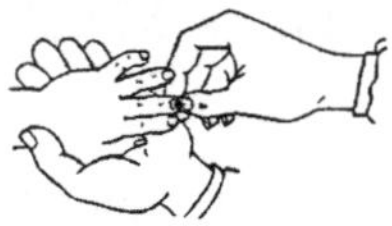

④ **Pontos SHIN HSUAN:** Beliscar suavemente por 3 a 5 vezes cada um dos 10 pontos com os polegares e indicadores em pinça.

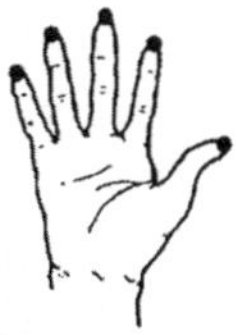

⑤ **Pontos B23 + B52:** Esfregar vigorosamente a área dos 2 pontos com a palma das mãos por 1 minuto.

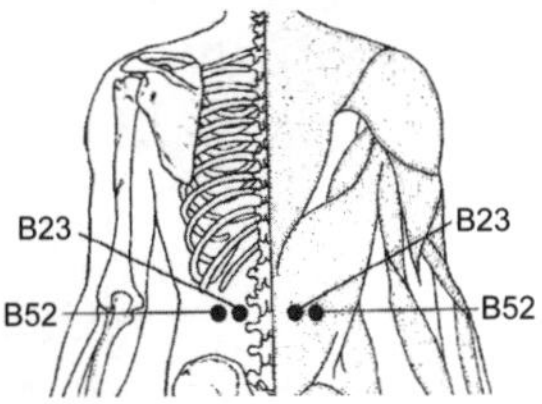

REFLEXOLOGIA:

Massagear as áreas correspondentes às suprarrenais, aos rins e ao plexo solar.

METEORISMO INFANTIL

Distensão incômoda e muitas vezes dolorosa do abdomen, provocada por gases contidos no tubo digestivo.

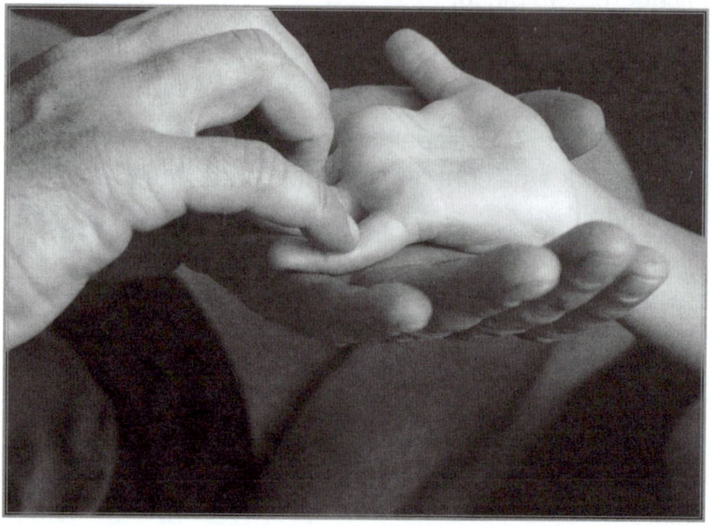

TRATAMENTO:

① **Pontos SZU FENG:** Pressionar simultaneamente com movimentos circulares os 4 pontos da mão com as pontas dos dedos (exceto o polegar), por 2 minutos.

Ou esfregar as pregas médias do indicador ao mínimo com a polpa do polegar durante 30 segundos (em bebês).

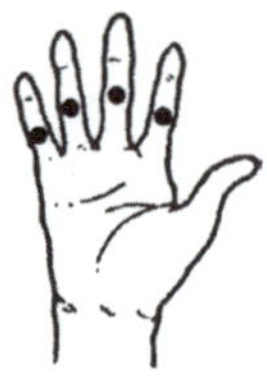

② **Linha PI JING:** Fazer pressão com deslizamentos com o polegar sobre a linha, no sentido indicado, por 2 minutos.

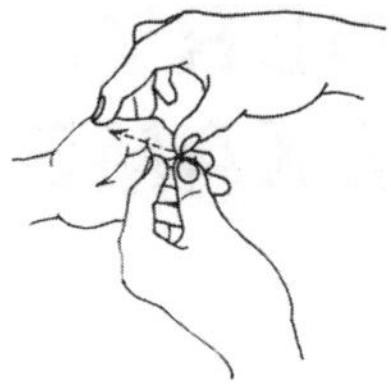

③ **Ponto BP6:** Pressionar com movimentos circulares, com os polegares por 1 a 3 minutos.

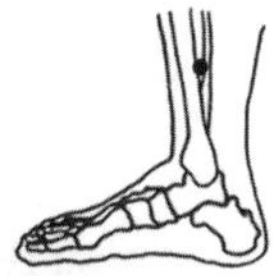

④ **Ponto E36:** Tratar como acima.

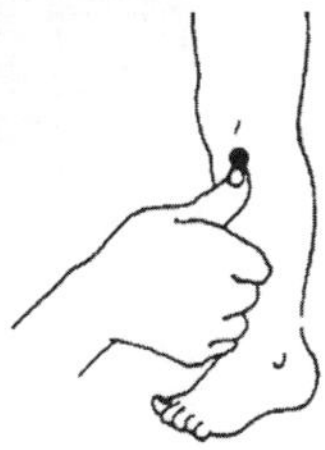

REFLEXOLOGIA:

Massagear as áreas correspondentes aos intestinos, estômago e vesícula biliar.

NERVOSISMO ANTES DE UM EXAME

Para acalmar e encorajar a criança antes de um exame escolar.

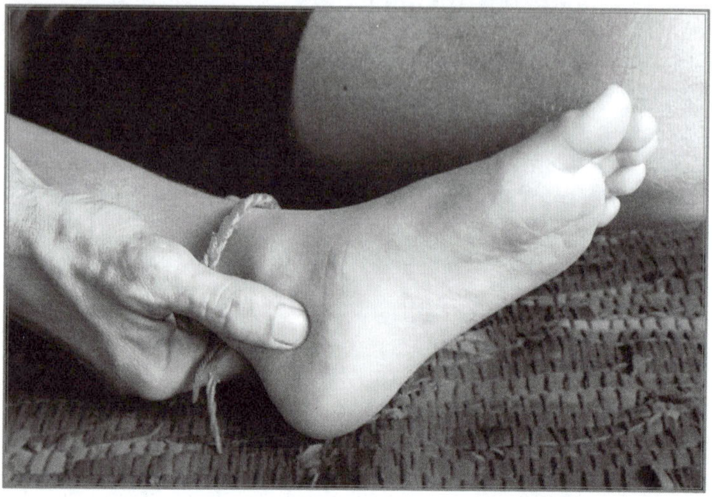

TRATAMENTO:

① **Ponto R4:** Pressionar com movimentos circulares, com o polegar por 1 a 3 minutos; repetir no outro pé.

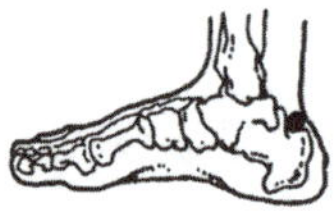

② **Ponto C7:** Pressionar com movimentos circulares, com o polegar por 1 a 3 minutos; repetir na outra mão.

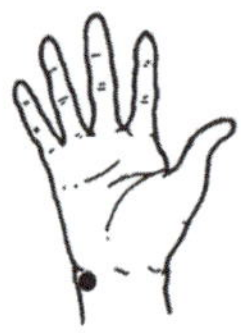

③ **Ponto VG20:** Esfregar suavemente para frente e para trás com a ponta dos 4 dedos unidos por 30 segundos.

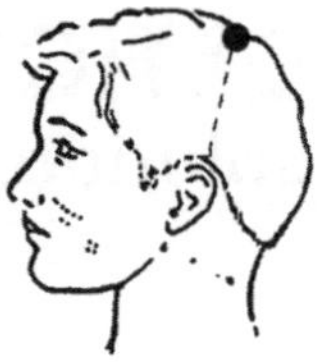

④ **Ponto YIN TANG:** Beliscar suavemente, juntando e puxando a pele com o polegar e o indicador em pinça por 30 segundos.

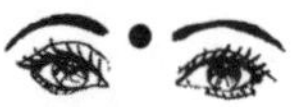

OLHOS avermelhados, irritados e/ou doloridos

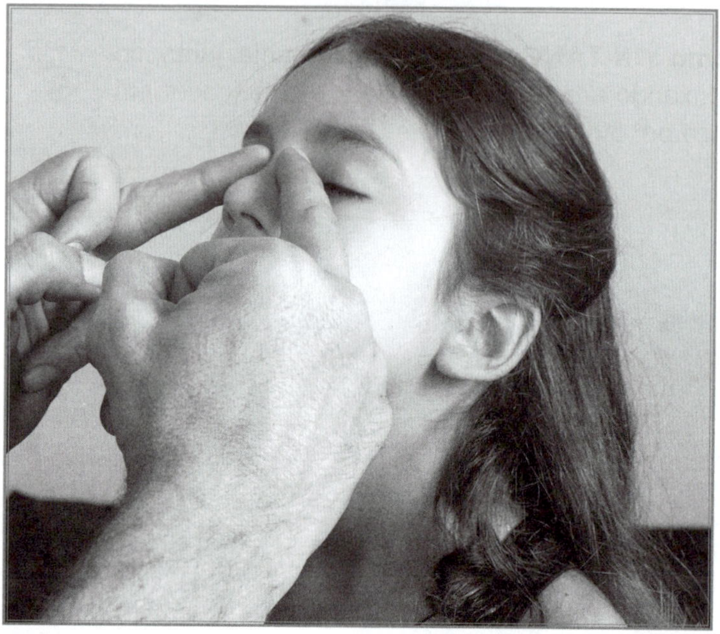

TRATAMENTO:

① **Pontos B1 + B2:** Pressionar ambos os pontos simultaneamente com a ponta dos dedos médios por 1 minuto. Em caso de dores ou lesões, manter a pressão até obter alívio.

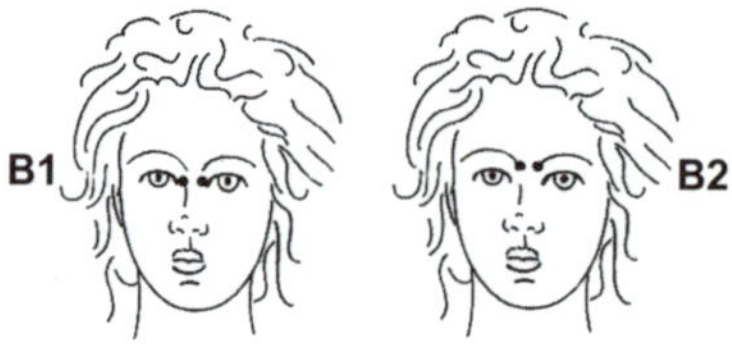

② **Ponto E2:** Pressionar com movimentos circulares lentos com a ponta dos dedos médios por 1 a 2 minutos.

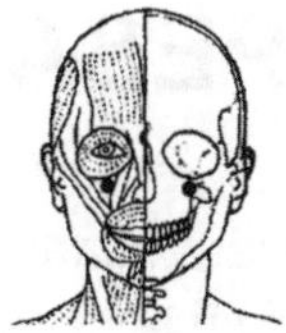

③ **Ponto VB20:** Tratar como acima com a polpa dos polegares por 30 segundos a 1 minuto.

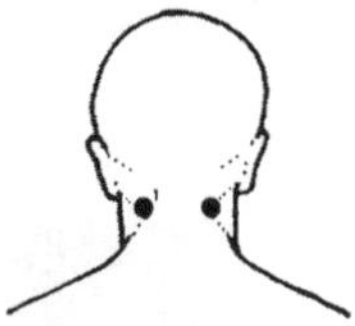

④ **Linha GAN JING:** Pressionar com deslizamentos sobre a linha, com o polegar no sentido indicado, por 1 a 3 minutos; repetir na outra mão.

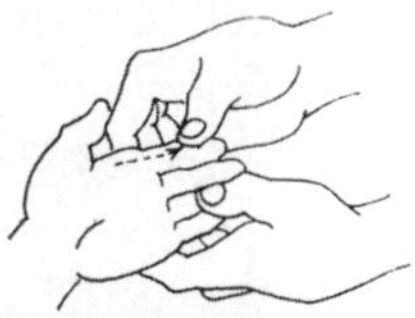

⑤ **Linha TIAN HE SHUI:** Tratar como acima, com os dedos indicador e médio, por 2 a 3 minutos; repetir no outro braço.

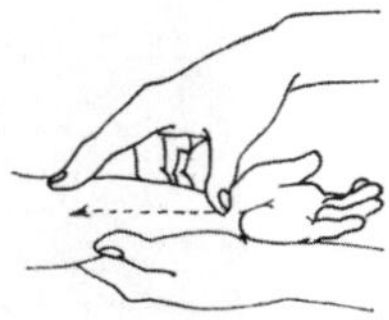

⑥ **Linha SAN GUAN:** Tratar como acima.

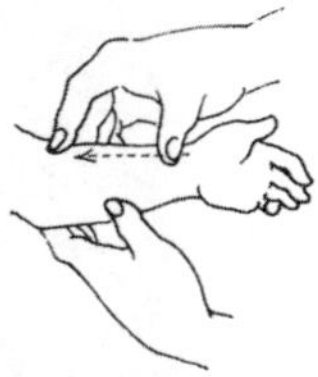

⑦ **Ponto TAI YANG:** Pressionar suavemente com movimentos circulares com os polegares por 30 segundos.

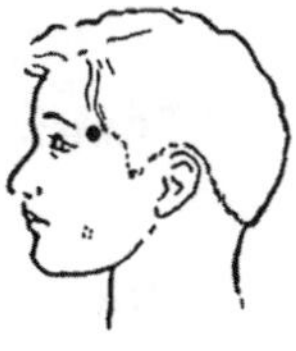

PESADELOS

Para quando a criança acorda assustada, ou quando o sono é agitado com sonhos desagradáveis. Também indicado como tratamento preventivo antes de adormecer para crianças propensas a pesadelos.

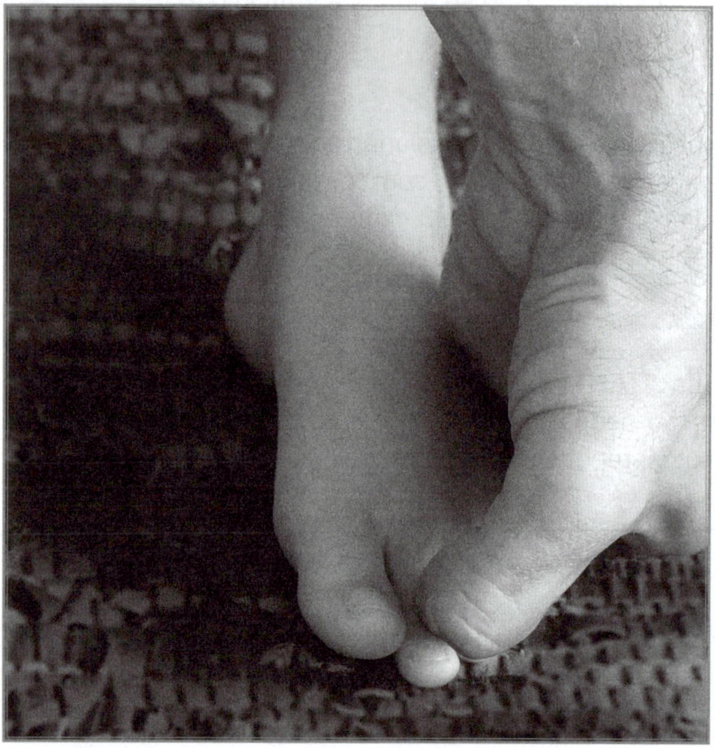

TRATAMENTO:

① **Pontos E45:** Pressionar continuamente, com suavidade, com a unha dos polegares por 1 a 3 minutos.

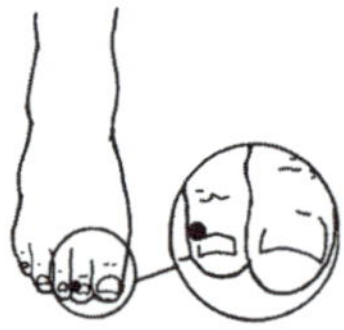

② **Ponto E44:** Pressionar com movimentos circulares lentos, com a polpa dos polegares por 1 a 3 minutos.

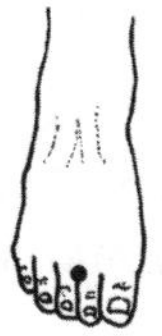

③ **Ponto CS5:** Tratar como acima.

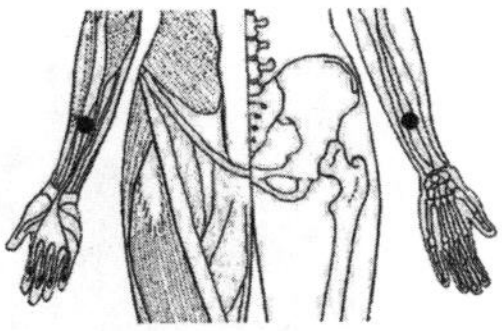

PNEUMONIA INFANTIL

(Realizar a série abaixo duas vezes ao dia, como complemento ao tratamento médico.)

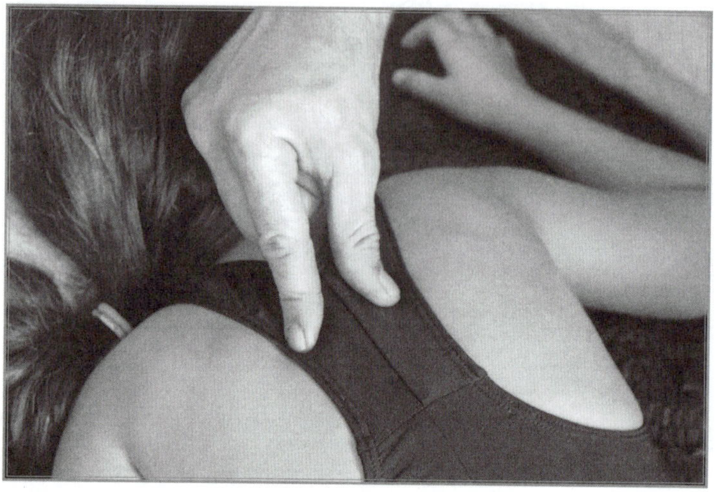

TRATAMENTO:

① **Ponto B13:** Pressionar com movimentos circulares com os polegares por 1 a 3 minutos, ou com o polegar e o indicador de uma mão em U por 1 a 3 minutos.

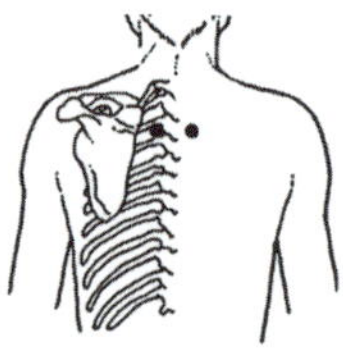

② **Linha TIAN HE SHUI:** Fazer pressão com deslizamento, com o polegar ou com os dedos indicador e médio unidos, no sentido indicado, por 2 a 4 minutos; repetir no outro braço.

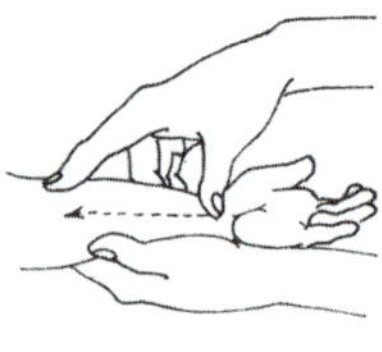

③ **Ponto E36:** Pressionar com movimentos circulares com os polegares por 1 minuto.

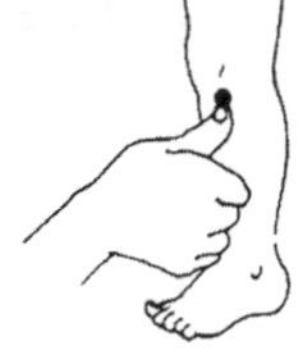

④ **Linha LIU FU:** Fazer pressão com deslizamentos com o polegar ou com os dedos indicador e médio, no sentido indicado, por 2 a 4 minutos; repetir no outro braço.

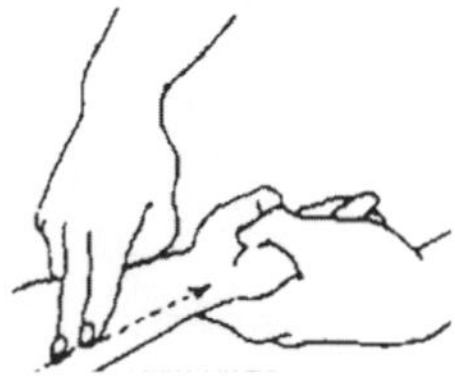

⑤ **Ponto VG14:** Pressionar com movimentos circulares, com o polegar por 1 minuto.

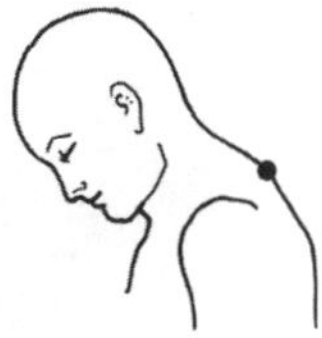

⑥ **Ponto VC17:** Tratar como acima por 30 segundos.

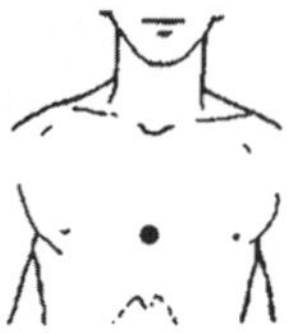

⑦ **Ponto P10:** Pressionar e deslizar para frente e para trás, sobre o alto da eminência tenar por 1 a 2 minutos.

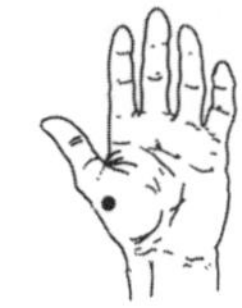

REFLEXOLOGIA:

Massagear as áreas correspondentes aos pulmões, tubo bronquial, sistema linfático, suprarrenais e plexo solar.

PRISÃO DE VENTRE

Ressecamento fecal com movimento preguiçoso do peristaltismo intestinal. Em casos crônicos, fazer a série diariamente de preferência antes do desjejum.

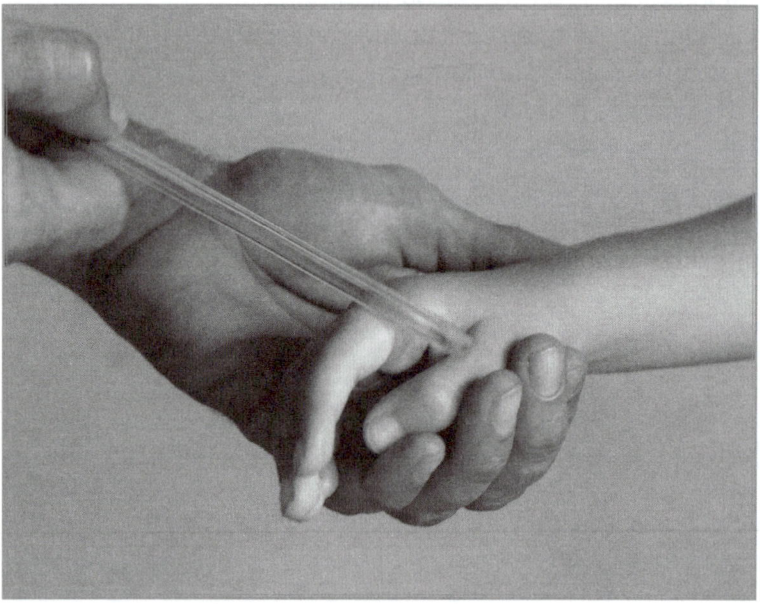

TRATAMENTO:

① **Ponto IG2:** Pressionar com movimentos circulares leves mas dinâmicos, com os polegares por 1 a 3 minutos. Ou percutir leve e ritmadamente no ponto com um pequeno bastão não condutor (uma caneta esferográfica sem carga por exemplo) por cerca de 1 minuto.

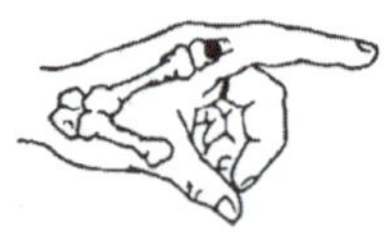

② **Linha PI JING:** Fazer pressão com movimentos circulares com o polegar ao longo da linha, no sentido indicado, por 2 a 3 minutos; repetir na outra mão.

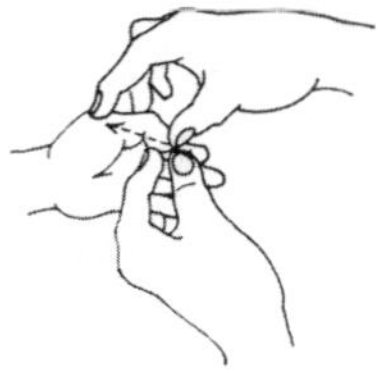

③ **Pontos VC8 + E25:** Fazer pressão com movimentos circulares nos pontos simultaneamente, com os dedos indicador, médio e anular por 1 a 2 minutos.

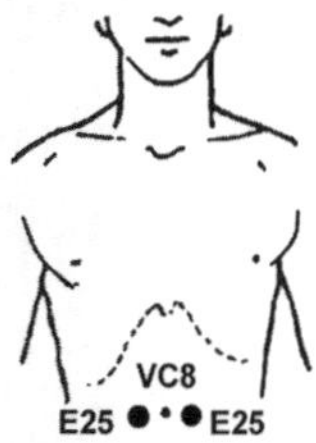

④ **Ponto VG1:** Fazer pressão com movimentos circulares, com a ponta do dedo médio por 1 minuto.

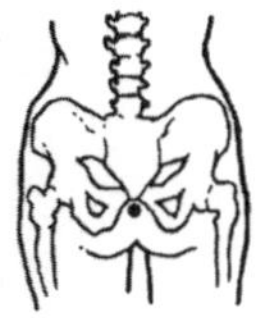

⑤ **Ponto E36:** Pressionar com movimentos circulares com os polegares por 1 a 3 minutos.

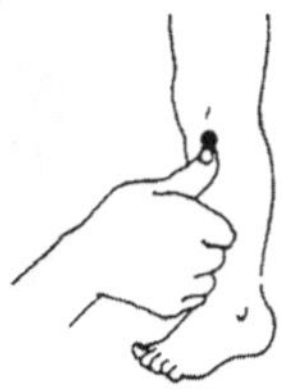

REFLEXOLOGIA:

Massagear as áreas correspondentes aos intestinos, estômago, fígado, vesícula biliar e plexo solar.

PROLAPSO DO RETO

Protusão da mucosa retal através do ânus.

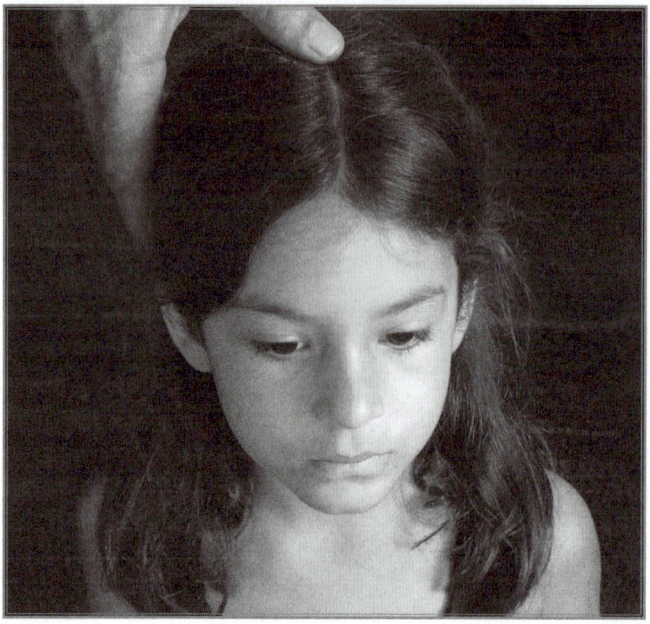

TRATAMENTO:

① **Ponto VG20:** Pressionar suavemente com movimentos circulares lentos com o polegar por 1 minuto.

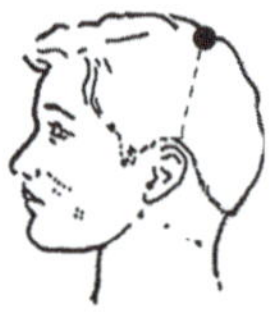

② **Pontos VC4:** Com a base da palma da mão, pressionar com movimentos circulares o ponto e a área em torno por 1 minuto.

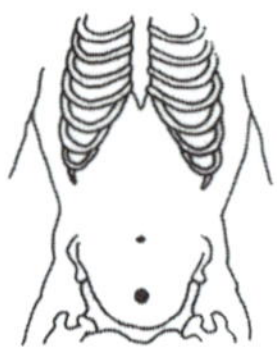

③ **Ponto VG1:** Pressionar com movimentos circulares com a ponta do dedo médio por 1 minuto.

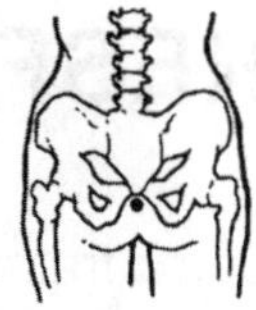

④ **Linha TIAN HE SHUI:** Pressionar com deslizamento, sobre a linha, no sentido indicado, com os dedos indicador e médio, por 2 a 4 minutos; repetir no outro braço.

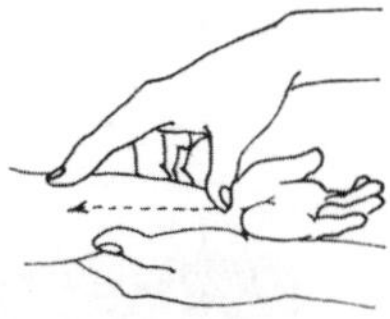

⑤ **Linha SAN GUAN:** Tratar como acima com o polegar.

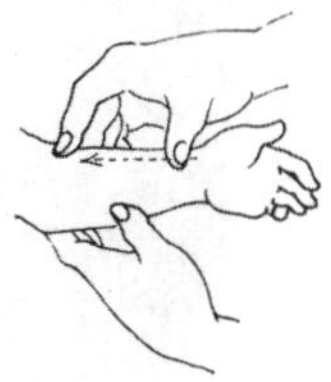

⑥ **Linha PI JING:** Fazer pressão com movimentos circulares, com o polegar ao longo da linha, no sentido indicado, por 2 a 4 minutos; repetir na outra mão.

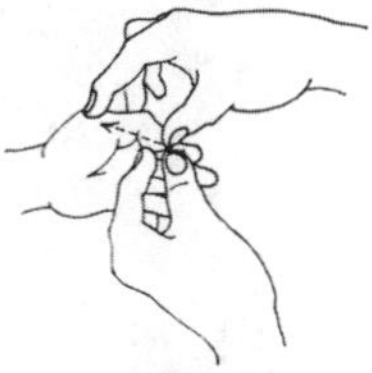

RESFRIADOS

Como tratamento ou para aumentar a resistência a resfriados e evitar infecções secundárias, realizar a série abaixo diariamente.

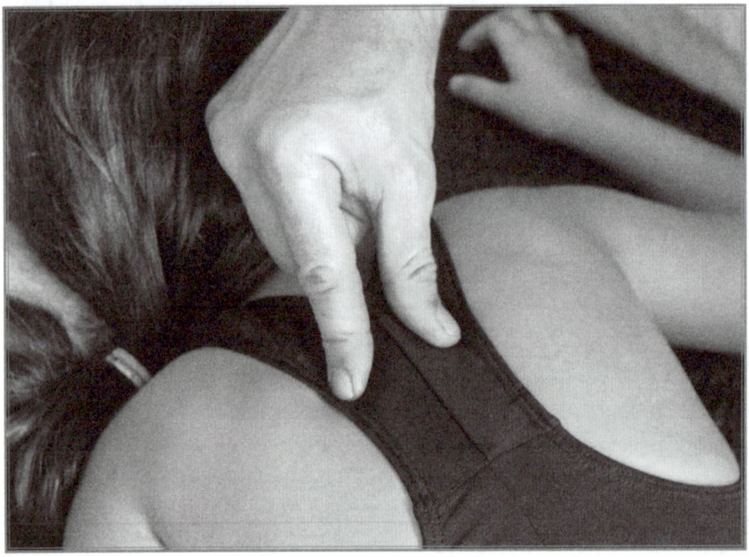

TRATAMENTO:

① **Ponto B13:** Pressionar com movimentos circulares com os polegares por 1 a 3 minutos.

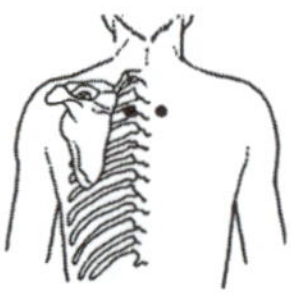

② **Ponto B12:** Tratar como acima.

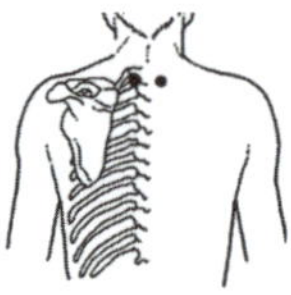

③ **Linha FEI JING:** Pressionar com deslizamentos com o polegar sobre a linha, no sentido indicado, por 2 a 4 minutos; repetir na outra mão.

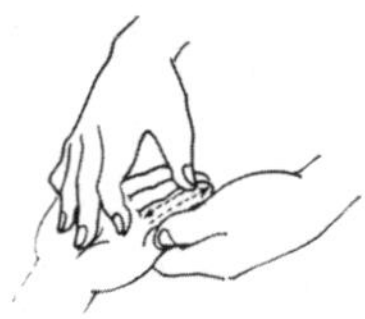

④ **Ponto TA5:** Com os nós dos dedos da mão fechada, friccionar para cima e para baixo, por 1 minuto; repetir no outro braço.

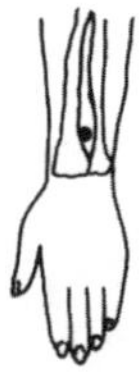

⑤ **Ponto IG11:** Tratar como acima.

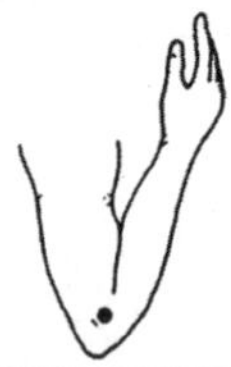

⑥ **Linha TIAN MEN:** Fazer pressão com deslizamentos de baixo para cima, sobre a linha com os polegares em alternância por 30 segundos.

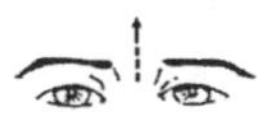

⑦ **Ponto TAI YANG:** Pressionar suavemente com movimentos circulares com os polegares por 30 segundos.

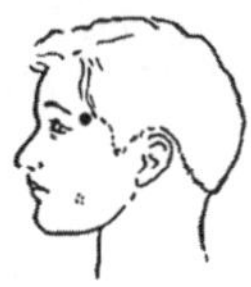

⑧ **Ponto IG4:** Pressionar com movimentos circulares, com os polegares por 1 minuto.

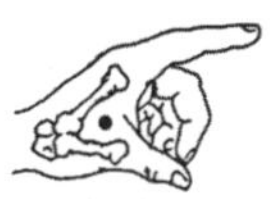

⑨ **Ponto VB20:** Tratar como acima.

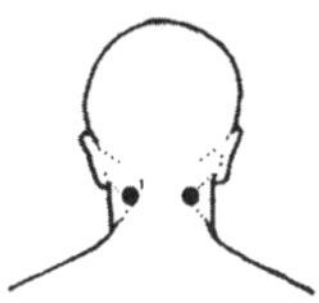

REFLEXOLOGIA:

Massagear as áreas correspondentes aos pulmões e a polpa dos dedos dos pés.

RETENÇÃO URINÁRIA

Incapacidade de urinar ou dificuldade de micção.

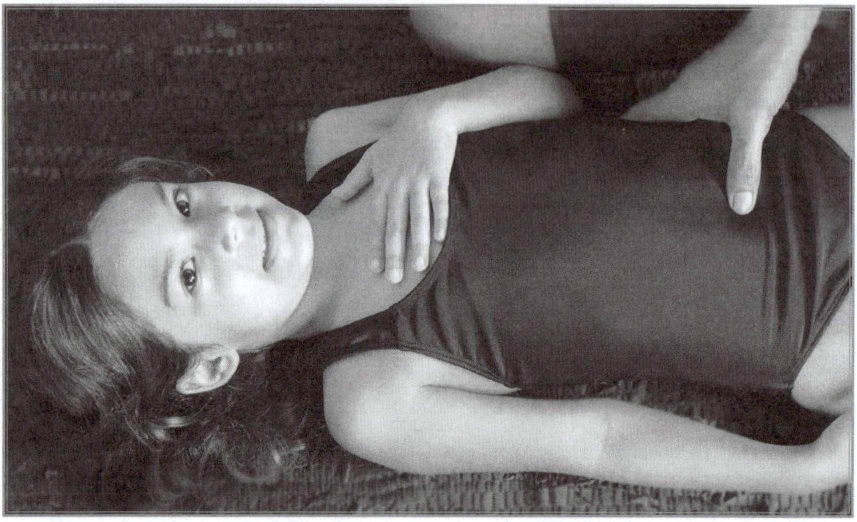

TRATAMENTO:

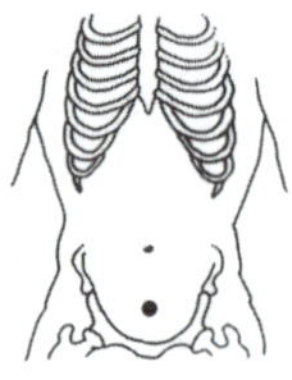

① **Ponto VC4:** Com o polegar ou com a base da mão, pressionar com movimentos circulares no ponto e na área em torno por 1 a 3 minutos.

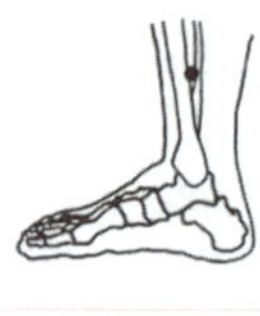

② **Ponto BP6:** Pressionar com movimentos circulares com os polegares por 1 a 3 minutos.

③ **Linha PI JING:** Pressionar com movimentos circulares, com o polegar, ao longo da linha, no sentido indicado, por 2 minutos e meio; repetir na outra mão.

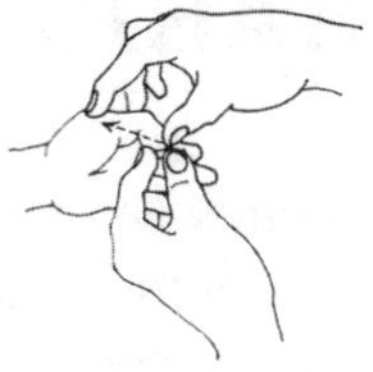

④ **Linha SAN GUAN:** Pressionar com deslizamentos sobre a linha, com o polegar, no sentido indicado, por 2 minutos; repetir no outro braço.

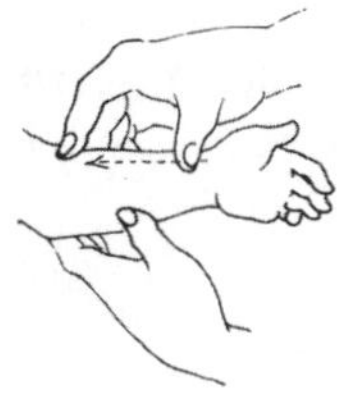

REFLEXOLOGIA:

Massagear as áreas correspondentes à bexiga e ao canal uretral.

SARAMPO

Doença infecciosa aguda, o sarampo caracteriza-se pela inflamação das membranas mucosas dos olhos e das vias respiratórias, seguida de erupções que se estendem por todo o corpo e incluem sintomas como conjuntivite, coriza, tosse e febre.

A série apresentada na página seguinte ajuda na remissão do processo, aliviando os sintomas e evitando complicações colaterais.

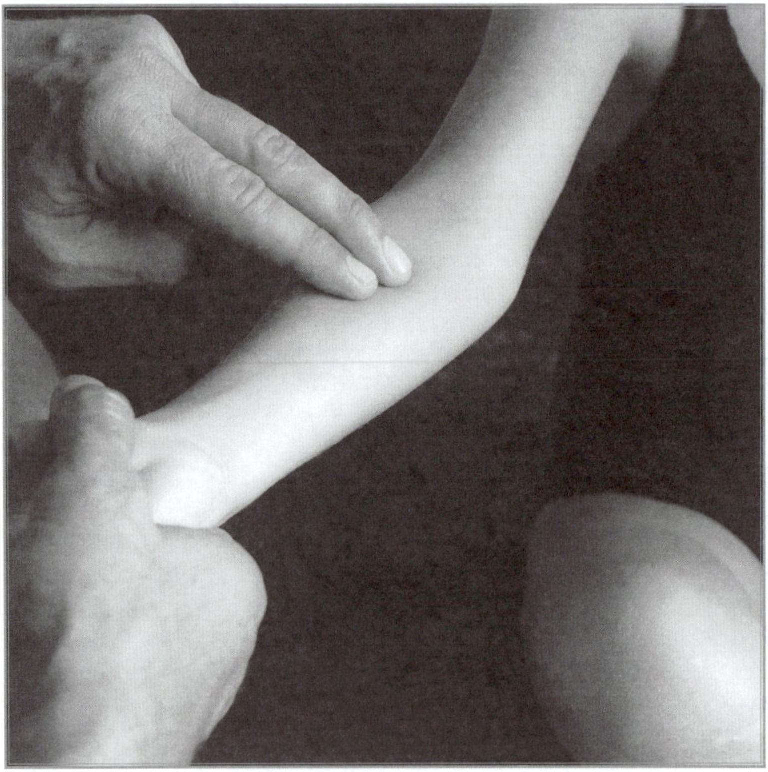

TRATAMENTO:

① **Linha TIAN HE SHUI:** Fazer pressão com deslizamentos, com o polegar ou com os dedos indicador e médio unidos, no sentido indicado, por 2 minutos; repetir no outro braço.

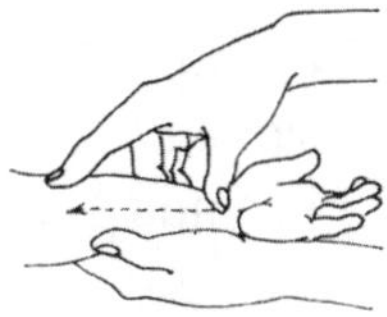

② **Linha TIAN MEN:** Pressionar com deslizamentos os polegares em alternância ao sobre a linha, de baixo para cima, por 30 segundos.

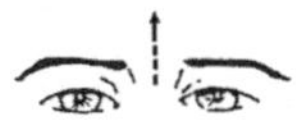

③ **Ponto TAI YANG:** Pressionar suavemente com movimentos circulares com os polegares por 30 segundos.

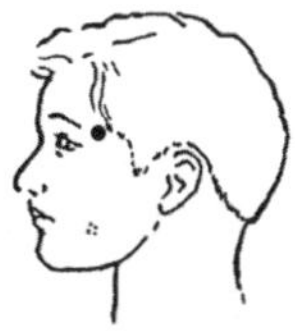

④ **Ponto B13:** Pressionar com movimentos circulares com os polegares por 1 minuto.

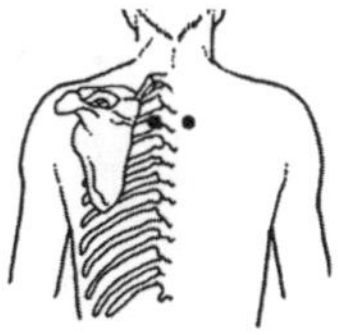

⑤ **Ponto B20:** Tratar como acima.

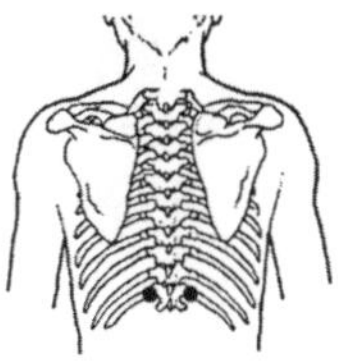

⑥ **Linha FEI JING:** Pressionar com deslizamentos o polegar sobre a linha, no sentido indicado, por 2 minutos; repetir na outra mão.

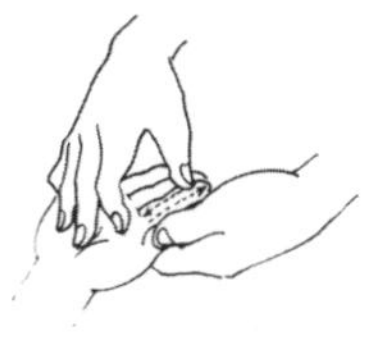

... / ...

... / ...

⑦ **Linha SHEN JING:** Pressionar com movimentos circulares, com o polegar, ao longo da linha, por 2 minutos; repetir na outra mão.

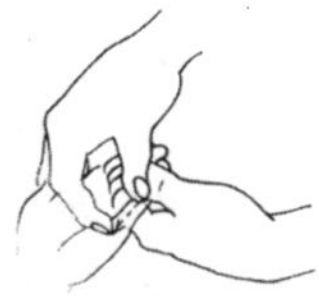

⑧ **Linha SAN GUAN:** Pressionar com deslizamentos com o polegar sobre a linha, no sentido indicado, por 2 minutos; repetir no outro braço.

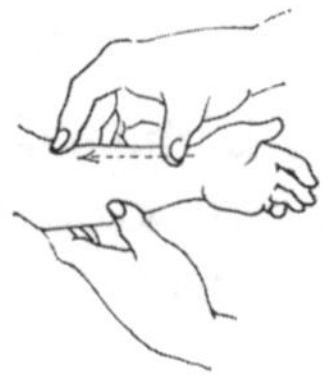

⑨ **Pontos IG4 + F3:** Para relaxar a criança febril, pressionar simultaneamente os 2 pontos com os polegares por 1 a 3 minutos; repetir no outro lado do corpo.

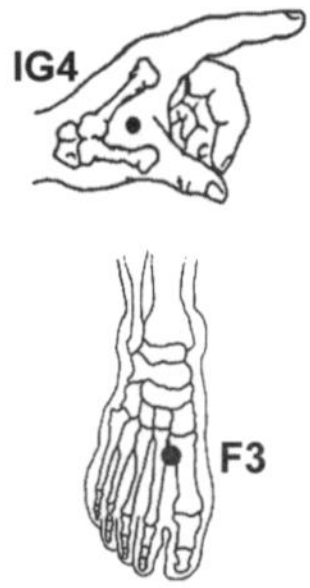

SINUSITE

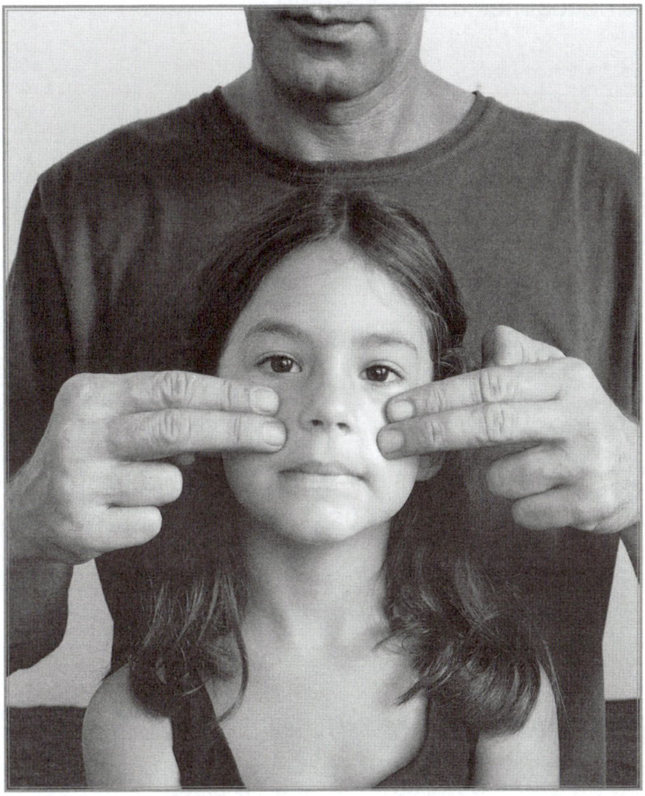

TRATAMENTO:

① **Pontos E2 + E3:** Pressionar simultaneamente os 2 pontos com a ponta dos dedos indicadores e médios, por 1 a 3 minutos.

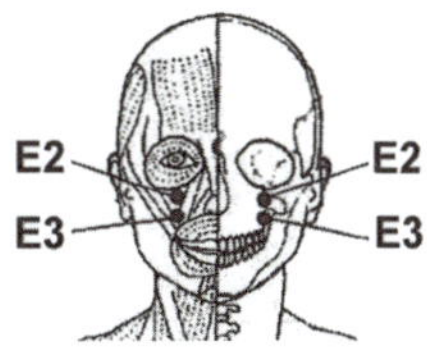

... / ...

... / ...

② **Ponto IG20:** Pressionar com movimentos circulares, com os dedos médios por 1 minuto.

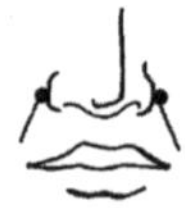

③ **Ponto VB20:** Tratar como acima, com a polpa dos polegares.

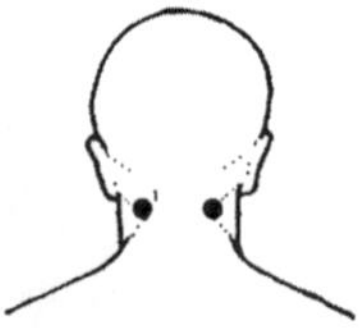

④ **Ponto IG4:** Tratar como acima.

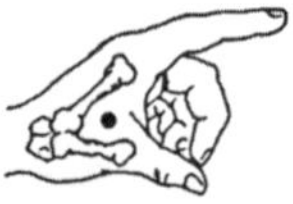

⑤ **Ponto TAI YANG:** Pressionar suavemente com movimentos circulares com os polegares por 30 segundos.

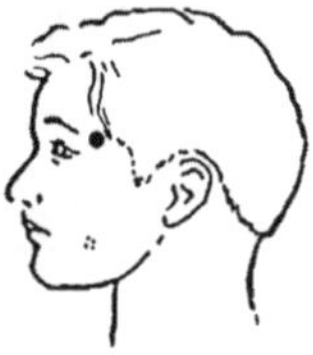

REFLEXOLOGIA:

Massagear as áreas correspondentes ao sistema linfático.

SOLUÇOS

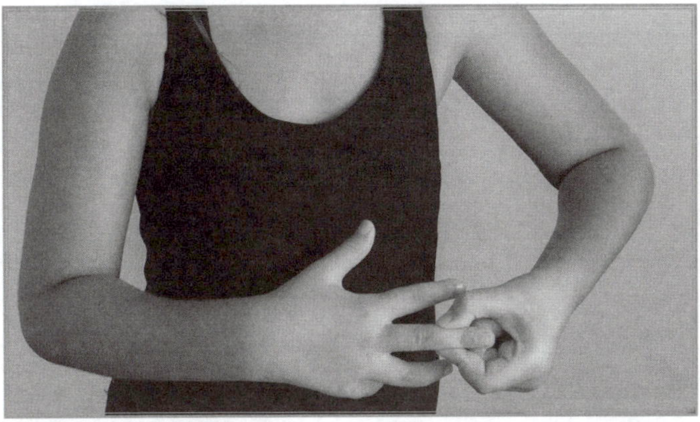

TRATAMENTO:

① **Pontos VERTEX:** Pressionar firme e continua e simultaneamente o ponto e o outro lado da articulação com os polegares e os indicadores em pinça, por até 3 minutos.

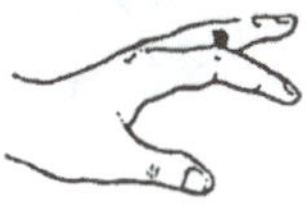

② **Ponto B17:** Pressionar com movimentos circulares, com os polegares por 1 minuto.

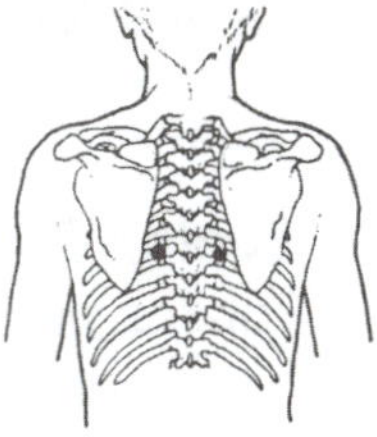

③ **Ponto P9:** Tratar como acima.

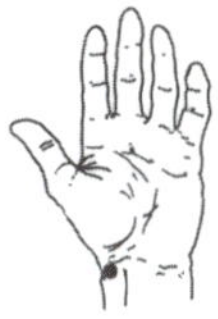

TORCICOLO

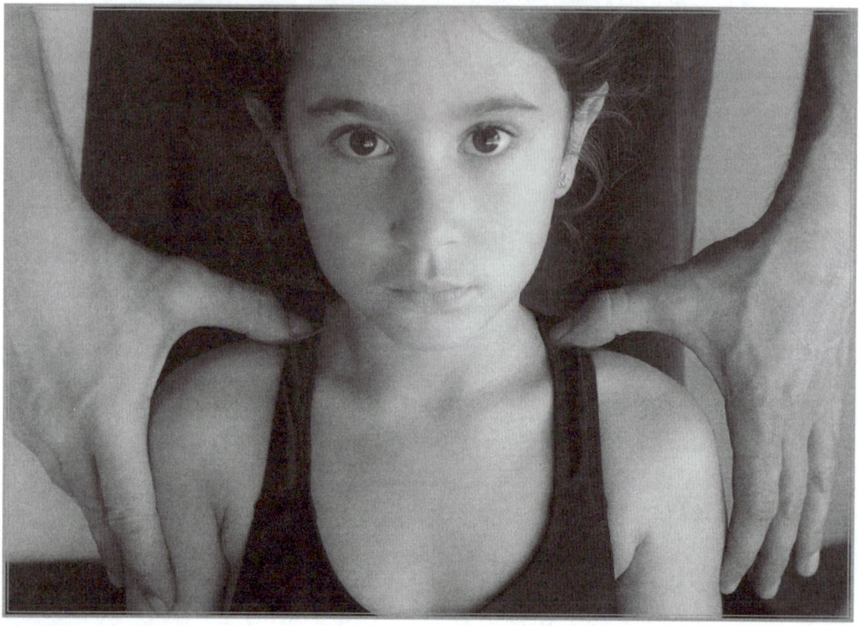

TRATAMENTO:

① **Ponto VB21:** Pressionar com movimentos circulares pronunciados no sentido da nuca, com os polegares por 1 minuto.

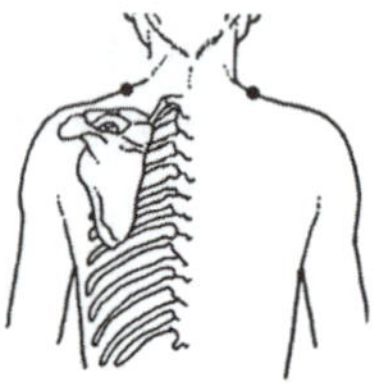

② **Ponto VB20:** Tratar como acima.

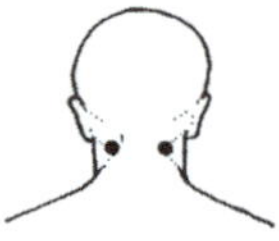

③ **Ponto VG14:** Fazer pressão com movimentos circulares com a ponta do dedo médio por 1 minuto.

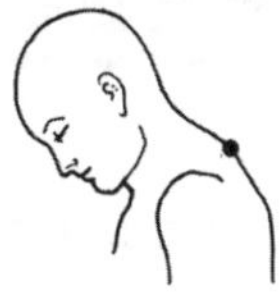

④ **Ponto ID3:** Pressionar e soltar com a unha do polegar por 10 vezes; repetir na outra mão.

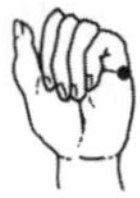

REFLEXOLOGIA:

Massagear as áreas correspondentes ao pescoço.

TOSSE

Embora a tosse não represente propriamente um distúrbio, mas um sintoma e mecanismo de defesa associado a afecções do sistema respiratório – asma, bronquite, pneumonia, coqueluche, condições gripais ou alérgicas –, os tratamentos abaixo serão úteis tanto nas crises quanto para ajudar a tratar suas causas subjacentes.

Em casos de tosse recorrente, fazer toda a série sugerida uma a duas vezes por dia, enquanto for necessário.

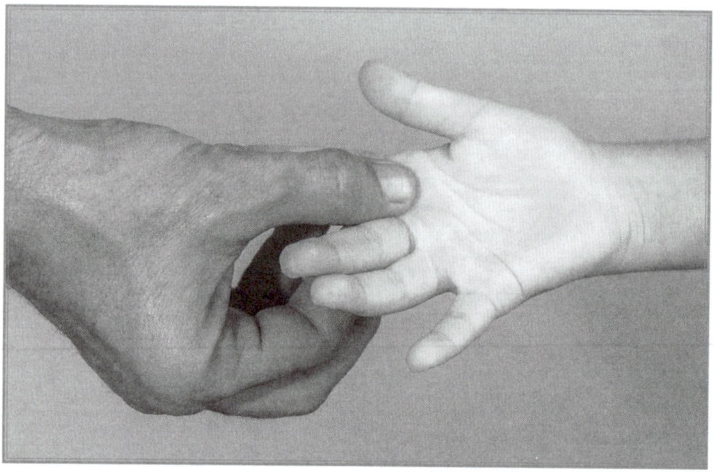

TRATAMENTO:

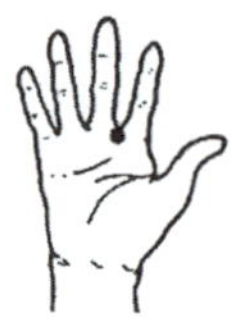

① **Ponto INTERDIGITAL PALMAR:** Pinçar e manter pressão forte e contínua com os polegares e indicadores até debelar a crise.

② **Ponto B13:** Pressionar com movimentos circulares com os polegares por 1 a 3 minutos.

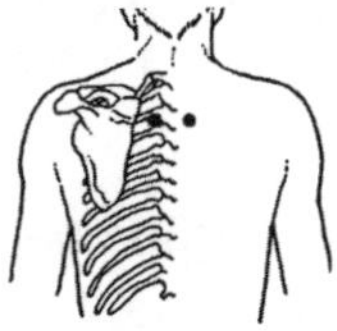

③ **Ponto B12:** Tratar como acima.

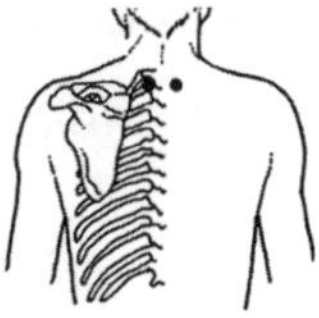

④ **Linha FEI JING:** Pressionar com deslizamentos com o polegar sobre a linha, no sentido indicado, por 2 minutos; repetir na outra mão.

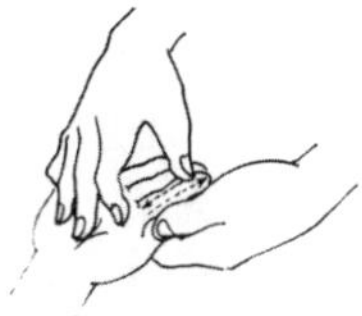

⑤ **Ponto VC17:** Pressionar com movimentos circulares com o polegar ou dedo médio por 30 segundos a 1 minuto.

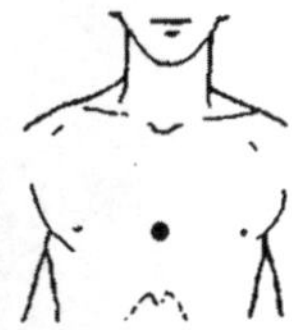

⑥ **Ponto VC22:** Tratar como acima.

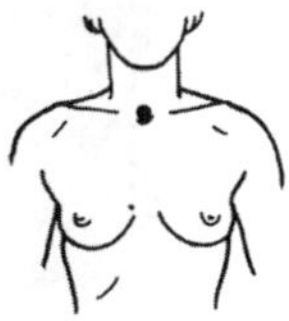

⑦ **Ponto TAI YANG:** Pressionar suavemente com movimentos circulares com os polegares ou dedos médios, por 30 segundos.

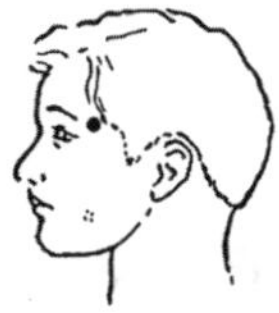

⑧ **Linha TIAN MEN:** Pressionar com deslizamentos com os polegares em alternância ao longo da linha, de baixo para cima, por 30 segundos.

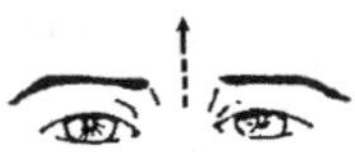

URTICÁRIA

Erupções na pele, de surgimento repentino formando comichões em áreas muitas vezes extensas do corpo. São comumente associadas a reações alérgicas ou perturbações emocionais.

Realizar diariamente a série abaixo até a remissão do problema.

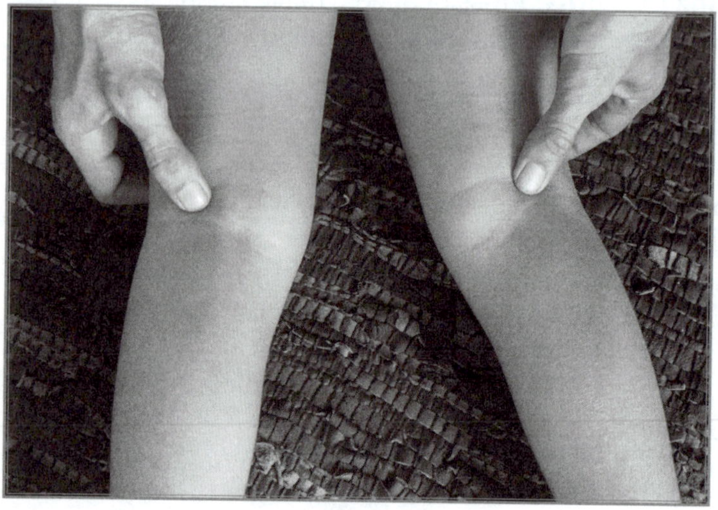

TRATAMENTO:

① **Ponto B40:** Pressionar com movimentos circulares, com os polegares por 1 a 3 minutos.

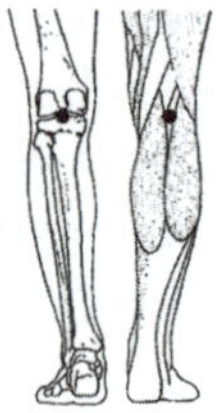

② **Ponto BP10:** Tratar como acima.

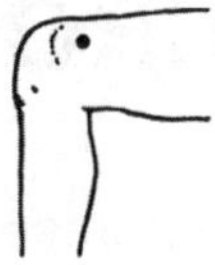

③ **Ponto VB20:** Tratar como acima.

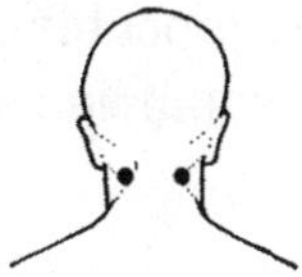

④ **Ponto VB21:** Tratar como acima.

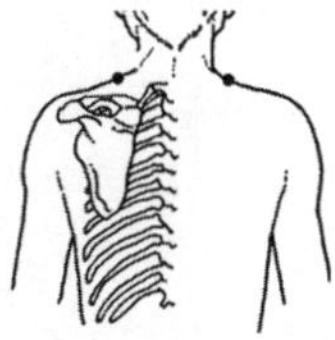

⑤ **Linha TIAN HE SHUI:** Pressionar com deslizamentos sobre a linha, no sentido indicado, com os dedos indicador e médio unidos, por 2 a 3 minutos.

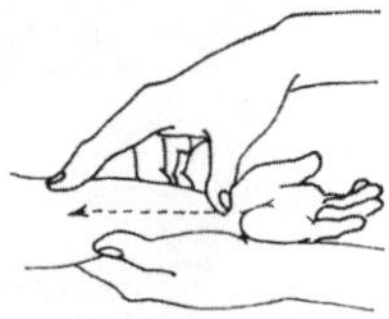

⑥ **Ponto TAI YANG:** Pressionar suavemente com movimentos circulares com os polegares por 30 segundos.

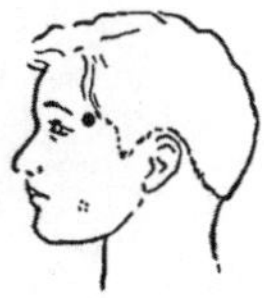

VIROSES

Nas viroses, comumente provocadas por agressões meteorológicas, bem como nas condições infecciosas próprias da idade infantil, os procedimentos abaixo sugeridos são de grande auxílio para o reestabelecimento e o controle da febre.

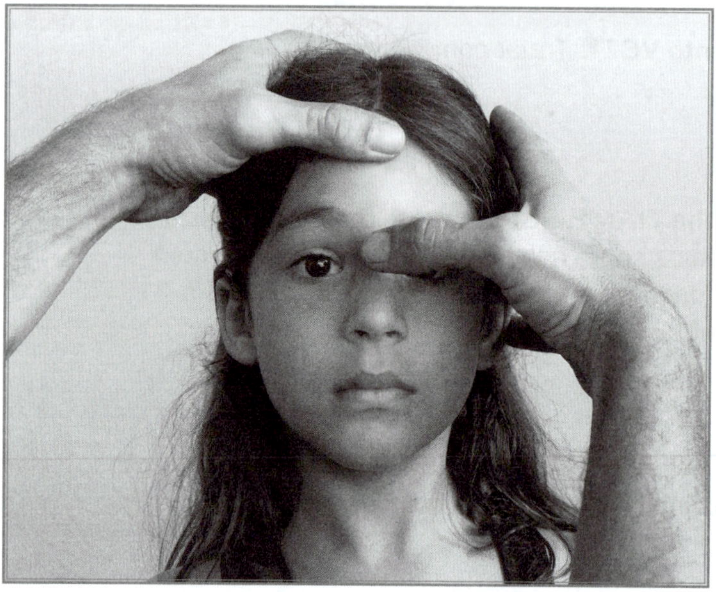

TRATAMENTO:

① **Linha TIAN MEN:** Pressionar e deslizar sobre a linha no sentido ascendente com os polegares em alternância por 30 segundos.

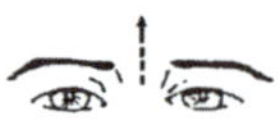

② **Ponto VG14:** Pressionar com movimentos circulares, com o polegar ou dedo médio, por 1 minuto.

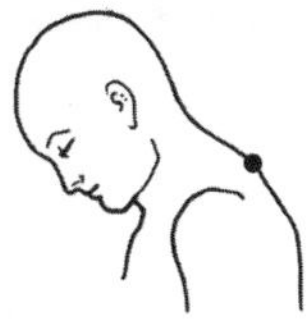

③ **Ponto IG4:** Tratar como acima, com a polpa dos polegares.

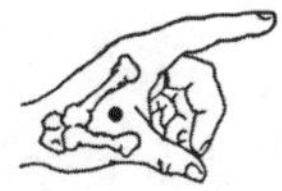

④ **Ponto VB20:** Tratar como acima.

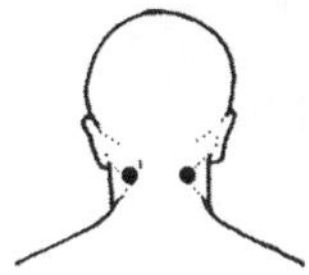

⑤ **Linha FEI JING:** Fazer pressão com deslizamentos sobre a linha, com o polegar no sentido indicado, por 2 a 3 minutos; repetir na outra mão.

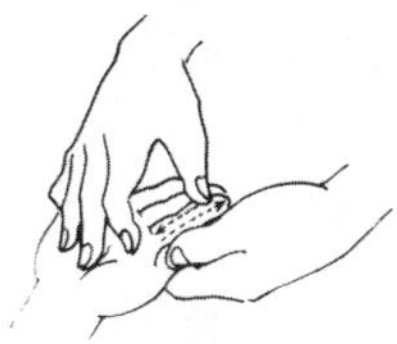

⑥ **Linha TIAN HE SHUI:** Fazer pressão com deslizamento sobre a linha, com o polegar ou com os dedos indicador e médio unidos, no sentido indicado, por 2 minutos; repetir no outro braço.

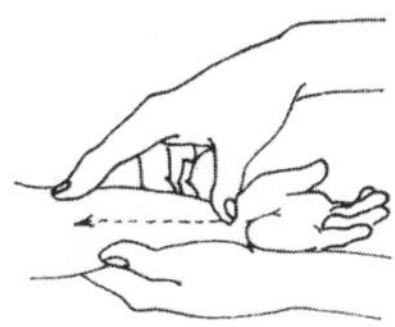

⑦ **Ponto TAI YANG:** Fazer pressão suave com movimentos circulares com os polegares por 30 segundos.

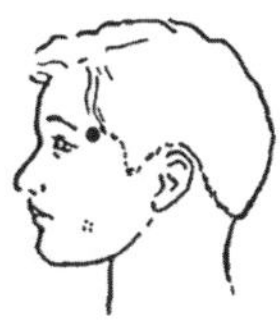

VÔMITOS E NÁUSEAS

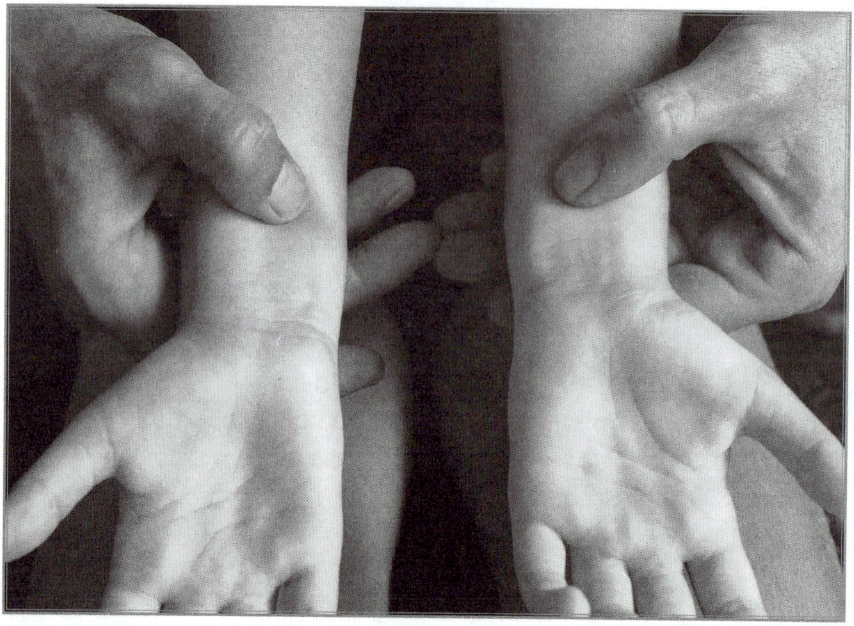

TRATAMENTO:

① **Ponto CS6:** Pressionar com movimentos circulares lentos com os polegares por 1 a 3 minutos.

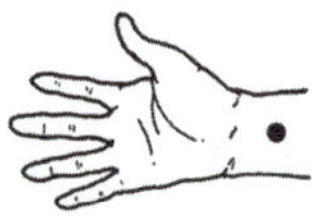

② **Ponto E36:** Tratar como acima.

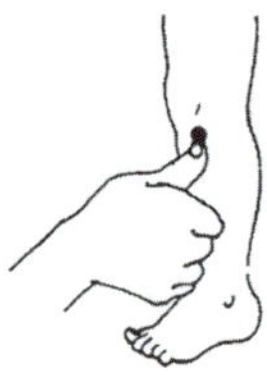

③ **Ponto VC12:** Com a base da palma da mão, fazer pressão com movimentos circulares lentos por 2 minutos.

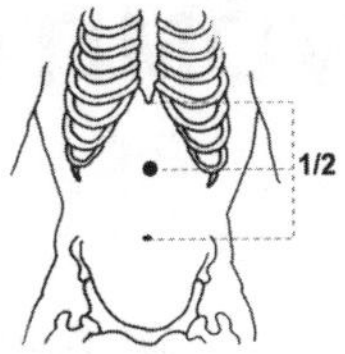

④ **Linha PI JING:** Fazer pressão com deslizamentos sobre a linha, com o polegar, por 2 a 3 minutos; repetir na outra mão.

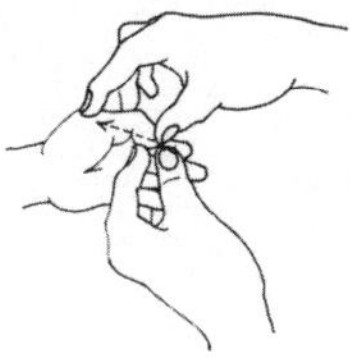

REFLEXOLOGIA:

Massagear as áreas correspondentes ao sistema digestivo – estômago, fígado, vesícula biliar e intestinos.

VÔMITOS EM LACTENTES

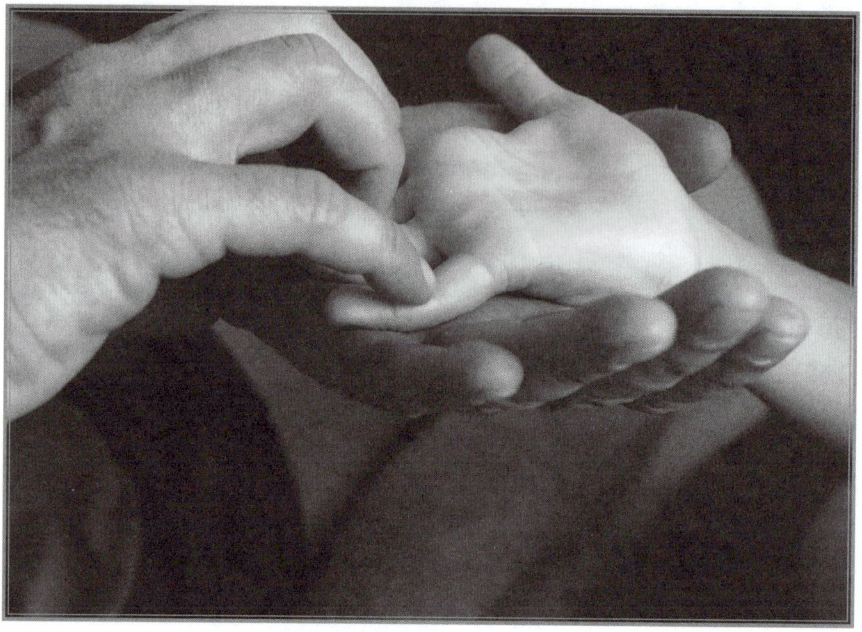

TRATAMENTO:

① **Pontos SZU FENG:** Com a palma da mão do bebê voltada para cima, pressionar conjuntamente as pregas médias dos dedos unidos, com a polpa dos quatro dedos da mão, exceto o polegar, para frente e para trás por 30 segundos; repetir na outra mão.

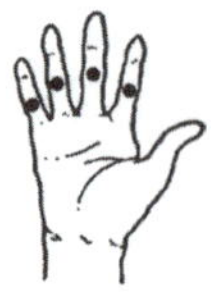

Obs.: Pontos Si Wen = Pontos Szu Feng

② **Ponto VC8:** Pressionar com movimentos circulares lentos, com a ponta do dedo médio por cerca de 2 minutos.

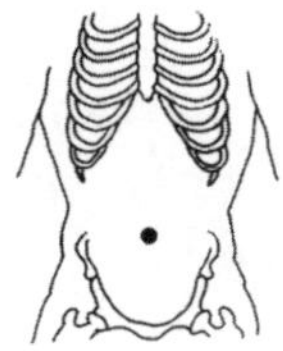

③ **Ponto E36:** Pressionar com movimentos circulares com a polpa dos polegares por 30 segundos.

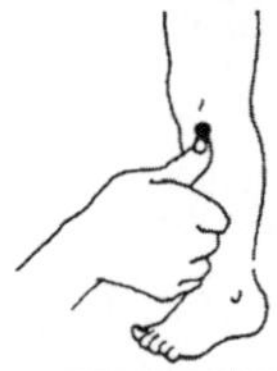

O Do-In na Escola

Especialmente dedicado à criança na idade escolar (ainda que igualmente benéfico para adultos) uma série de exercícios vem sendo ensinado sistematicamente nas escolas da República Popular da China, com o objetivo de estimular a criança a resolver seus pequenos problemas por meio dos recursos pessoais. Este trabalho é desenvolvido através da distribuição em larga escala de folhetos ilustrados, contendo instruções para a prática — nas salas de aula e no lar — de exercícios de Do-In específicos para problemas tais como cansaço, dores de cabeça, estafa resultante de sobrecarga física ou mental, distúrbios visuais causados por excesso de trabalho ou cansaço, resfriados, debilidade motora e outros distúrbios comuns na fase escolar.

Os cartazes, com o título "Ilustração Educativa dos Exercícios Destinados à Conservação dos Olhos", contém farta informação para a estimulação dos pontos de tratamento na região dos olhos, os quais tem ação benéfica não apenas sobre os olhos, mas na condição geral do organismo.

Utilizada com finalidade tanto preventiva quanto curativa, esta série de exercícios é apresentada em quatro operações a serem praticadas, preferencialmente, duas vezes por dia, pela manhã e à tarde. Como tratamento sintomático, cada operação pode ser efetuada isoladamente, sempre que necessário. O tempo de duração da série é de, no máximo, dez minutos (cerca de um a três minutos cada operação).

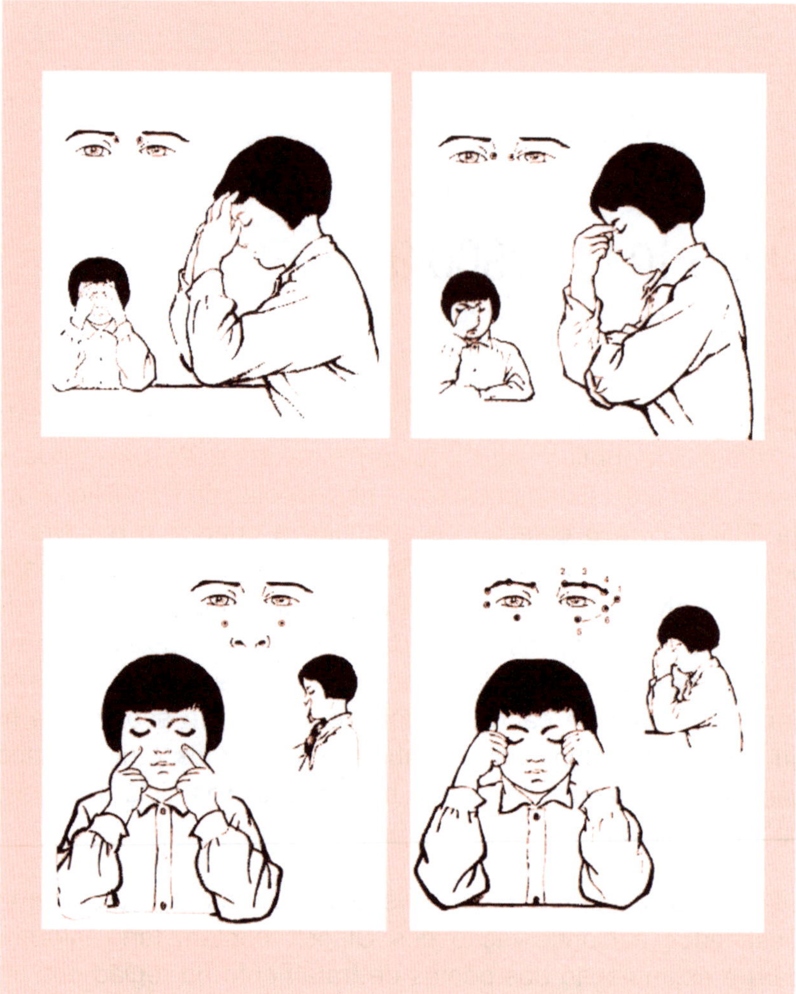

Ilustração educativa dos exercícios destinados à conservação dos olhos.

Ainda que o tratamento possa sempre ser ministrado por uma outra pessoa, a sugestão, uma vez mais, é de que se estimule a criança a praticá-lo em si mesma. Dessa forma as contribuições serão, além de terapêuticas, igualmente educativas.

1ª Operação

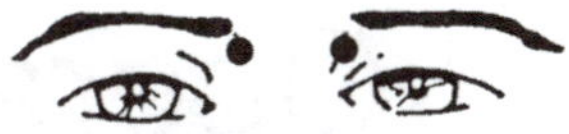

Massagear o ponto **TIANG-YING** (localizado diretamente abaixo da extremidade interna da sobrancelha, no osso supraorbital): sentado, com os olhos fechados, pressionar com a ponta dos polegares os pontos mais elevados do osso supraorbital, acima do canto interno dos olhos. Os quatro outros dedos de cada mão, separados e encurvados, apoiam-se na testa com ligeira pressão, enquanto os polegares pressionam o ponto indicado alternadamente para cima e para baixo.

Indicações: dores nos olhos causadas por excesso de trabalho ou cansaço; visão deficiente; inflamação crônica dos sinus; resfriados; enxaquecas.

2ª Operação

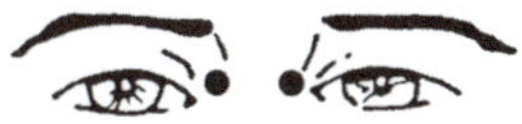

Pressionar o ponto **YING-MING** ou **B1** (localizado cerca de 2 mm ao lado e acima do canto interno dos olhos): apertar a raiz do nariz com o polegar e o indicador de uma das mãos; primeiramente pressionar de leve para baixo, depois fortemente para cima, alternadamente.

Indicações: irritações e incômodos locais causados pelo uso de óculos; distúrbios infecciosos da membrana nasal; respiração nasal congestionada.

3ª Operação

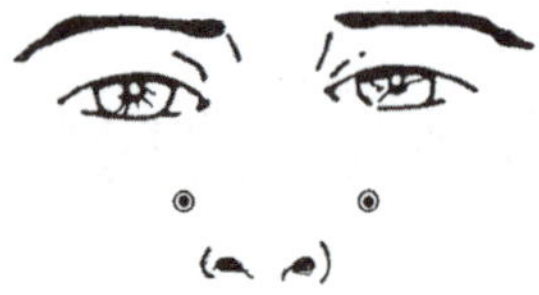

Massagear o ponto **SI-BAI** ou **E2** (localizado no alto das maçãs do rosto, na depressão abaixo da borda infraorbital, em linha vertical com a pupila dos olhos): juntar os dedos indicador e médio de ambas as mãos e colocá-los de cada lado das narinas, na áres do ponto mencionado; os polegares, colocados debaixo do queixo, servem de apoio.

Indicações: estafa por sobrecarga física ou emocional; dor de dentes; inflamação dos sinus nasais; dores e espasmos musculares.

4ª Operação

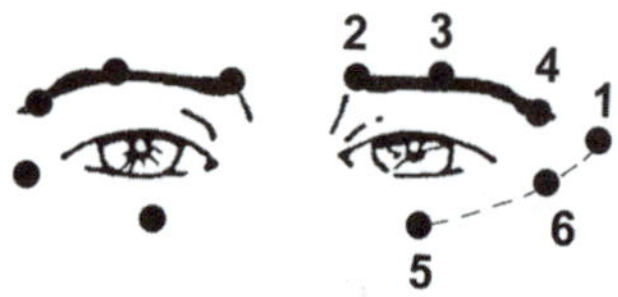

Pressionar o ponto **TAI-YANG** (localizado nas têmporas, um polegar por fora do canto externo dos olhos) e massagear circularmente as órbitas: com a ponta dos polegares pressionando continuamente o ponto **TAI-YANG** (nº. 1), exercer massagem em movimentos circulares, com o lado interno da segunda falange do indicador, sobre a borda superior da órbita (do ponto nº. 2 ao nº. 4) e depois sobre a borda inferior (de dentro para fora, passando sobre os pontos nº. 5 e nº. 6), alternadamente.

Indicações: dores de cabeça e enxaqueca; insônia ou perturbações do sono por estafa; pressão sanguínea alta provocada por distúrbios nervosos; dores nos olhos, visão turva e olhos trêmulos.

Prevenção e autocuidados

Diferente do tratamento sintomático, quando apenas um ou alguns pontos específicos são utilizados para os problemas a eles relacionados, a prática diária dos exercícios de Do-In constitui um trabalho de manutenção em toda a extensão do território corporal, segundo o sentido natural do Qi ao longo da Grande Circulação dos Meridianos. De caráter preventivo e corretivo, a visitação sistemática a essas áreas estratégicas funciona como uma espécie de faxina cotidiana que mantém o ambiente corpóreo em boas condições funcionais e preserva e vitaliza suas estruturas. Com o nome de automassagens dos meridianos, a prática inclui uma variada gama de manobras tais como pressão, fricção, amassamento, percussão, torção, beliscamento, massagem linear, estiramento e deslizamentos energizantes chamados "banhos secos".

O objetivo maior da rotina é o descongestionamento e a facilitação do fluxo da rede de animação pelo relaxamento e a liberação de áreas densas e contraídas que, a um só tempo, refletem e promovem as alterações funcionais que comumente inauguram o processo do adoecimento.

Este capítulo introduz uma sequência básica de exercícios que, pela sua natureza lúdica, serão facilmente adotados pela criança. O objetivo último é despertar seu interesse pelo trabalho no próprio corpo e conscientizá-la das possibilidades disponíveis às suas mãos. Em outras palavras, iniciá-la numa atividade que não constitui um fim em si mesma mas, pelo contrário, instiga a criatividade na investigação de inexploradas províncias do ser edificadas no território somático. Pois, vista por diferentes ângulos, cada parte do corpo reflete diferentes facetas do todo orgânico.

É compreensível que falte à criança iniciativa e disciplina necessárias à manutenção regular da prática, e é igualmente compreensível que o estímulo, o exemplo, deva partir do adulto que, de resto, é quem mais necessita de tais cuidados preventivos e reparadores. Tornar a atividade mais atraente para a criança é tarefa que poderá exigir um tanto de criatividade por parte dos pais ou educadores. Para tanto, vale repetir que a série sugerida é flexível bastante para comportar modificações — supressões e acréscimos — em sua forma. Isoladamente, cada exercício pode ser realizado sempre que necessário. Na prática regular, contudo, é desejável que a sequência — mesmo que encurtada — seja praticada em sua totalidade, do começo ao fim.

Como já mencionado no capítulo 'Os Rios de Qi', os meridianos principais se organizam em quatro grupos, cada grupo é constituído por três meridianos de trajeto similar e mesmo sentido de fluxo. A escolha de por onde começar a trabalhar o corpo é arbitrária. Uma boa sugestão é seguir o percurso dos meridianos que começam no peito e descem pela face anterior do braço até os dedos; daí subir pelo dorso da mão e do braço até os ombros, passar pela nuca, cabeça e descer através da face, trabalhando meticulosamente em volta dos olhos, da boca, no nariz e nas orelhas; a partir daí descer pela garganta, peito, abdômen e área genital, e prosseguir pela face externa da perna até os pés; prosseguir pela face interna das pernas até as virilhas; retornar à planta dos pés e desenvolver uma massagem profusa em toda a sua extensão; terminar com palmadas enérgicas na planta dos pés.
Já que os dois lados do corpo serão igualmente tratados é interessante alternar cada manobra, deixando o lado que estiver sendo trabalhado bem relaxado e receptível ao toque. Embora cada exercício possa ser feito isoladamente sempre que se desejar, na prática diária é importante desenvolver toda uma série, de modo

a trabalhar as diversas regiões do corpo. É ainda desejável que as manobras sejam desenvolvidas de maneira fluente e rítmica, integradas num mesmo movimento harmônico. Gestos graciosos, carregados de carinho e atenção, interessam muito mais ao corpo do que intervenções mecânicas, ainda que tecnicamente corretas.

O melhor momento para a prática dos exercícios diários é pela manhã, antes mesmo da higiene matinal. Trata-se, assim, de uma maneira gentil de acordar o organismo, estimulando suas funções de forma harmoniosa e preparando-o para as atividades do dia. Mas, salvo logo após as refeições, a prática poderá ser realizada com proveito a qualquer hora.

Prática infantil diária

Instrumentos de nossas relações diretas com o mundo, as mãos refletem em grande parte as nossas emoções e, por força de sua função, são alvo de grandes tensões. Na área dos pulsos, em especial, sensíveis pontos dos meridianos do Coração, Pulmões e Circulção-Sexo apresentam qualidades comuns: servem como válvulas de descompressão das energias bloqueadas que se expressam por ansiedades, nervosismos, angústias e depressões.

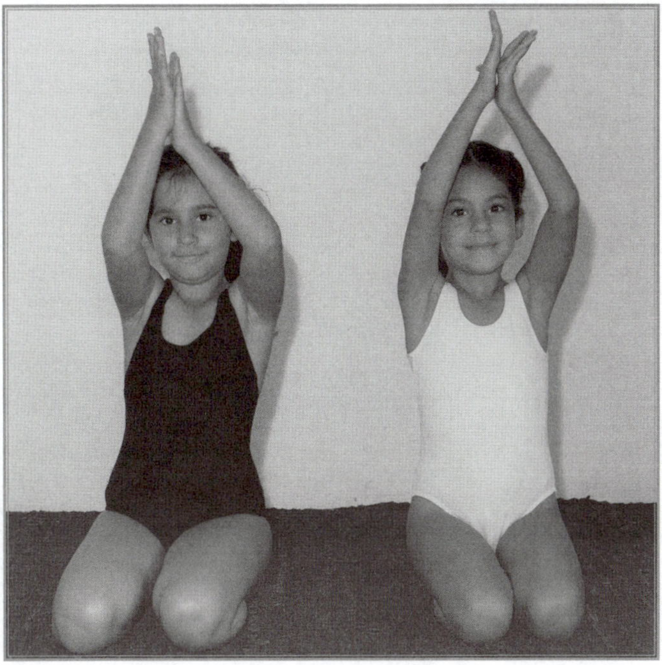

1

Friccionar dinamicamente as mãos e os pulsos na altura dos olhos ou acima da cabeça é uma boa maneira de aliviar tensões emocionais, harmonizar as funções cardiocirculatórias e respiratórias e ainda energizar a ponta dos dedos, preparando-os para melhor estimular os pontos de energia.

Durante a prática é útil repetir este exercício para recarregar as mãos.

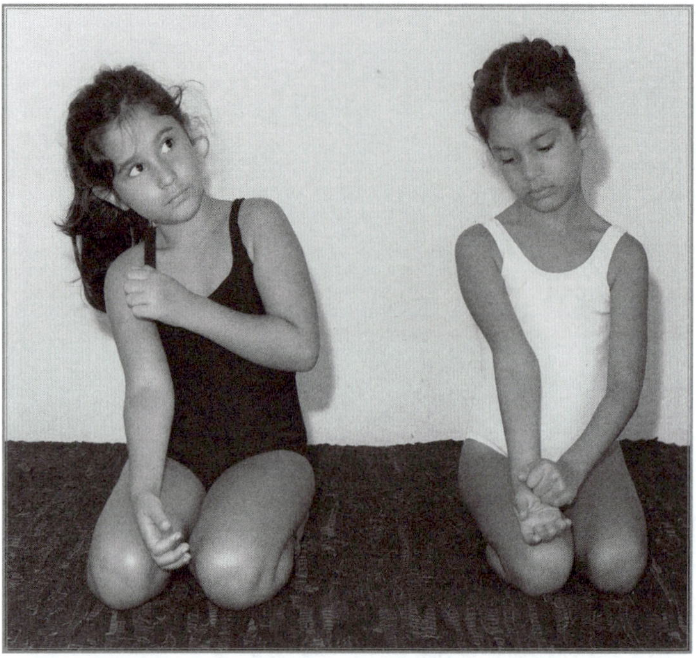

2

Leves pancadas com o punho flexível na face anterior do braço, do ombro até a mão, estimulam os meridianos do Coração, Pulmões e Circulação-Sexo.

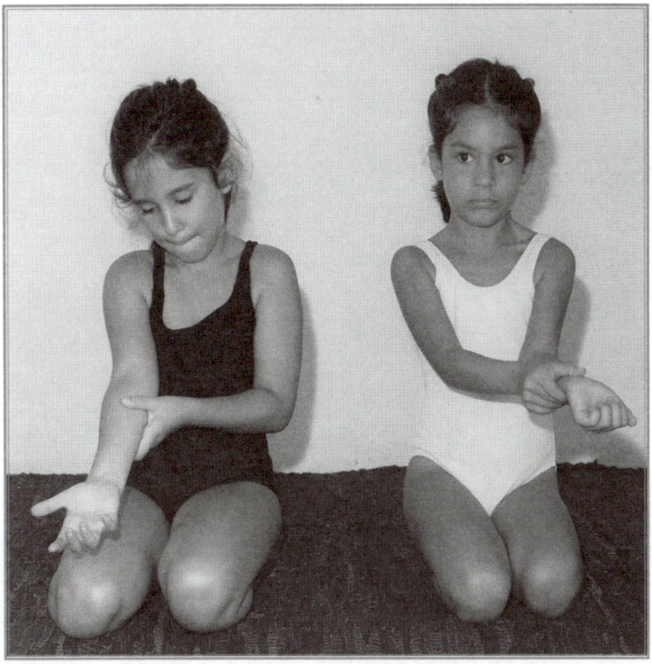

3

Massagear profusamente o lado anterior do braço, do cotovelo à palma da mão.

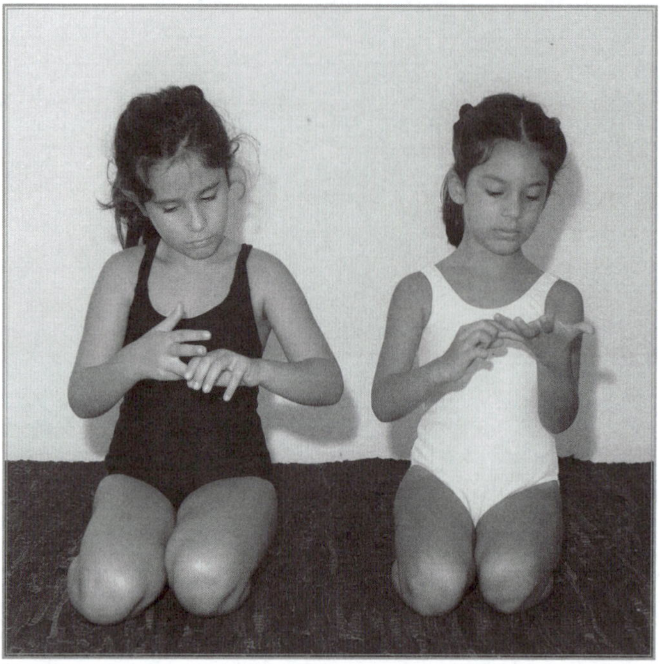

4

Os dedos, terminais dos meridianos, devem ser fortes mas flexíveis.

Enrijessimentos em qualquer parte do corpo e particularmente nas áreas estratégicas como as juntas dos dedos e das mãos, indicam sérias dificuldades no fluxo das energiar através dos meridianos e condições propícias ao acúmulo de toxinas.

Massagear, amassar e torcer cada dedo, estalar as juntas e beliscar as laterais da base das unhas.

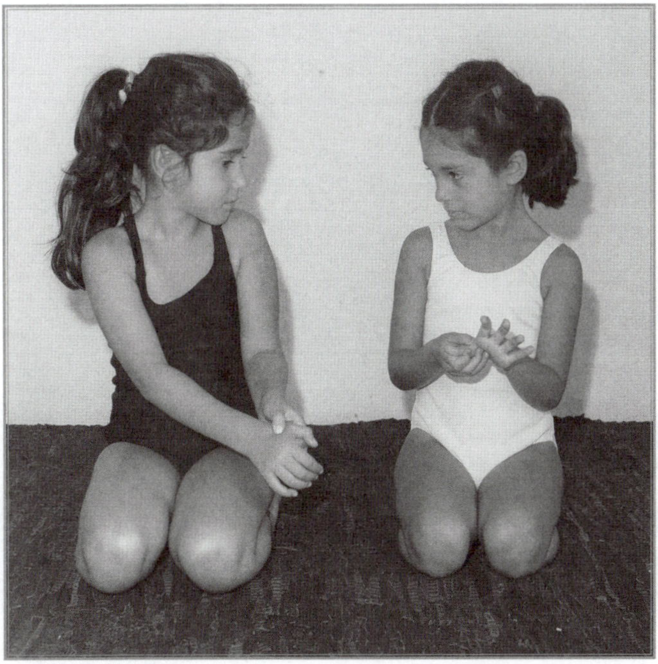

5

Massagear o ponto **IG4** e toda a área dorsal no ângulo do polegar e do indicador. Dor ou enrigessimento nessa área indica problemas intestinais e/ou distúrbios na garganta, face ou cabeça. Este é um ponto chave para diagnosticar e tratar qualquer problema relacionado aos intestinos e à cabeça.

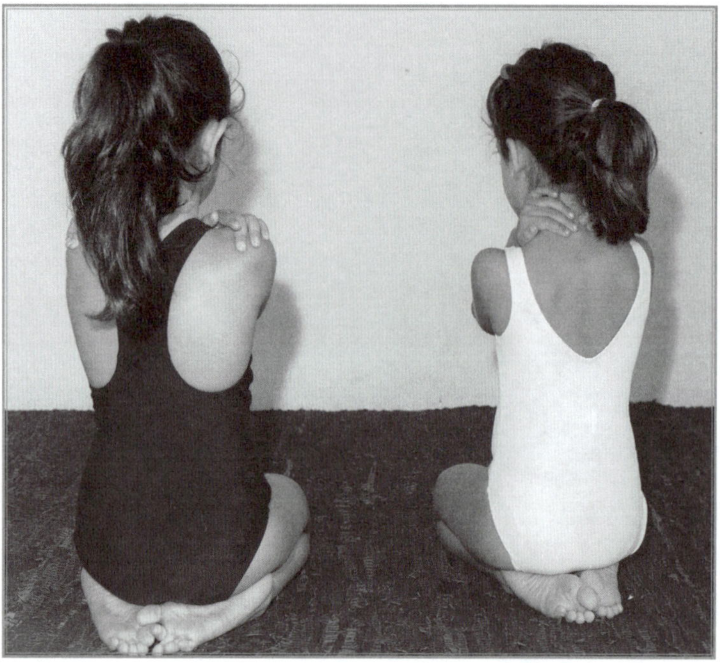

6

Os ombros e a nuca são áreas particularmente tensionadas. Expressões tais como "carregar o mundo nas costas", "os problemas nos ombros", falam de uma tendência universal de se utilizar o dorso como um escudo para a proteção da sensível região do peito, amplamente relacionada às emoções.

Envolver com as mãos e amassar o alto dos ombros – o "cabide" onde penduramos problemas não resolvidos – libera tensões e esquenta o corpo. Complementarmente, com as mãos superpostas, envolver e amassar toda a extensão da nuca ajuda a distensionar localmente e estimula a circulação na

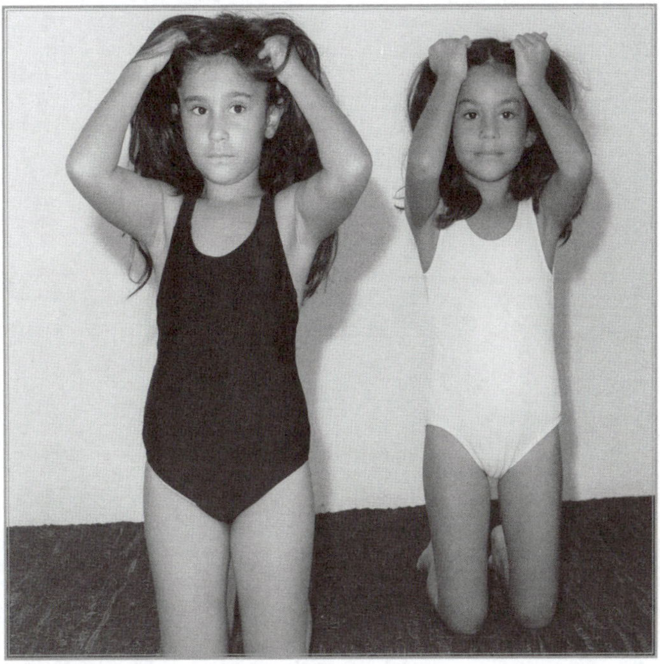

7

Puxar vigorosamente tufos de cabelo em toda a extensão da cabeça, movendo o escalpo, estimula a circulação na área e os meridianos da Vesícula Biliar e da Bexiga.

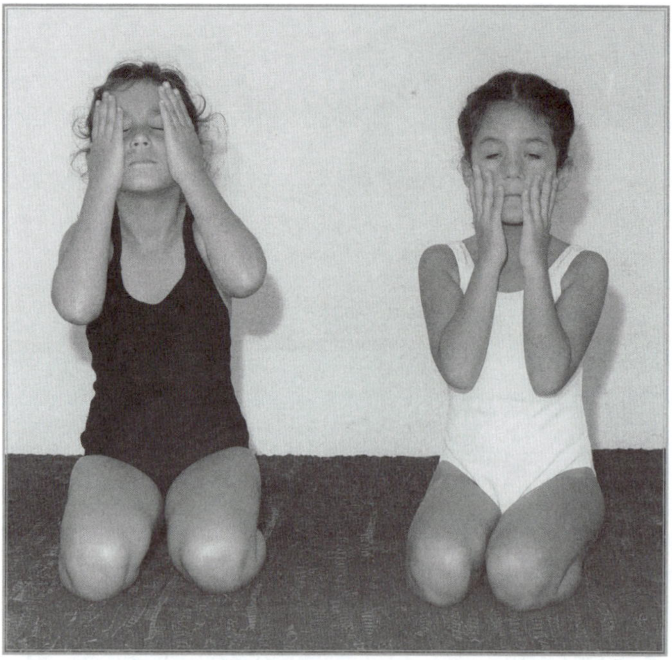

8

Com a palma das mãos, esfregar as faces, suavemente para baixo e vigorosamente para cima. Energiza o rosto e tonifica os meridianos do Estômago e do Intestino Delgado.

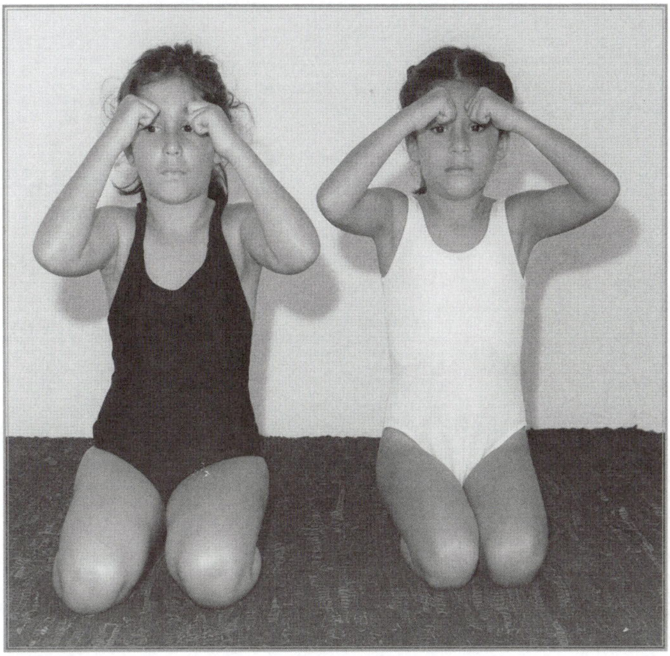

9

Com os polegares firmemente alojados na depressão um pouco atrás do canto externo dos olhos, massagear circularmente as órbitas superior e inferior, do centro para fora, com a lateral da 2ª falange do indicador. Beneficia a visão e o fígado e é específico para o cansaço mental e ocular (ver O Do-In na Escola, p. 245).

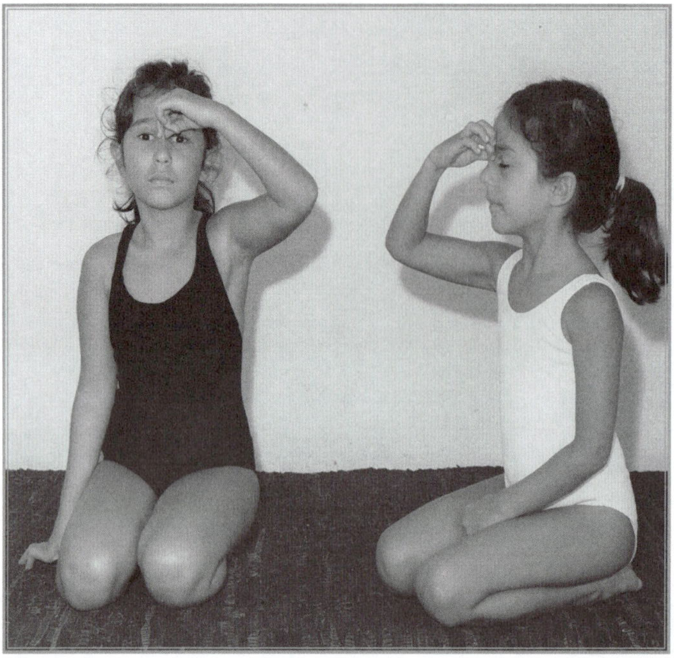

10

Beliscar e puxar várias vezes a raiz do nariz, acima das glândulas lacrimais, para estimular o cérebro e a bexiga e aliviar o cansaço ocular.

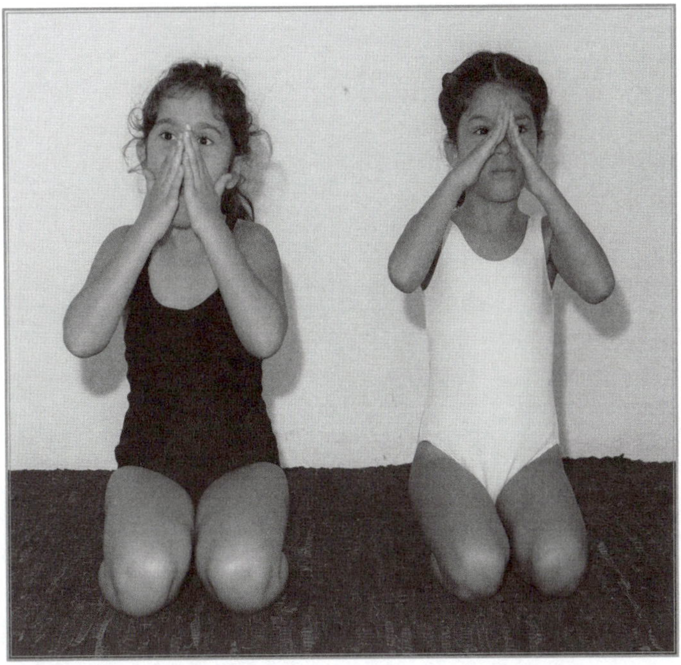

11

Esfregar e apertar vigorosamente os lados do nariz estimula o meridiano do Estômago e tem intensa ação local, ajudando na eliminação de muco nas vias nasais e nos sinus faciais.

Sinusite, amigdalite ou rinite frequentes e excesso de catarro tem, na alimentação, uma causa comum: ingestão excessiva de laticínios (especialmente leite de vaca), farinhas refinadas e açúcar, grandes formadores de muco no organismo.

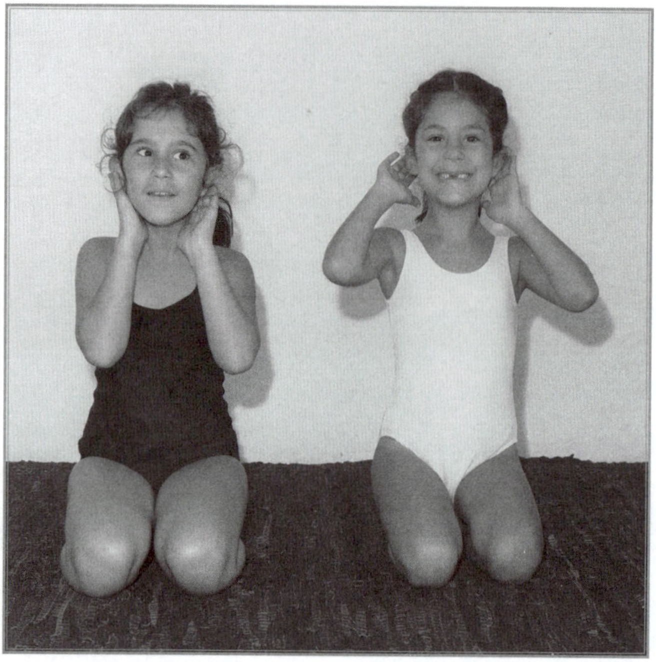

12

Com as mãos espalmadas, bater nas orelhas para a frente, dobrando-as contra o rosto, para vitalizar os ouvidos e estimular os rins.

Otite e outros problemas frequentes dos ouvidos são, muitas vezes, causados pela incapacidade dos rins de excretar toxinas de carnes e outros produtos animais.

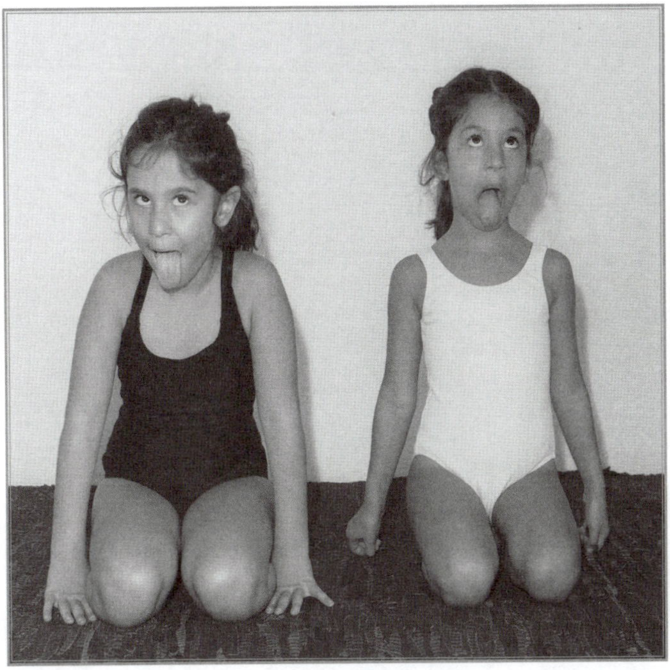

13

Com a língua para fora e os olhos voltados para cima, expirar fortemente pela boca, com as cordas vocais totalmente relaxadas (sem produzir qualquer som). Irriga e desobstrui a garganta (muito eficaz no início de uma amigdalite)

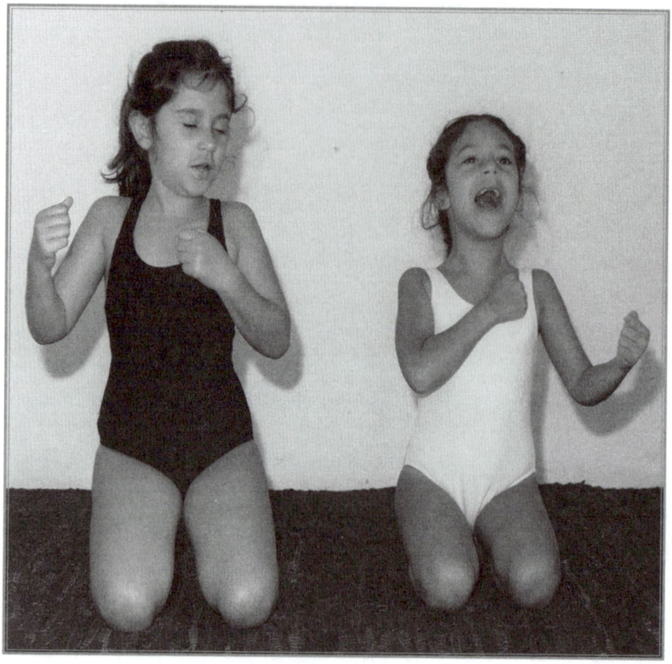

14

No alto do osso esterno situa-se a glândula Timo, de grande importância na coordenação dos processos de crescimento psicofísico da criança e do sistema imunológico.

Sua função mais notável é a de orientar os linfócitos na defesa do organismo, ensinando-os a "distinguir o eu do não eu" pelo fortalecimento da identidade biológica.

Para estimulá-la, martelar repetidamente a área com as mãos fechadas e o pulso bem flexível.

O mesmo exercício, estendendo-se por toda a caixa torácica (frente, lados e costas), estimula os pulmões e as vias respiratórias.

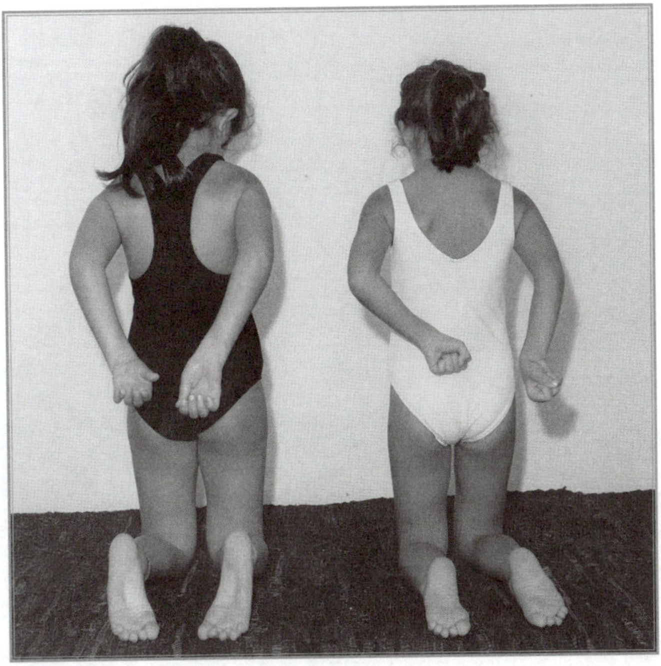

15

Com as nádegas relaxadas, martelar a área como no exercício anterior para tonificar a bexiga, a vesícula biliar e o nervo ciático.

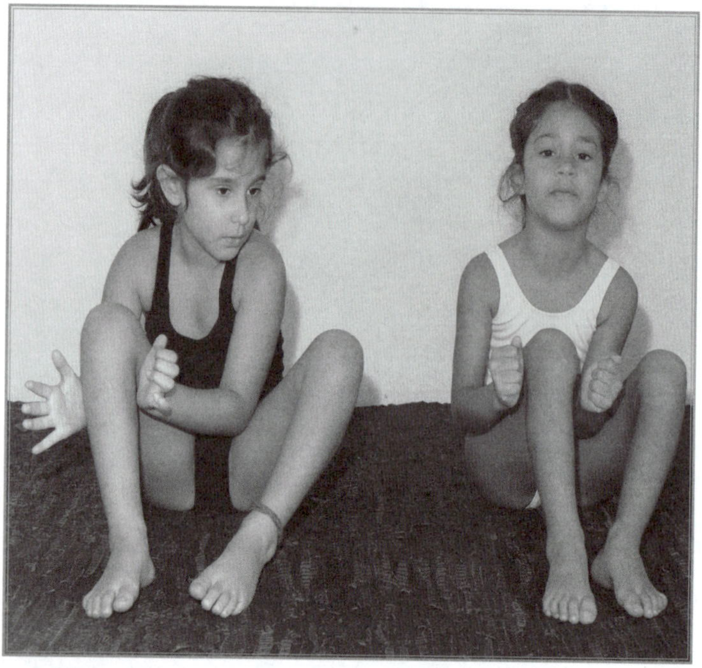

16

Pressionar fortemente os lados da barriga da perna, desde abaixo do joelho até a altura do calcanhar, repetidamente, sempre de cima para baixo, com a base das mãos. Fortalece a bexiga, as vias urinárias e os intestinos.

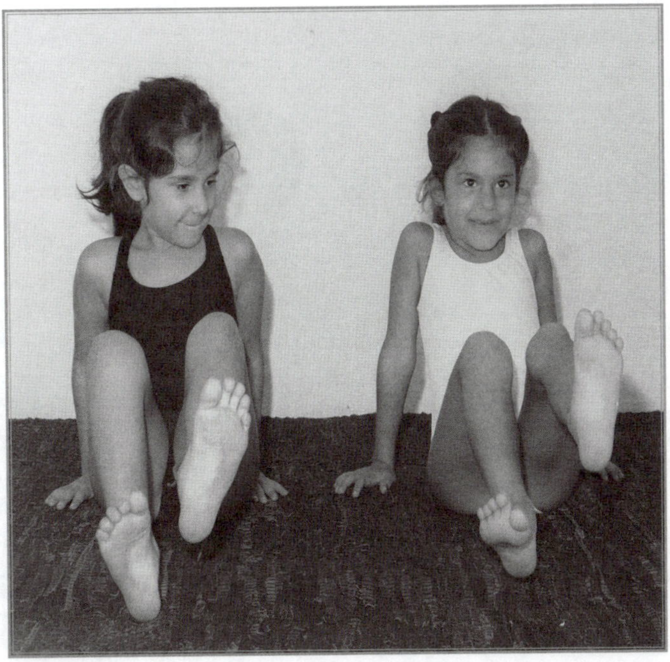

17

Na base do calcanhar encontram-se áreas reflexas relacionadas à regeneração das células ósseas.

Bater ritmicamente com os calcanhares no chão fortalece os ossos e ainda promove a liberação de energias reprimidas (quando impedidas as crianças fazem isso intuitivamente).

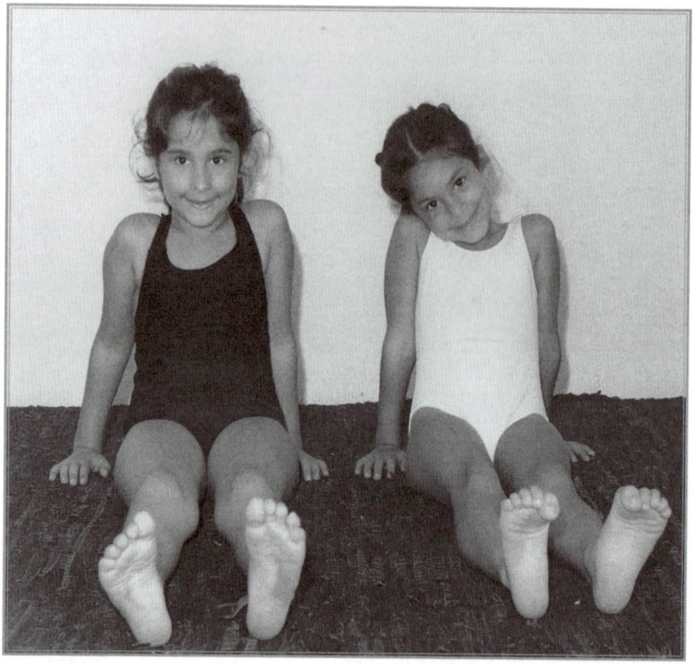

18

Para testar e exercitar a coordenação motora, mover o dedo grande do pé para frente e os outros 4 artelhos para trás, alternadamente.

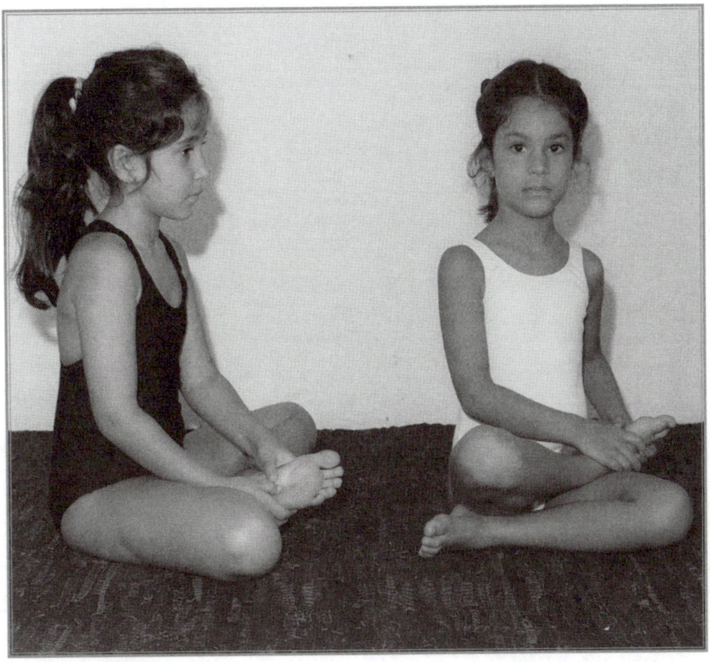

19

Na planta dos pés o organismo está representado por extensas áreas reflexas. Esfregar e depois massagear profusamente toda a região, incluindo o dorso dos pés.

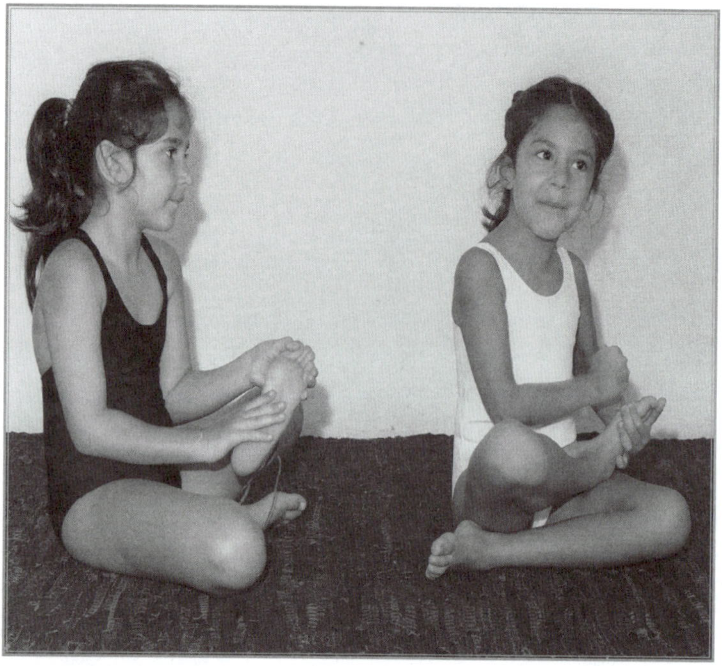

20

Para terminar, um estímulo geral nos órgãos do corpo por meio de tapinhas rápidos e sonoros nas plantas dos pés.

PRIMEIROS SOCORROS EM EMERGÊNCIAS

AFOGAMENTO

Acidentes envolvendo quase afogamento podem ocorrer com crianças de qualquer idade, mesmo em águas rasas, ou em ambientes domésticos. Além do risco de morte por afogamento, as decorrências deste tipo de acidente são complicações que podem incluir danos aos órgãos internos, principalmente ao cérebro ou aos pulmões, devido à inalação de água, sal, areia ou microorganismos. Os procedimentos na página seguinte demonstram ação decisiva na ressuscitação de afogados, mesmo quando existe parada respiratória, enquanto se providencia o auxílio médico.

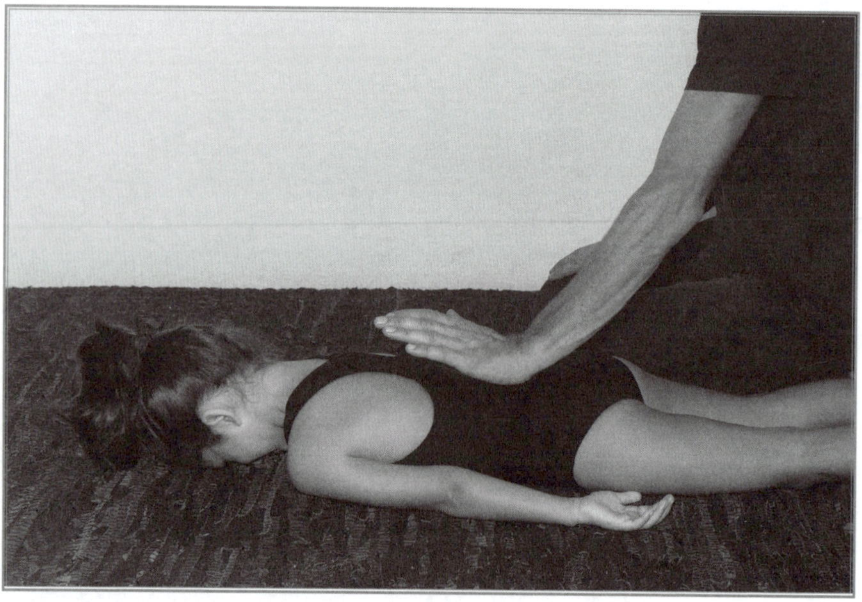

TRATAMENTO:

① **Ponto VG4:** A primeira providência é deitar a criança de bruços e, com a base da mão (eminência tenar), percutir repetidamente sobre o ponto, por meio de pequenos golpes curtos, secos, mas de intensidade moderada, no **sentido ascendente**. Geralmente, de 3 a 5 golpes são suficientes para produzir a reanimação, com a regurgitação da água.

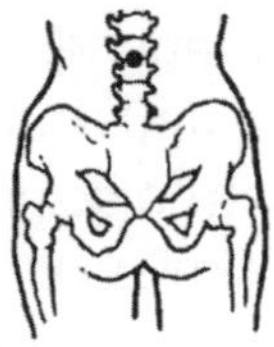

② **Ponto VC1:** Após a ressuscitação, caso ainda não haja auxílio médico disponível, colocar a criança deitada de costas, com os joelhos dobrados e a planta dos pés no chão, pressionar o ponto indicado firmemente com a ponta do dedo médio por cerca de 3 minutos, para ajudar a restaurar a condição geral do acidentado. Se necessário, repetir várias vezes o tratamento, com um pequeno intervalo entre cada procedimento.

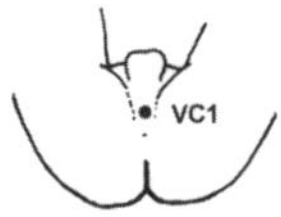

APENDICITE AGUDA

A apendicite é uma inflamação da apêndice devida, principalmente, a um bloqueio por fezes endurecidas, que começa com uma dor em torno do umbigo, e se intensifica deslocando-se para a região inferior direita do abdômen, deixando a área extremamente sensível até mesmo a uma pequena pressão. A dor intensa e persistente piora quando a criança respira fundo ou estica a perna direita.

Exige avaliação médica imediata, pois pode transformar-se em infecção e evoluir para o rompimento do órgão e causar risco de vida.

O ponto específico para essa emergência (Lan Wei) é indicado tanto para evitar a evolução do processo quanto para auxiliar na recuperação, após a intervenção clínica.

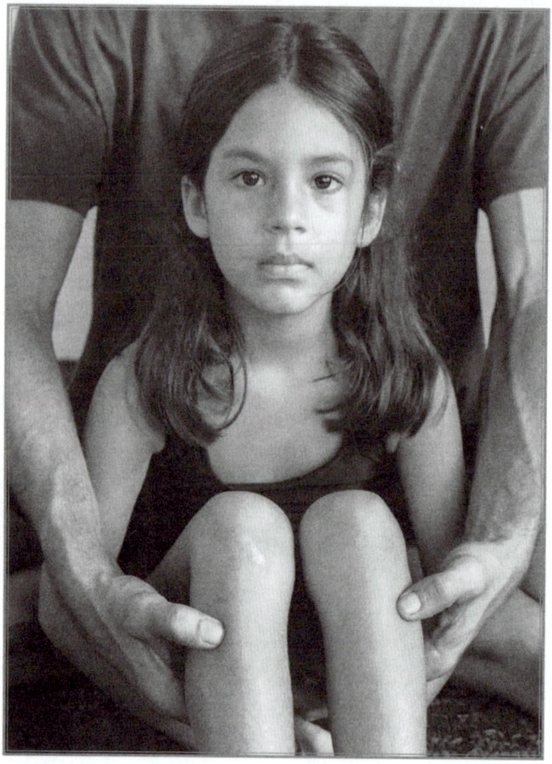

TRATAMENTO:

① **Ponto LAN WEI:** Aos primeiros sintomas, pressionar o ponto com movimentos circulares com os polegares por 1 a 3 minutos, e repetir ao longo do dia conforme necessário.

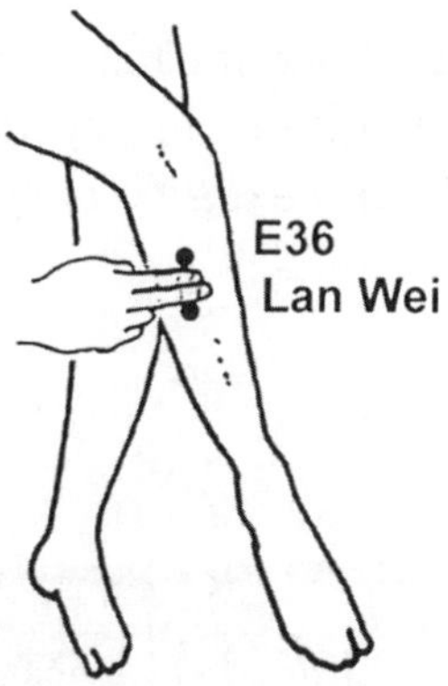

② **Ponto E36:** Tratar como acima para potencializar o efeito.

CHOQUE

Embora muitas vezes entendido como uma reação emocional, o choque é de fato uma condição física de comprometimento circulatório extremo que pode levar à parada cardíaca ou ao coma.

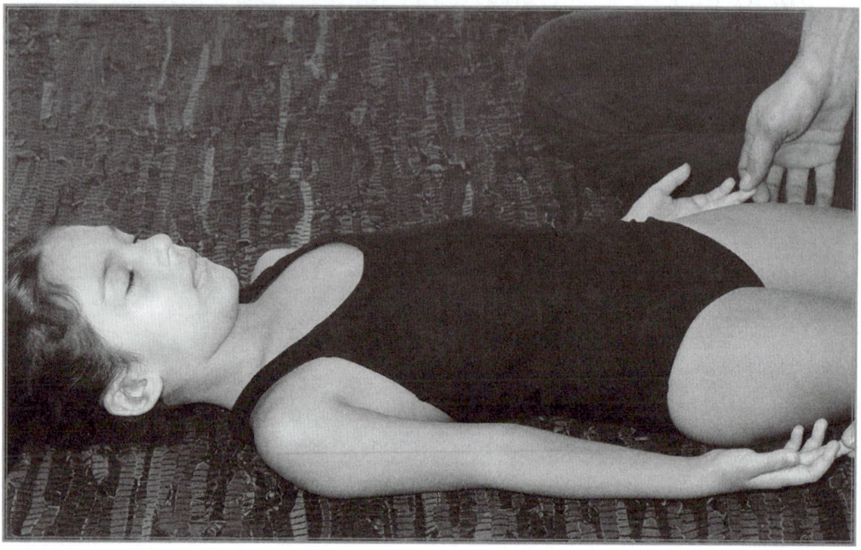

TRATAMENTO:

① **Pontos SHIN HSUAN:** na crise, beliscar com os polegares em indicadores em pinça os 5 pontos de cada mão por 3 a 5 vezes cada ponto.

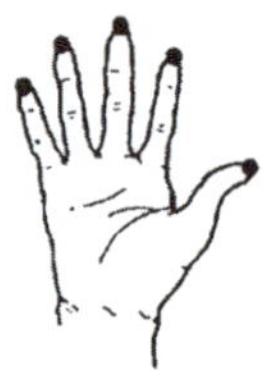

② **Ponto VG26:** em seguida, pressionar o ponto com a unha do polegar por 5 a 10 vezes, depois pressionar com movimentos circulares com a ponta do polegar por 20 segundos.

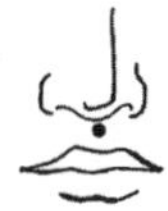

③ **Ponto VG14:** em casos severos com síncope, percutir sobre o ponto com a base da mão com pequenos golpes curtos e secos, até a reanimação.

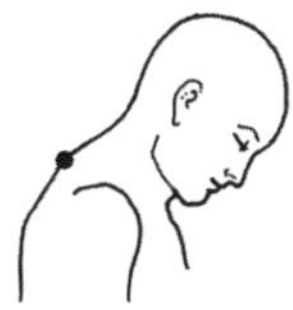

CHOQUE ELÉTRICO

O choque elétrico grave pode causar perda da consciência e/ou parada respiratória. Após as providências de praxe (desligar a corrente para interromper o contato elétrico), realizar os procedimentos indicados. Após a normalização conduzir a criança para avaliação médica de possíveis sequelas.

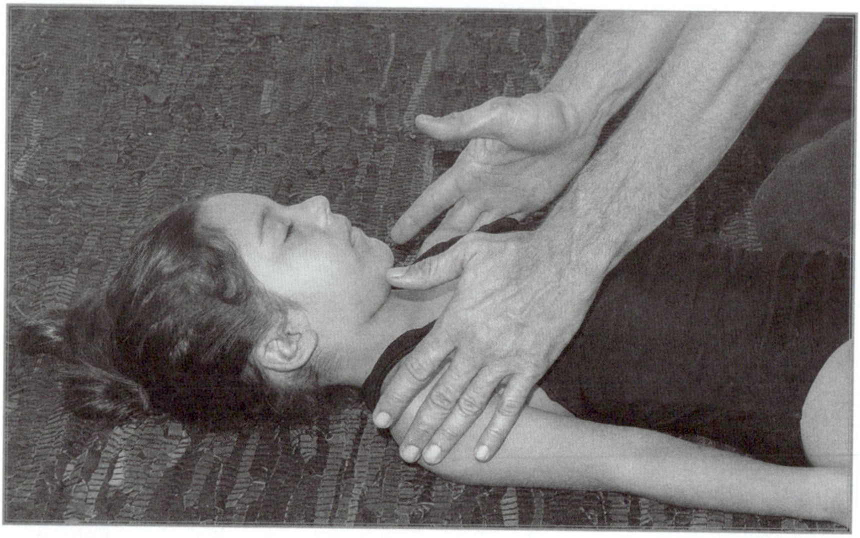

TRATAMENTO:

① **Ponto IG15:** <u>Em caso de perda ou alteração da consciência</u>, percutir com a face palmar dos 4 dedos unidos de cada mão (exceto os polegares), até a reanimação. Depois prosseguir com pressão com movimentos circulares com a ponta dos polegares por 1 a 3 minutos.

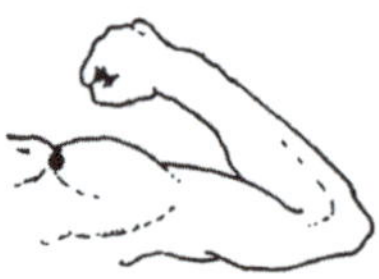

② **Ponto P9:** Em caso de lividez e/ou parada respiratória, friccionar energicamente o ponto com o indicador até a recuperação, repetindo na outra mão.

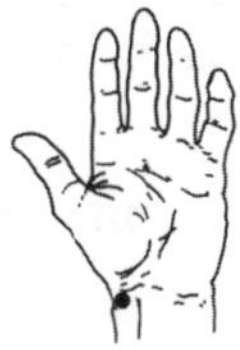

③ **Ponto C7:** Se a criança se mostrar agitada ou assustada, pressionar o ponto com movimentos circulares lentos e profundos com os polegares por 1 a 3 minutos.

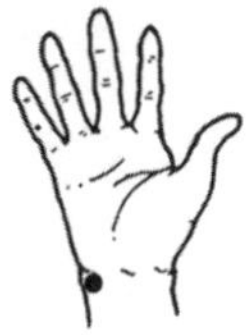

COLAPSO

Perda súbita de energia com extrema exaustão física e mental.

Os procedimentos abaixo sugeridos são opções efetivas para a pronta reanimação em situações que envolvem o esgotamento das forças vitais, ou mesmo síncope ou estupor e estudos.

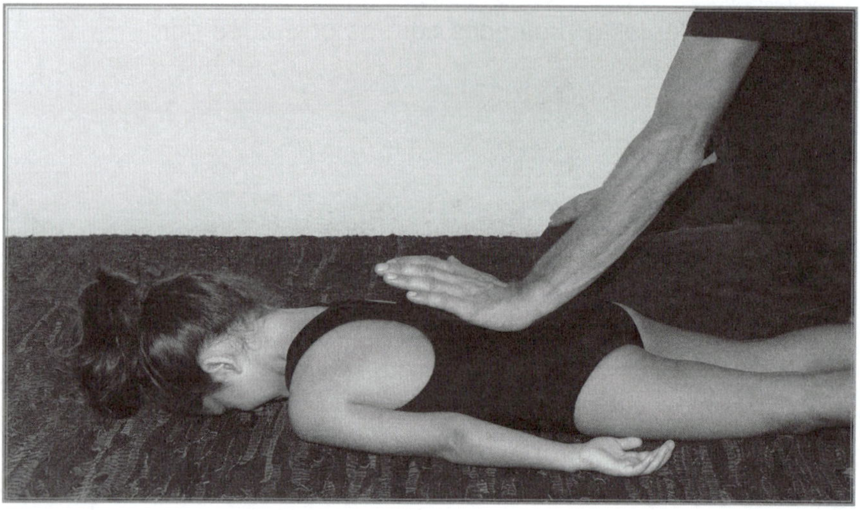

TRATAMENTO:

① **Ponto VG4:** Com a base da mão, percutir sobre o ponto com pequenos golpes curtos e secos, no sentido ascendente.

Em geral, 3 a 5 percussões são suficientes para a reanimação.

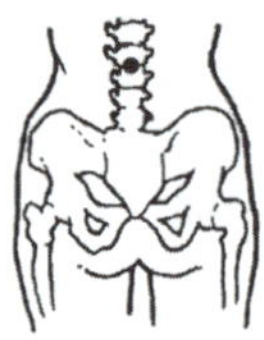

② **Ponto VG14:** Se necessário, tratar como o ponto anterior.

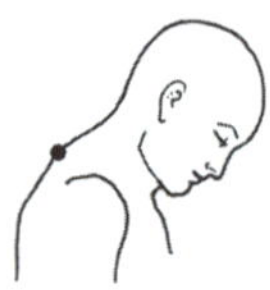

CONCUSSÃO NA CABEÇA

O termo concussão refere-se a qualquer tipo de lesão causada por golpe violento ou pancada traumática na cabeça ou na coluna, muitas vezes com perda da consciência. Em crianças, a concussão na cabeça é um tipo de acidente bastante comum, mas suas decorrências podem ser graves.

Após uma concussão a avaliação médica é sempre aconselhável.

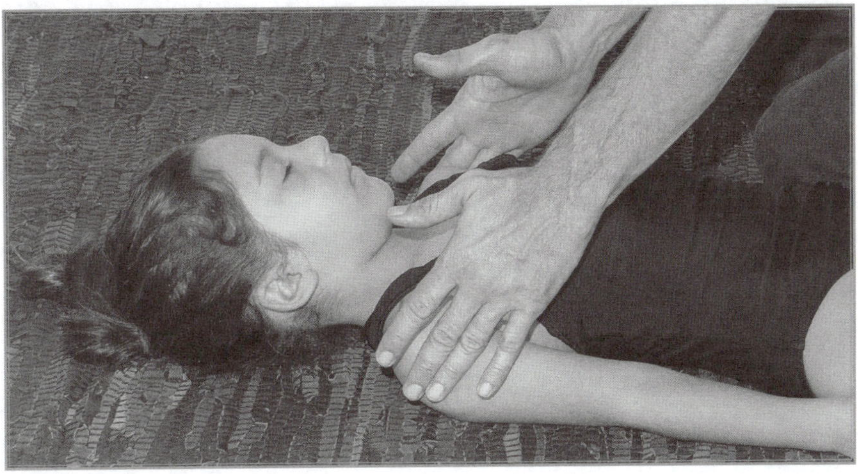

TRATAMENTO:

① **Ponto IG15:** Para qualquer golpe na cabeça, com ou sem perda da consciência, percutir repetidamente com a face palmar dos dedos unidos das mãos, até a reanimação.

Depois, prosseguir com pressão com movimentos circulares com os polegares por 1 a 3 minutos.

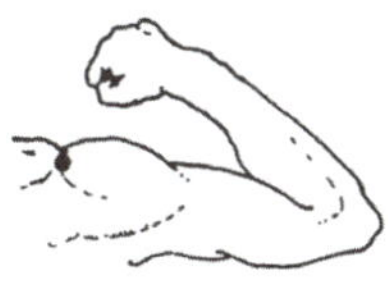

CONCUSSÃO NA COLUNA

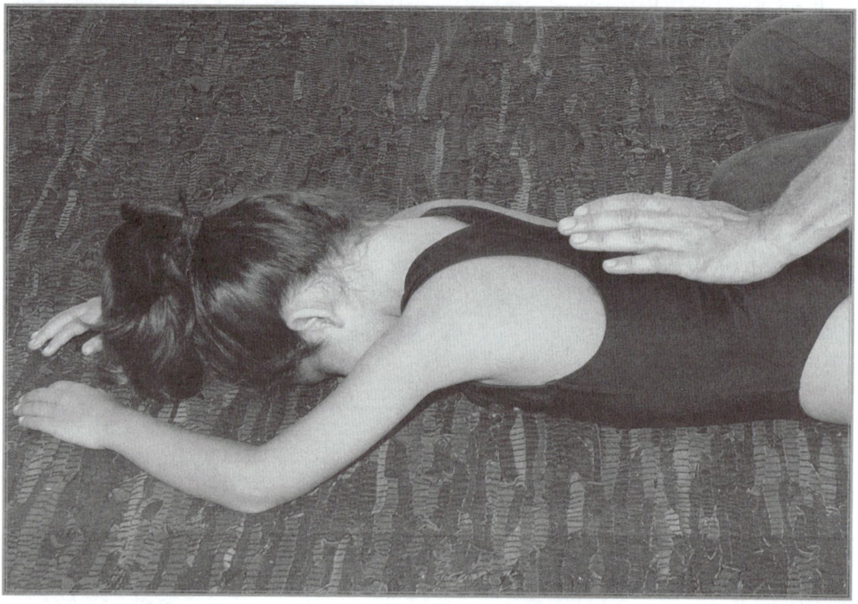

TRATAMENTO:

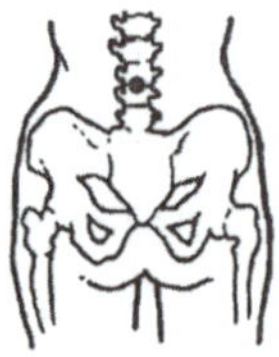

① **Ponto VG3:** Em caso de perda da consciência, percutir repetidamente com a base da mão no sentido ascendente, por meio de pequenos golpes curtos e secos, até a reanimação.

Depois, prosseguir com pressão com movimentos circulares com a ponta do polegar por 1 a 3 minutos, enquanto se aguarda socorro médico.

② **Ponto B23:** Para ajudar no restabelecimento, fazer pressão com movimentos circulares sobre o ponto com a polpa dos polegares por 1 a 3 minutos.

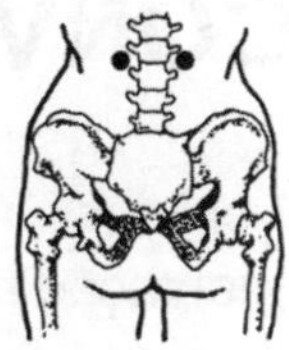

CONVULSÕES EPILÉPTICAS

A epilepsia é um problema convulsivo crônico que requer avaliação e orientação médica competente. Em crianças, à parte alguns poucos sintomas específicos – alteração da consciência, olhar parado, fala truncada – o ataque epiléptico é muito similar aos episódios de convulsão infantil. Além da intensidade das convulsões, o que mais indica a possibilidade de epilepsia é a frequência das crises.

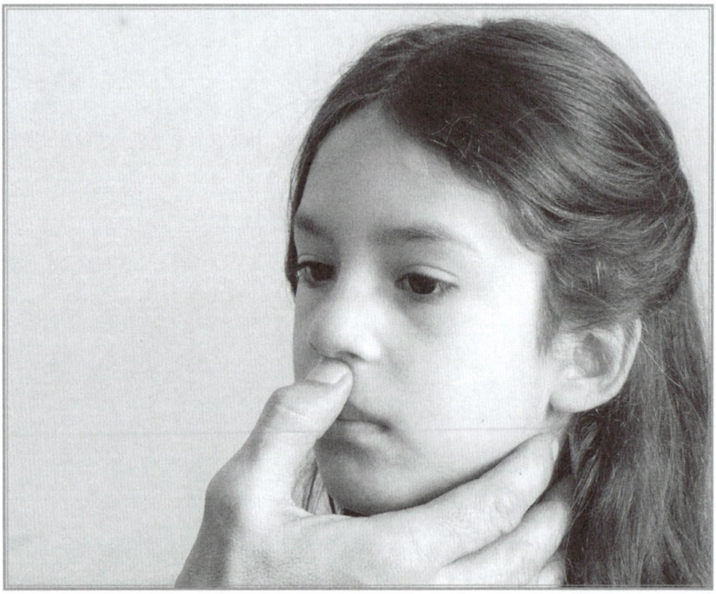

TRATAMENTO:

① **Ponto VG26:** Aos primeiros sinais da crise, pressionar firmemente o ponto com a ponta ou unha do polegar até o retorno da consciência.

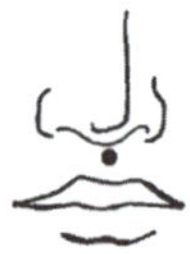

② **Ponto VG20:** Se, após a convulsão, a criança se mostrar alterada ou confusa, fazer pressão suave com movimentos circulares leves, com a polpa do polegar por 1 a 3 minutos.

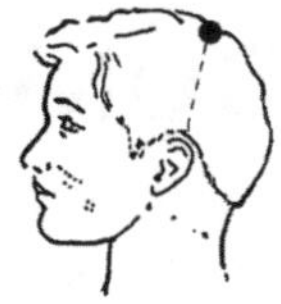

③ **Linha LIU FU:** Fazer pressão com deslizamentos sobre a linha no sentindo indicado, com o polegar ou dedos indicadores e médio unidos, por 2 minutos; repetir no outro braço.

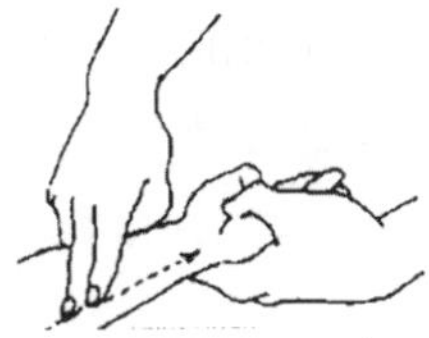

CONVULSÕES INFANTIS

Contração súbita e incontrolável da musculatura de parte ou da totalidade do corpo, a convulsão infantil é, por vezes, acompanhada de contorções e tremores, contratura ou espasmos dos músculos da mandíbula, incontinência urinária e até perda da consciência.

Após a crise é aconselhável a avaliação médica para identificação de possíveis causas subjacentes.

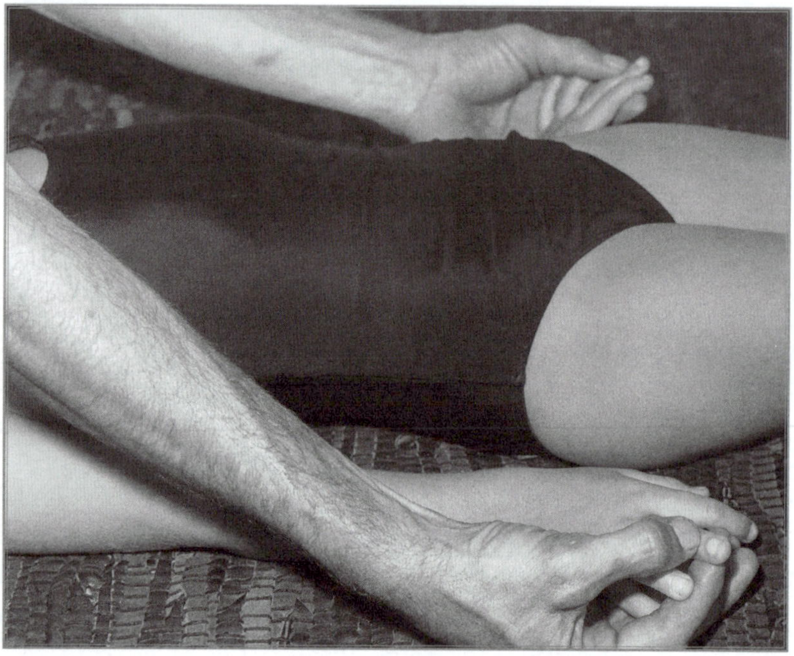

TRATAMENTO:

① **Ponto LAO LONG:** Pressionar o ponto 5 a 10 vezes com a unha dos polegares.

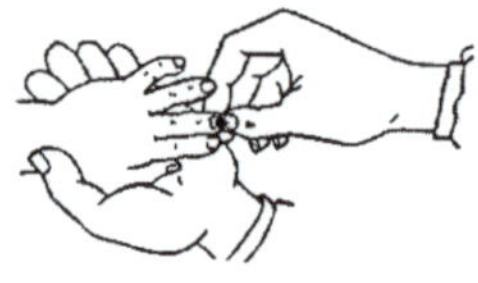

② **Ponto EXTRA:** Pressionar forte e continuamente o centro do lóbulo das orelhas com os polegares e indicadores em pinça.

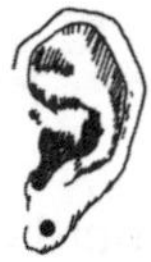

③ **Ponto SHIN HSUAN:** Beliscar com os polegares e indicadores em pinça os 10 pontos por 1 a 3 vezes cada ponto.

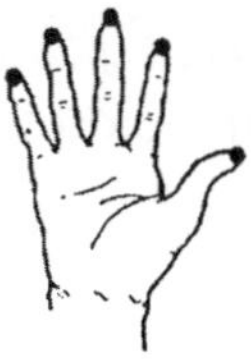

④ **Ponto VG26:** Se a criança continuar inconsciente, pressionar firmemente o ponto com a unha do polegar e fazer pequenos movimentos circulares, até a reanimação.

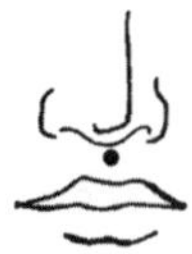

⑤ **Ponto VG20:** Se, ao final, a criança se mostrar nervosa ou desnorteada, fazer pressão suave contínua ou com movimentos circulares lentos com a polpa do polegar por 1 minuto.

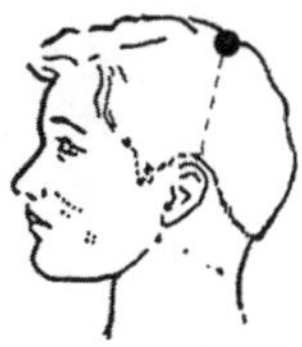

DESMAIOS

A perda da consciência repentina e temporária pode ser ocasionada por uma série de fatores que incluem acidentes, alterações fisiológicas e, particularmente em crianças, por abalos emocionais, medo ou febre alta.

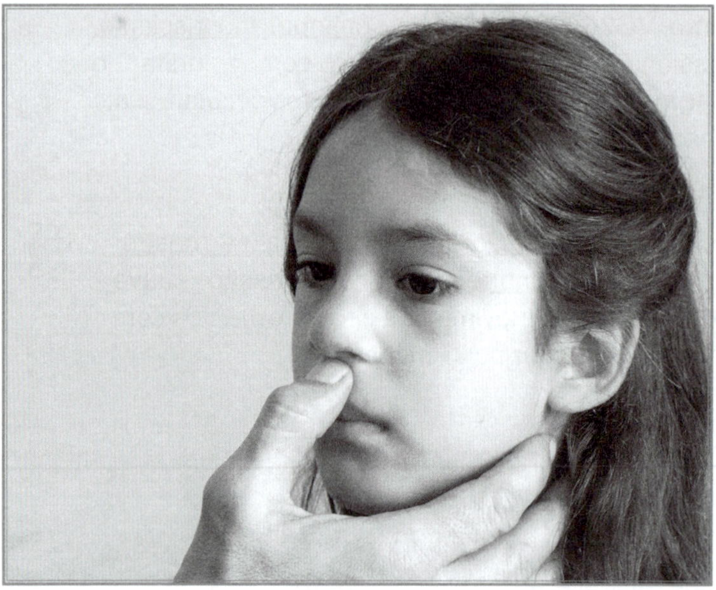

TRATAMENTO:

① **Ponto VG26:** Pressionar firme mas cuidadosamente o ponto e exercer movimentos circulares quase imperceptíveis com a ponta ou unha do polegar até a reanimação.

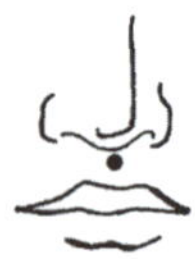

② **Pontos SHIN HSUAN:** Se necessário ou para reforçar o efeito, beliscar a ponta dos 5 dedos de ambas as mãos com os polegares e indicadores em pinça, por 3 a 5 vezes cada parte.

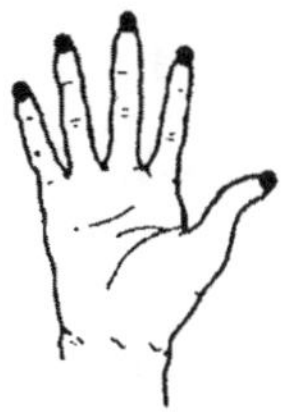

③ **Ponto R1:** Para potencializar os resultados e ajudar na condição geral do organismo, esfregar energicamente o ponto para frente e para trás com a borda externa da mão espalmada, até esquentar a área central do pé; repetir no outro pé.

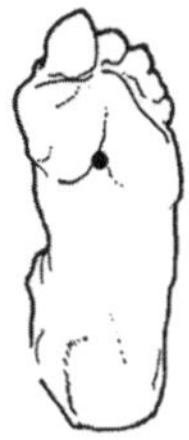

ENTORSES E LUXAÇÕES na região lombar

Decorrente de queda, torção súbita ou esforço excessivo no levantamento de objeto pesado, a entorse lombar provoca dor aguda e restrição da mobilidade local. Os pontos sugeridos devem ser trabalhados diariamente, ate desaparecimento total dos sintomas.

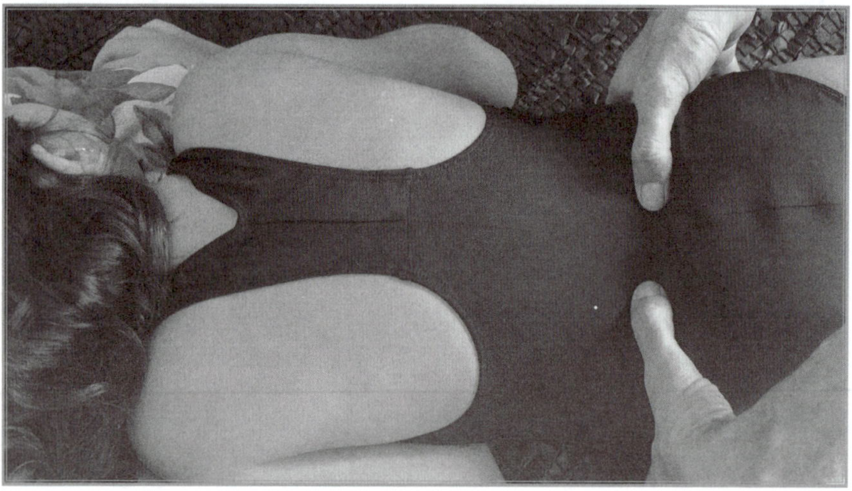

TRATAMENTO:

① **Ponto B23:** Pressionar com movimentos circulares com a polpa dos polegares por 1 a 3 minutos.

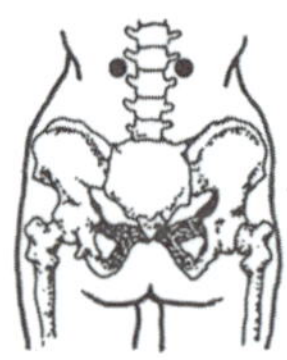

② **Ponto VB30:** Tratar como o ponto anterior.

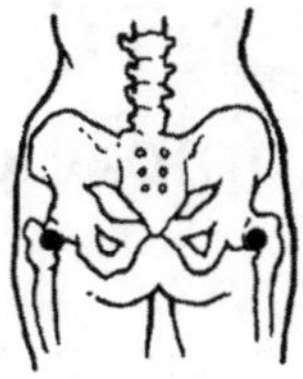

③ **Ponto B40:** Tratar como acima.

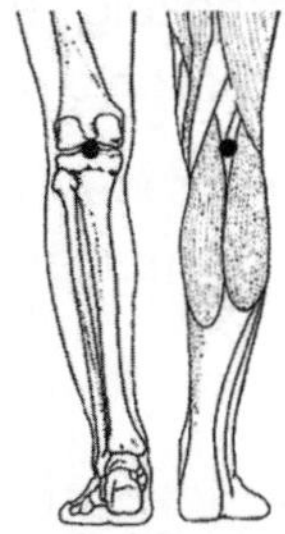

④ **Ponto B31:** Tratar como acima.

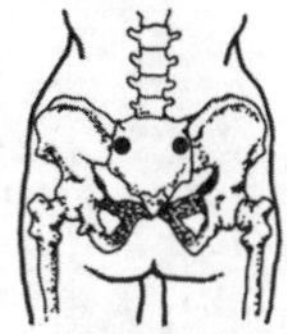

⑤ **Ponto VG4:** Tratar como acima com a ponta do polegar.

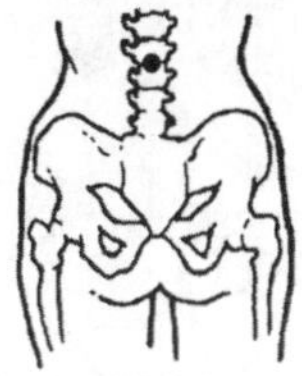

ENTORSES E LUXAÇÕES no tornozelo

Acidente comum em crianças, a lesão nos ligamentos por torção do tornozelo resulta de movimentos bruscos, pisada em falso, esforço excessivo ou traumatismo com estiramento da articulação local.

Os procedimentos abaixo promovem o rápido alivio de dor e ativam a circulação na área, acelerando a remoção do hematoma.

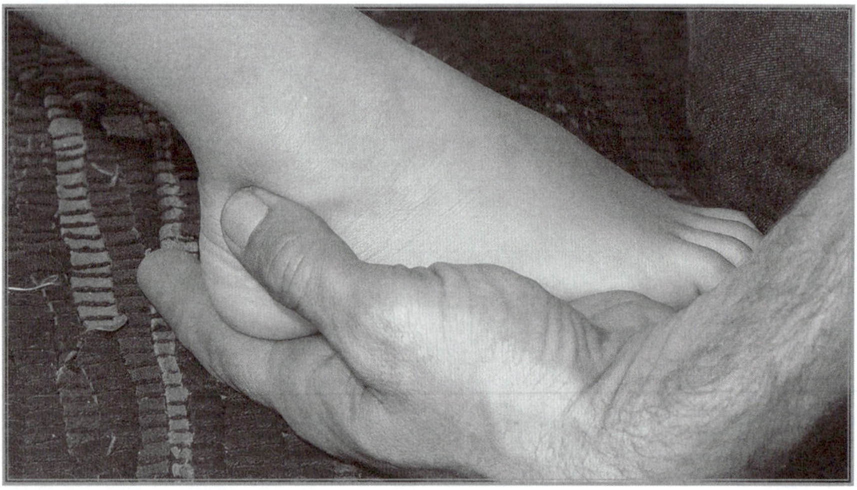

TRATAMENTO:

① **Ponto B60:** Pressão firme e continua com movimentos circulares com a polpa do polegar por 1 a 3 minutos (pode-se tratar apenas o ponto localizado no lado afetado).

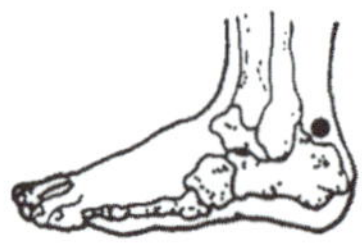

② **Ponto R3:** Tratar como o ponto anterior.

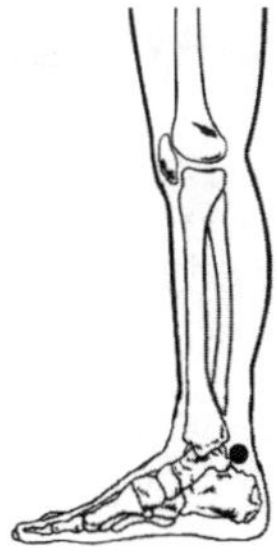

③ **Ponto VB40:** Tratar como acima.

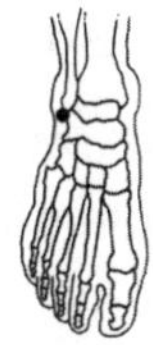

④ **Ponto E41:** Tratar como acima.

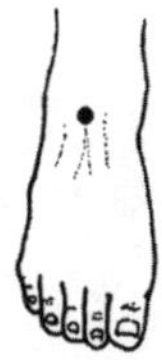

⑤ **Pontos AH SHI:** Massagear quaisquer pontos dolorosos na área afetada.

ENVENENAMENTO

A grande maioria dos casos de envenenamento acidental ocorre com crianças com menos de cinco anos de idade. Com muita frequência esse tipo de acidente resulta da ingestão de substancias tóxicas encontradas dentro de casa – produtos de limpeza, pesticidas, remédios, cosméticos – mas suas decorrências exigem tratamento emergencial em um pronto socorro.

Os tratamentos aqui sugeridos devem ser realizados enquanto se aguarda o socorro medico e, após a fase aguda da crise, diariamente para ajudar na desintoxicação.

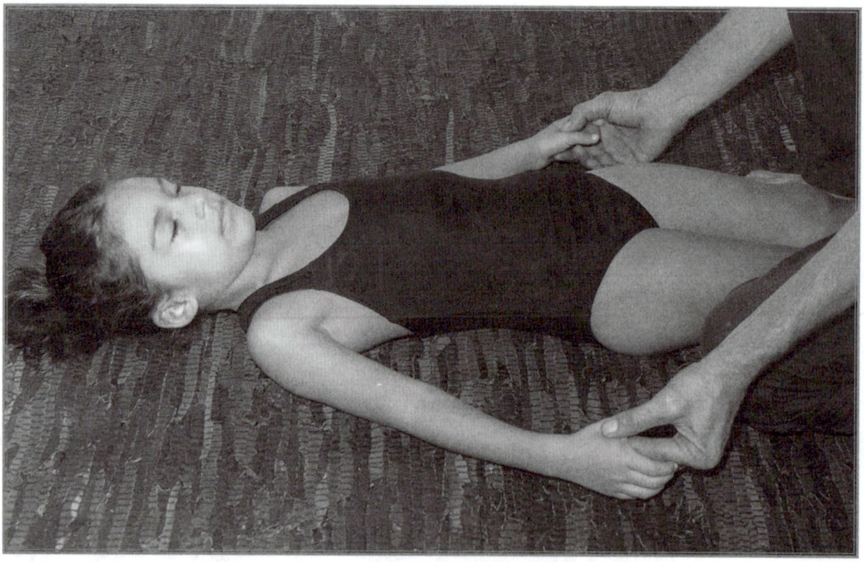

TRATAMENTO:

① **Ponto IG4:** Pressionar com movimentos circulares com os polegares por 1 a 3 minutos.

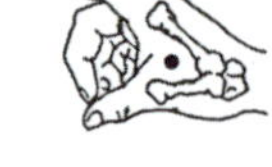

② **Ponto R11:** Tratar como o ponto anterior.

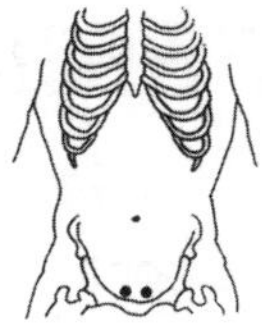

③ **Ponto E42:** Tratar como acima.

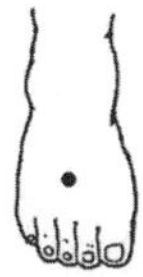

④ **Ponto VB40:** Tratar como acima.

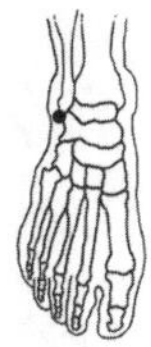

⑤ **Ponto B65:** Tratar como acima com a unha dos polegares.

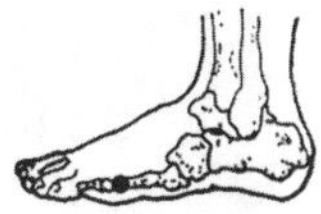

FERIMENTOS E CORTES

Os pontos sugeridos auxiliam no alivio de dor e na regeneração dos tecidos lesionados.

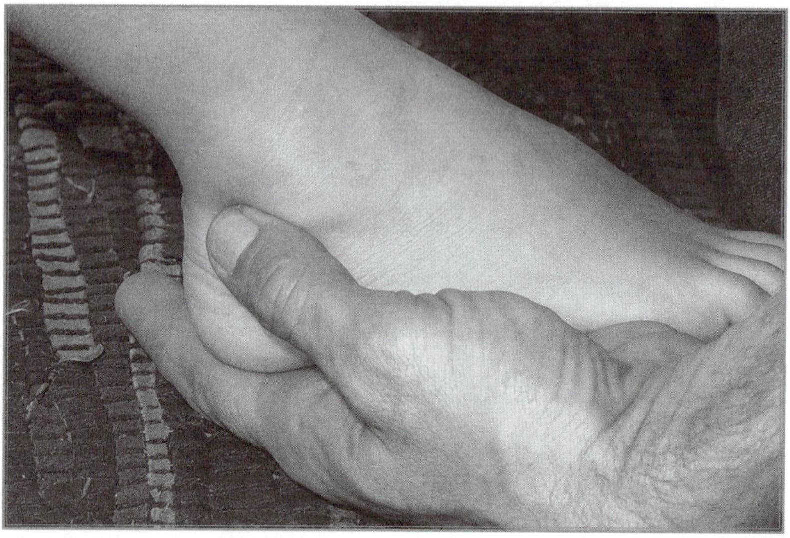

TRATAMENTO:

① **Ponto B60:** pressionar com movimentos circulares por 1 a 3 minutos, com os polegares.

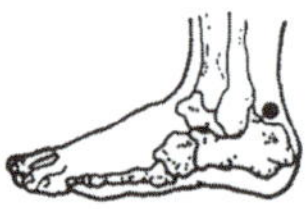

② **Ponto VG3:** pressionar com movimentos circulares com a ponta do polegar por 1 a 3 minutos.

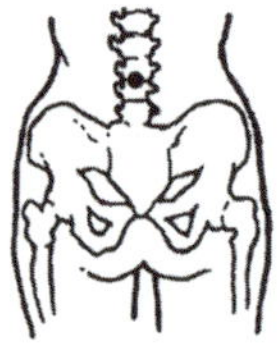

③ **Ponto B65:** pressionar com movimentos circulares com as pontas dos polegares por 1 a 3 minutos.

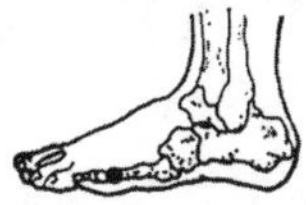

④ **Ponto IG15:** pressionar com movimentos circulares com os polegares por 1 a 3 minutos.

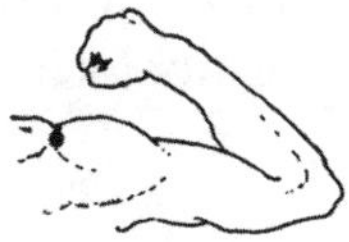

FRATURAS

Para o alívio da dor e para auxiliar a regeneração óssea os pontos abaixo podem ser trabalhados duas vezes ao dia durante o reestabelecimento.

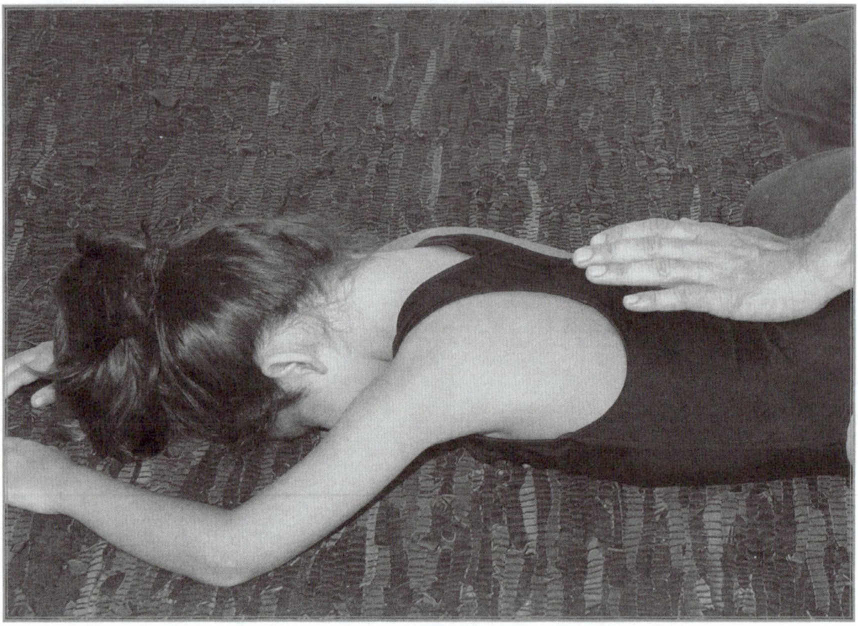

TRATAMENTO:

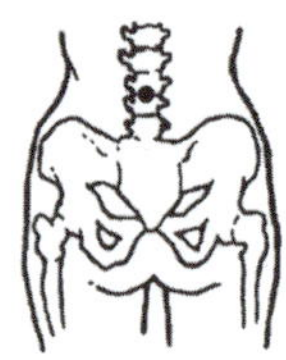

① **Ponto VG3:** Fazer pressão com movimentos circulares com o polegar por 1 a 3 minutos.

② **Ponto B60:** Pressão contínua com os polegares por 1 a 3 minutos.

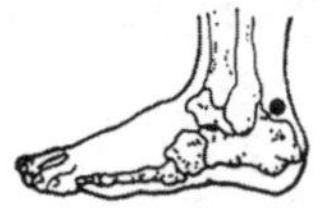

③ **Ponto B12:** Para auxiliar a regeneração óssea, massagear a ponta com pressão com movimentos circulares com os polegares por 1 a 3 minutos, durante o período de convalescência.

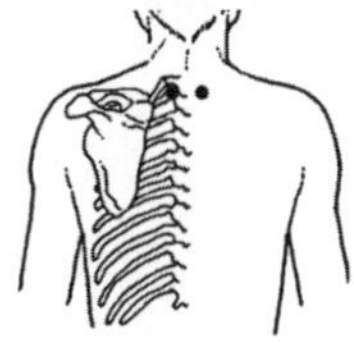

HEMORRAGIA ARTERIAL

Condição particularmente grave, com sangue claro vermelho intenso. Jorrando em jatos do ferimento.

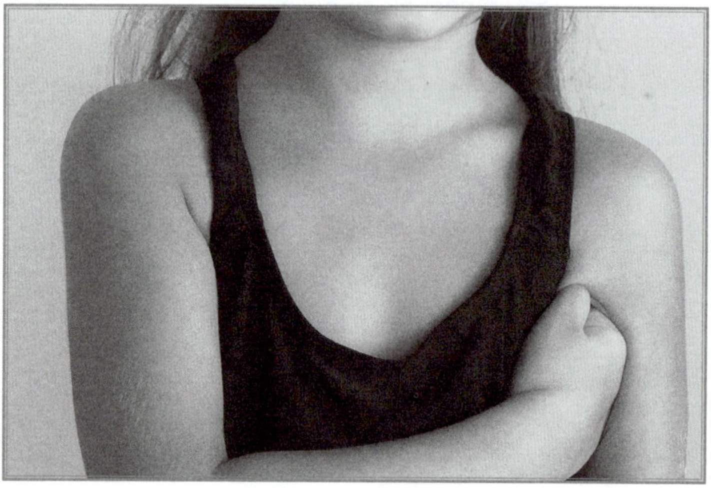

TRATAMENTO:

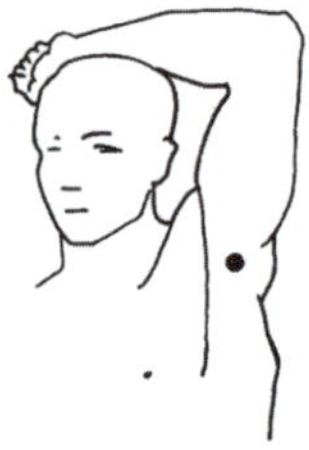

① **Ponto C1 (lado esquerdo):** Encaixar a mão direita fechada da criança na sua própria axila esquerda, e manter a pressão forte deitando-a sobre o lado tratado enquanto se aguarda o socorro médico. (Em crianças pequenas e bebês, o cuidador deverá usar o seu polegar para fazer a pressão).

HEMORRAGIA BRANDA

Para hemorragias decorrentes de pequenos ferimentos, cortes ou arranhões, sem indício de corte de veia ou artéria (fluxo hemorrágico abundante e constante), o tratamento abaixo pode ser suficiente.

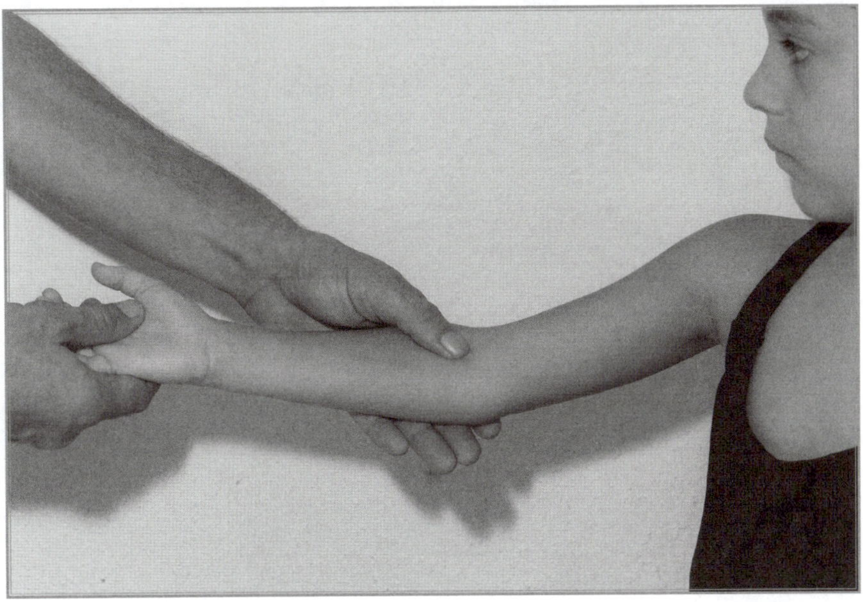

TRATAMENTO:

① **Ponto CS3:** Pressionar firme e continuamente o ponto (em ambos os braços) com a polpa do polegar ate estancar o sangramento.

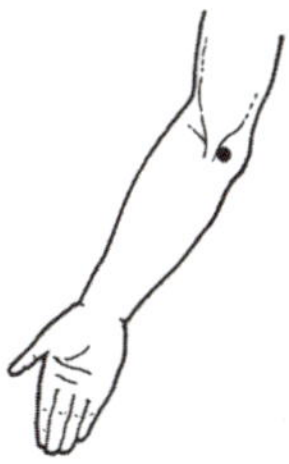

HEMORRAGIA VENOSA

Sangue escuro escoando lenta, mas constante e abundantemente do ferimento.

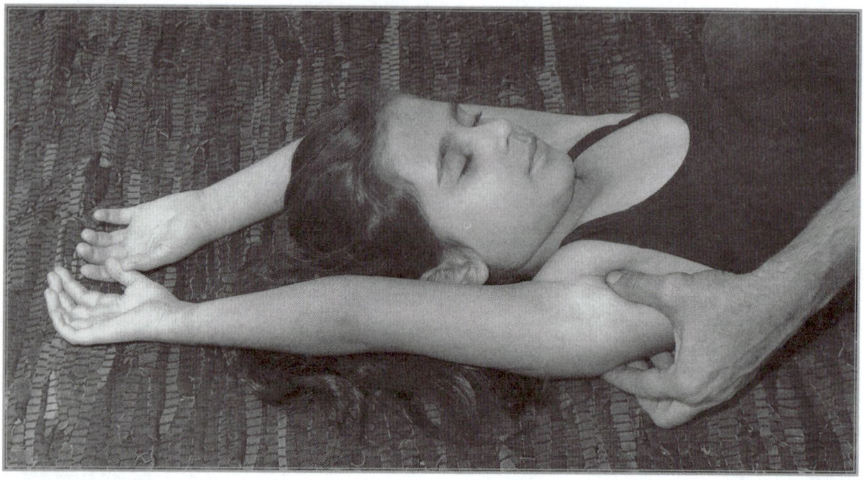

TRATAMENTO:

① **Ponto C1 (lado direito):** Encaixar a mão esquerda fechada da criança na sua própria axila direita e manter a pressão forte, deitando-a sobre o lado tratado (direito), enquanto se aguarda o auxilio medico. (Em crianças pequenas ou bebês o cuidador deverá usar o seu polegar para fazer a pressão).

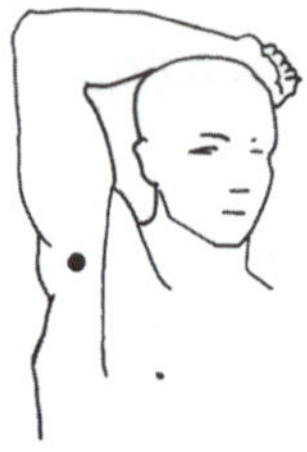

INSOLAÇÃO

Embora saudável e necessária a exposição ao sol, quando exagerada, pode causar danos, especialmente à pele sensível de bebês de crianças. Além de queimaduras (ver "Queimaduras", p.315), o sol quente ou o mormaço pode provocar insolação – elevação súbita da temperatura corporal com sintomas que incluem tontura, náusea, dor de cabeça, vômitos e, no extremo, convulsão e perda de consciência.

A primeira providência é mover a criança para a sombra, coloca-la deitada com a cabeça e os ombros um pouco elevados e fazê-la beber lentamente um pouco de água fria.

Os procedimentos a seguir podem ser de grande auxílio para a reanimação, a regularização da temperatura corporal e da condição geral, enquanto se aguarda assistência médica.

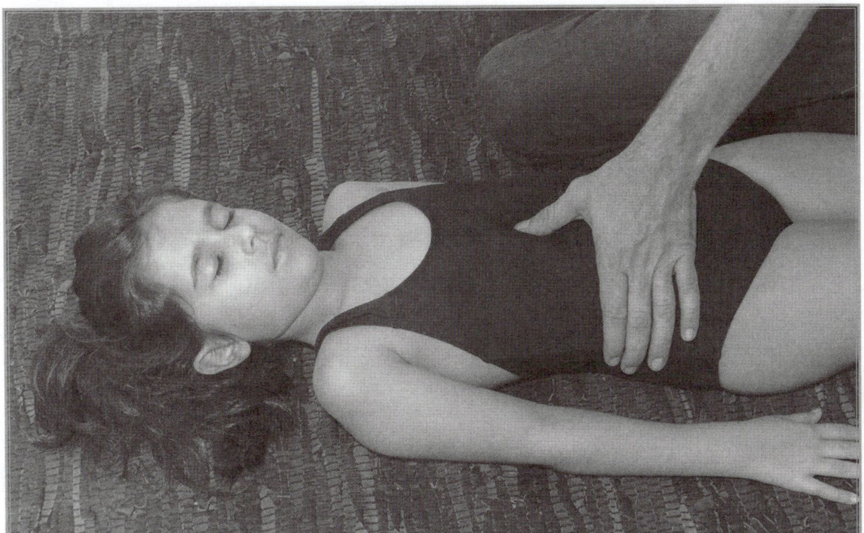

... / ...

... / ...

TRATAMENTO:

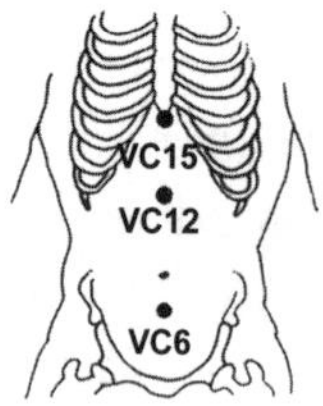

① **Pontos VC15 e/ou VC12 e/ou VC6:** Pressionar com movimentos circulares lentos com a polpa do polegar por 1 a 3 minutos cada ponto.

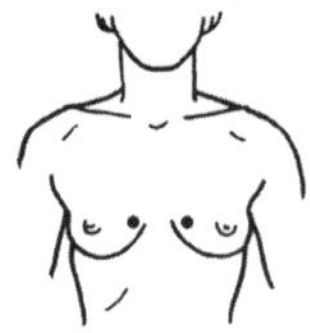

② **Ponto R23:** Em casos severos, tratar como acima.

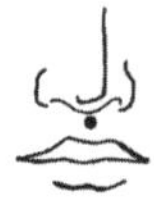

③ **Ponto VG26:** Em caso de síncope, fazer pressão com movimentos circulares quase imperceptíveis com a unha ou ponta do polegar até a reanimação.

Para eliminar o calor interno:

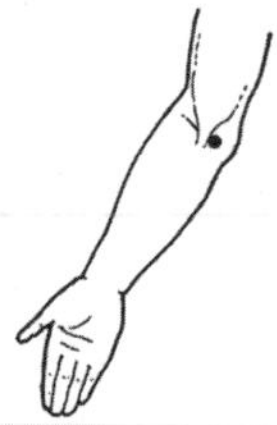

④ **Ponto CS3:** Pressão com movimentos circulares com os polegares por 1 a 3 minutos.

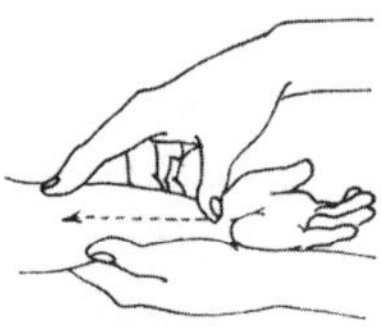

⑤ **Linha TIAN HE SHUI:** Fazer pressão com deslizamentos com o polegar ou dedos indicador e médio unidos, no sentido indicado, por 2 minutos; repetir no outro braço.

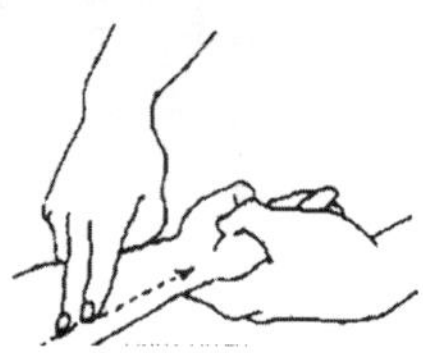

⑥ **Linha LIU FU:** Tratar como acima.

INTOXICAÇÃO ALIMENTAR

Comumente provocada por toxinas produzidas por microorganismos, a intoxicação alimentar resulta da ingestão de alimentos impróprios para o consumo, preparados em condições não higiênicas, ou mal conservados e expostos a temperaturas ambientes por um longo tempo. Os sintomas mais comuns incluem náusea, enjoos, vômitos, desarranjo intestinal, febre e mal estar generalizado.

Os tratamentos aqui sugeridos ajudam a desintoxicação e o re-estabelecimento do organismo.

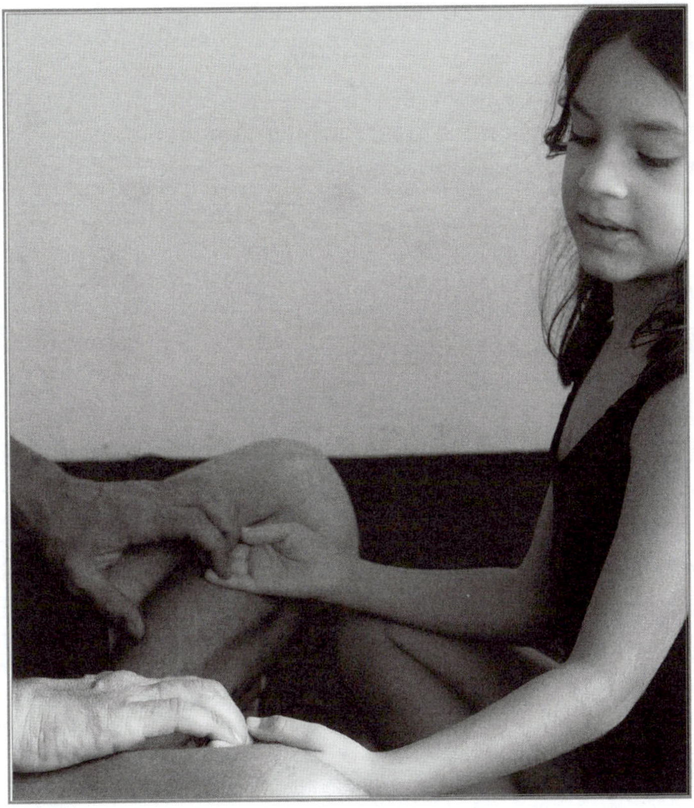

TRATAMENTO:

① **Pontos SZU FENG:** Pressionar com movimentos circulares simultaneamente os 4 pontos de cada mão com as pontas dos dedos (exceto os polegares) por 2 minutos. Em crianças pequenas e bebês, esfregar as pregas médias dos 4 dedos unidos, com a polpa do polegar, por 1 minuto; depois, tratar a outra mão.

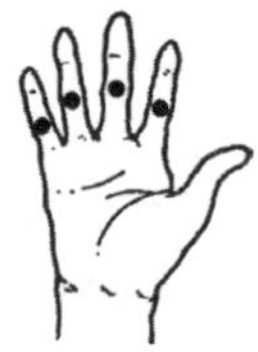

② **Ponto P10:** Envolver a mão da criança e amassar a superfície plana da base do polegar na face palmar por 1 minuto, repetir na outra mão.

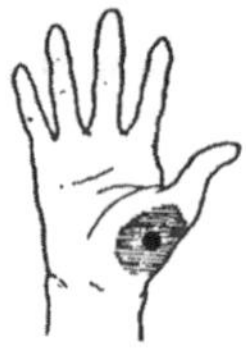

③ **Ponto IG4:** Pressionar e fazer movimentos circulares com a polpa dos polegares por 1 a 3 minutos.

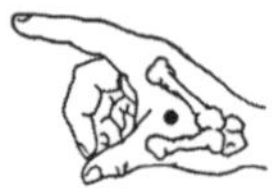

④ **Ponto E36:** Tratar como acima.

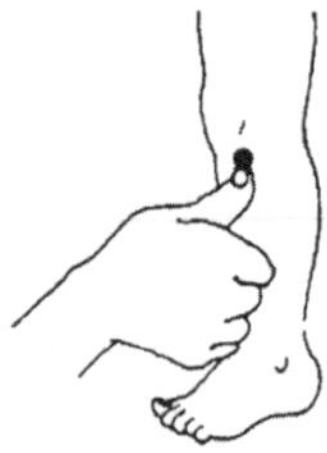

⑤ **Ponto E42:** Pressionar o ponto com movimentos circulares com os polegares por 1 a 3 minutos.

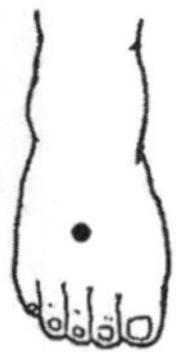

INTOXICAÇÃO POR MONÓXIDO DE CARBONO

A causa mais comum é a ingestão de gases tóxicos presentes no ar poluído de grandes cidades, ou de vazamentos em aparelhos domésticos como aquecedores, como chuveiros ou fogões a gás. Os sintomas incluem náuseas, dor de cabeça, ardência nos aparelhos respiratórios e digestivos, sonolência e, no extremo, perda de consciência.

Enquanto se aguarda socorro médico, trabalhar os pontos abaixo.

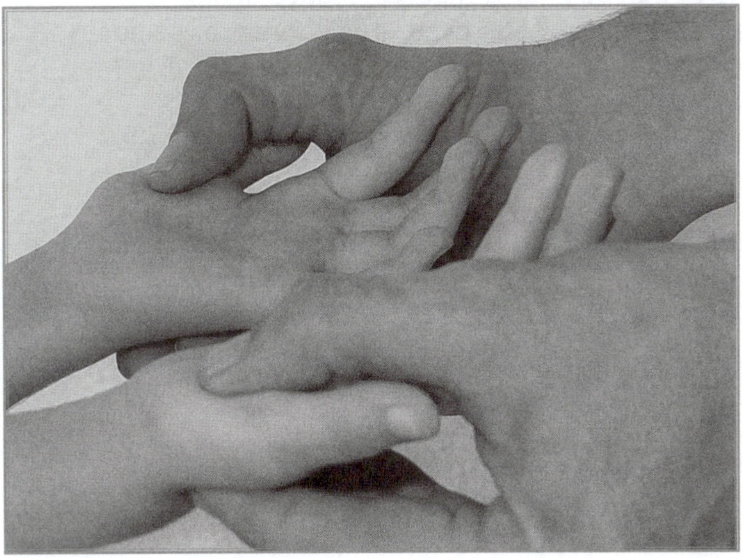

TRATAMENTO:

① **Ponto P10:** Pressionar e massagear com movimentos circulares o ponto e toda a extensão da base palmar do polegar (eminência tênar) com os polegares por 1 a 3 minutos.

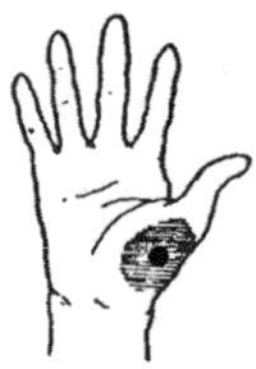

② **Ponto F3:** Pressionar com movimentos circulares com a polpa dos polegares por 1 a 3 minutos.

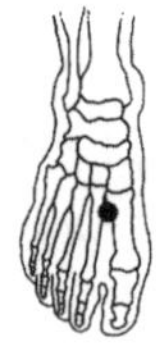

③ **Ponto IG4:** Tratar como acima.

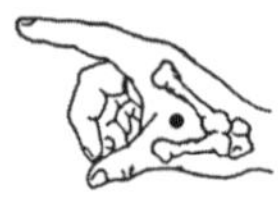

④ **Ponto P9:** Segurar a mão da criança com a face palmar voltada para cima e friccionar o ponto repetidamente com a ponta do indicador por 1 a 3 minutos, e repetir na sua outra mão.

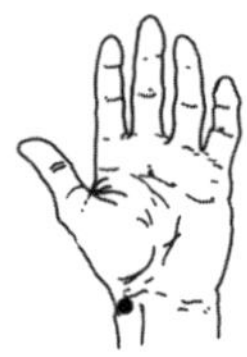

PICADAS DE INSETOS

Em casos de picadas ou ferroadas de mosquitos, abelhas, aranhas e insetos em geral, o tratamento abaixo indicado é útil para aplacar a dor, reduzir o inchaço e a ardência local e aliviar a toxidade. Se necessário, o procedimento pode ser repetido várias vezes ao longo do dia.

Havendo a suspeita de se tratar de um inseto venenoso, ou se a criança apresentar fortes reações alérgicas deve-se buscar socorro médico.

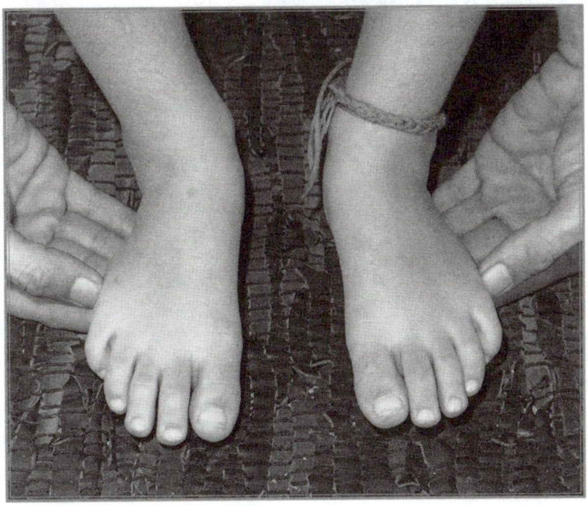

TRATAMENTO:

① **Ponto B65:** fazer pressão firme sobre o ponto com a unha dos polegares por 1 a 3 minutos.

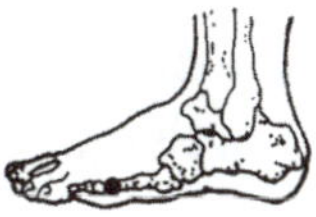

② **Ponto R6:** fazer pressão com movimentos circulares com a polpa dos polegares por 1 a 3 minutos.

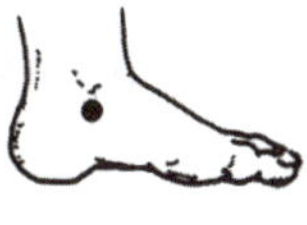

QUEIMADURAS E ESCALDADURAS

Em acidentes que envolvem qualquer tipo de queimadura – de sol, de calor seco, de vapor ou decorrente de escaldadura –, o tratamento sugerido é útil para o alívio da dor e a melhoria da condição geral.

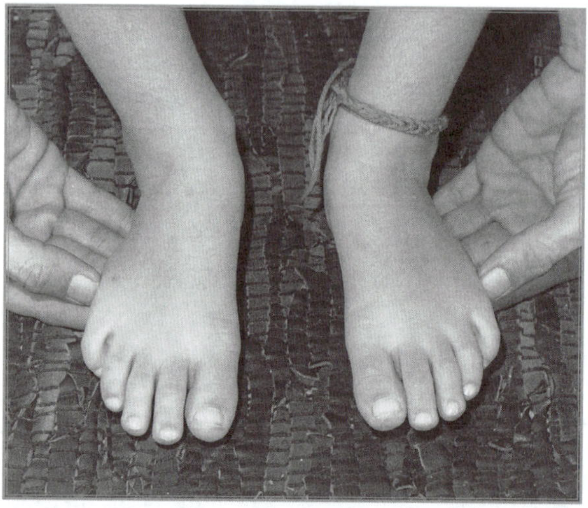

TRATAMENTO:

① **Ponto B65:** Fazer pressão firme com a unha dos polegares até conseguir alívio.

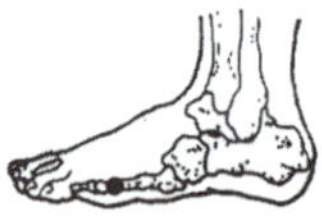

② **Ponto B60:** Tratar como acima com a ponta dos polegares.

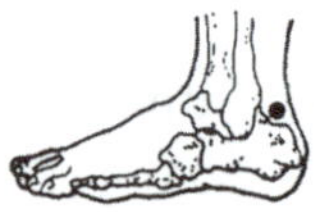

SURTO EMOCIONAL

Nas crises de descontrole e pânico, com grande desorientação e/ou agitação, o primeiro ponto indicado pode ser suficiente.

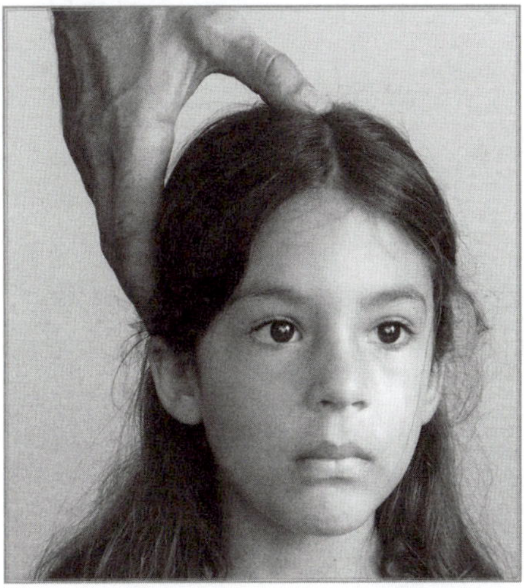

TRATAMENTO:

① **Ponto VG20:** Pressionar firme, mas delicadamente com a polpa do polegar ou com as pontas dos 4 dedos alinhados (exceto o polegar), até a normalização.

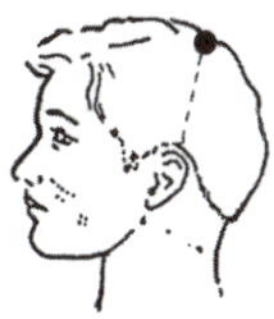

② **Ponto R1:** Se ainda necessário, tratar como acima com a ponta dos polegares.

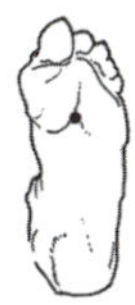

③ **Linha TIAN MEN:** Após a crise, pressionar com deslizamentos sobre a linha com os polegares em alternância, de baixo para cima, por 1 minuto.

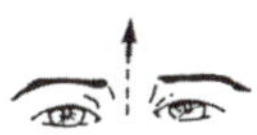

Bibliografia

ARCHANGE, G. — *Manual de Massagem Chinesa*. Andrei, 1986.

BENDIX, G. — *Press Point Therapy*. American Family Publishing, New York, 1976.

BERNAN, L. — *Alivie Sus Dolores Mediante la Digitopressura*. Ediciones Martinez Roca, Barcelona, 1975.

CERNEY, J. — *Acupressure, Acupunture Without Needles*. Cornestone Library, New York, 1975.

CHAN P. — *Finger Acupressure*. Ballantine, New York, 1973.

CHINESE TRADITIONAL MEDICAL RESEARCH INSTITUTE OF SHANGAI — *Anatomical Charts of Acupunture Points and 14 Meridiens*. People's Publishing House, Shangai, 1976.

CHOON, T. — *Como Tratar o Seu Filho com a Simples Pressão de Um Dedo*. Publicações Europa América, 1982.

CLINE, K. — *Massagem Pediátrica Chinesa*. Editora Ground, São Paulo, 2003.

DALET, R. — *Enciclopédia dos Pontos que Curam*. Publicações Europa América, Portugal.

DOUGANS I. e ELLIS, S. — *The Art of Reflexology*. Element Books, England, 1992.

EDDE, G . — *Manuel Pratique de Digitopuncture*. Editions Danglès, France, 1981.

EWALD, H. — *Acupressure Techniques*. Thorsons Publishers, England, 1973.

FORÉS, C. — *Acupuntura y Digitopuntura*. Editorial Bruguera, Barcelona, 1980.

FREIRE, JR., M. — *Tuinã para Crianças*. 1989.

GAILLARD, R. — *Do-In, Renouvelle-toi Chaque Jour*. Edition du Signal, Paris, 1978.

GARAUDY, G. — *Massagem e Automassagem – Oriental e Ocidental*. Hemus, São Paulo, 1985.

HOUSTON, F. — *The Healings Benefits of Acupressure*. Keats Publishing, New Canaan, Conn., 1974.

JULLIEN, F. — *Figuras da Imanência*. Editora 34, S. Paulo, 1997.

KENYON, K. — *Acupuntura sem Agulhas*. Pensamento, São Paulo, 1984.

LAWSON WOOD, D. e J. — *First-Aid at your Finger tips*. Health Science Press, England, 1963.

LEBOYER, F. — *Shantala: massagem para bebês*. Editions du Seuil, Paris, 1976.

LIEBENTHAL, P. — *Manual de Acupuntura*. El Ateneo, Buenos Aires, 1976.

LOWEN, A. e L. — *Exercicios de Bioenergética*. Àgora, São Paulo, 1985.

MENG C. e EXEL W. — *A Arte Curativa dos Chineses*. Ediouro, 1991.

MERCATI, M. — *Tui Na Massagem*. Editora Manole, São Paulo, 2000.

PALOS, S. — *The Chinese Art of Healing*. Bantam Book, New York, 1971.

STAEHLÉ, G. — *Elimine suas Dores Naturalmente*. Martins Fontes, São Paulo, 1981.

TEEGUARDEN, I. — *Acupressure Way of Health: Jin Shin Do*. Japan Publications, Tokyo, 1982.

TOHEI, K. — *Book of Ki: Coordenating Mind and Body in Daily Life*. Japan Publications, Tokyo, 1978.

ULRICH, W. — *Livre-se das Dores pela Acupuntura e Acupressura*. Tecnoprint, Rio de Janeiro, 1980.

XIUTANG, M. — *Tratado Completo de Digitupuntura Clínica*. Miraguans Ediciones, 1989.

WATTS, A. — *The Book (on the taboo against knowing who you are)*. Collier Books, New York, 1967.

Obras do autor

DO-IN

A MILENAR ARTE CHINESA DE ACUPUNTURA COM OS DEDOS

Juracy Cançado

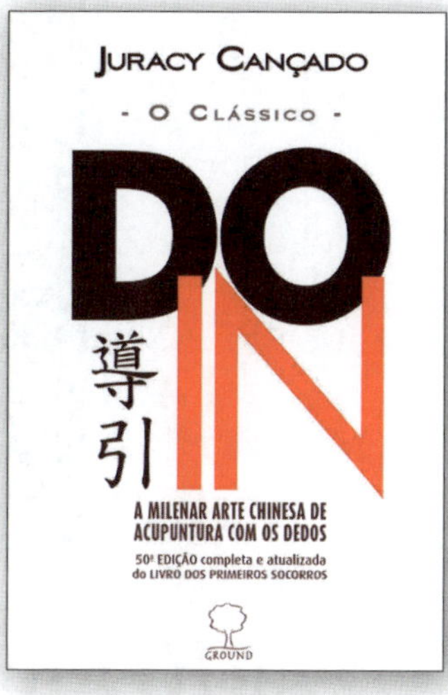

A notável combinação de simplicidade e eficácia permitiu que o Do-In, originalmente lançado em livro no Brasil como *Do-In: livro dos Primeiros Socorros*, se popularizasse entre nós, tornando-se uma rotina diária para a prevenção e tratamento de problemas de saúde acessível às pessoas comuns.

O presente livro é uma completa e atualizada edição que conduz a aplicação do Do-In à prática do autotratamento, ou estendida a outra pessoa, e mostra-se perceptivelmente útil para lidar com distúrbios e disfunções, particularmente nas crises e em outras condições agudas.

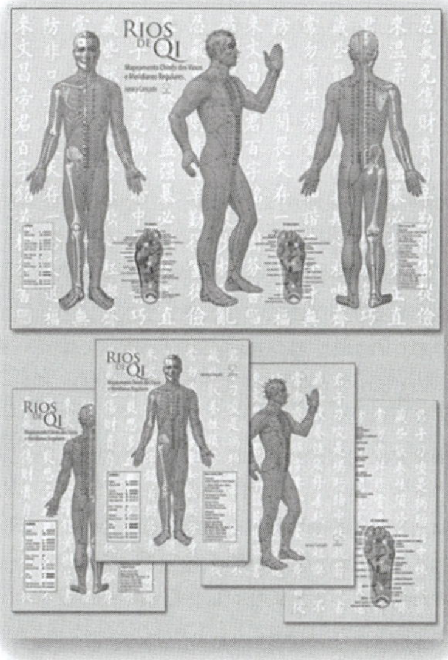

RIOS DE QI

(Mapeamento chinês dos Vasos e Meridianos Regulares)

O mapeamento dos meridianos com a localização anatômica dos pontos e canais condutores da energia vital do corpo humano é encontrado neste Guia em duas versões: o Mapa **Rios de Qi** (versão atualizada do mapa tradicional de Do-In) e 2 pranchas portáteis para facilitar o uso e o estudo.

A visualização destes pontos estratégicos da pele permite a estimulação adequada ao restabelecimento do equilíbrio e facilita a prática do Do-In, Acupuntura, Shiatsu e Moxabustão.

Leia também da GROUND

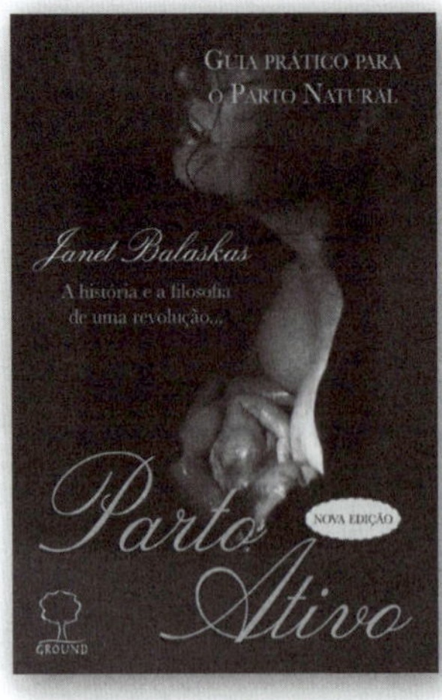

PARTO ATIVO

Guia Prático para o Parto Natural

Janet Balaskas

> *"O conceito de Parto Ativo é uma pedra fundamental na história do parto."*
>
> *Michel Odent*

Um livro para inspirar mulheres grávidas e seus companheiros, tanto quanto os profissionais que cuidam deles, a abordar o processo de parto de forma diferente. O Parto Ativo cobre uma gama de significados, em níveis diferentes e complementares, que incluem nível muscular, o processo fisiológico do nascimento e a atitude que a sociedade tem como um todo em relação ao parto.

Mais do que uma questão de sugestões práticas, o **Parto Ativo** empodera as mães a terem acesso livre ao comportamento instintivo que lhes é inerente e se tornam comprometidas com seus processos de dar à luz, tanto psicológica quanto fisicamente. Paralelamente são abordados os procedimentos corporais adequados e naturais para uma gravidez saudável e prazerosa.

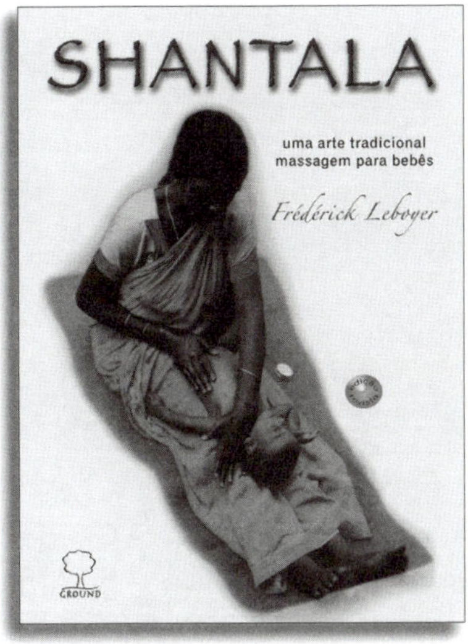

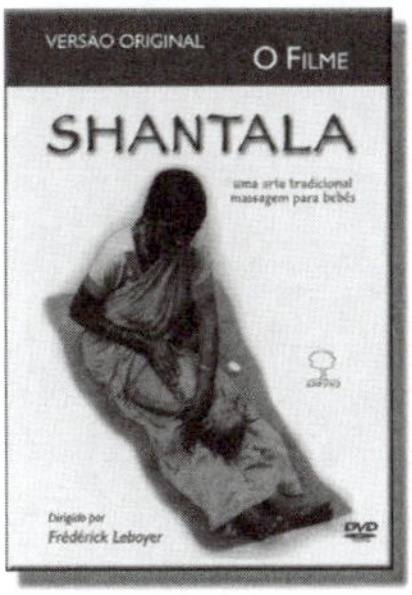

SHANTALA uma arte tradicional massagem para bebês

Frédérick Leboyer

O Livro

Antiga arte de massagem em bebês descrita por Frédérick Leboyer, médico francês de renome internacional, que fotografou a sequência completa da milenar técnica indiana ayurvédica aplicada por uma jovem mãe paralítica (Shantala) que massageava tranquilamente o seu bebê numa rua da Índia. A beleza e emoção que acompanharam este momento levaram Leboyer a escrever um livro sobre a técnica, no qual homenageou Shantala, dando-lhe o título do mesmo.

Por sua informação, poesia e beleza literária, este livro tornou-se um sucesso no mundo inteiro, de tal modo que a massagem "tomou" emprestado o nome da própria SHANTALA.

O Filme

Conheça o filme que deu origem ao livro. Assista à massagem feita pela própria Shantala em seu bebê Gopal.

Filmado em Calcutá, Índia.